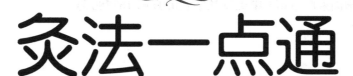

# 何氏

# 灸法一点通

| 主　编 | 何天有　王银平 |

| 副主编 | 乔丽娟　苗英霞　何彦东 |

| 编　委 | （以姓氏笔画为序） |

冯　倩　何子东　张宗权

赵中亭　高向晶　曹　洁

戚　晴　银东山

全国百佳图书出版单位

中国中医药出版社

·北京·

**图书在版编目（CIP）数据**

何氏灸法一点通 / 何天有，王银平主编 . —— 北京：
中国中医药出版社，2024.5
ISBN 978-7-5132-8350-2

Ⅰ.①何… Ⅱ.①何… ②王… Ⅲ.①灸法 Ⅳ.
① R245.8

中国国家版本馆 CIP 数据核字 (2023) 第 167786 号

**中国中医药出版社出版**

北京经济技术开发区科创十三街 31 号院二区 8 号楼
邮政编码 100176
传真 010-64405721
北京盛通印刷股份有限公司印刷
各地新华书店经销

开本 710×1000 1/16 印张 20 字数 295 千字
2024 年 5 月第 1 版 2024 年 5 月第 1 次印刷
书号 ISBN 978 - 7 - 5132 - 8350 - 2

定价 80.00 元
网址 www.cptcm.com

服 务 热 线 010-64405510
购 书 热 线 010-89535836
维 权 打 假 010-64405753

微信服务号 zgzyycbs
微商城网址 https://kdt.im/LIdUGr
官 方 微 博 http://e.weibo.com/cptcm
天猫旗舰店网址 https://zgzyycbs.tmall.com

如有印装质量问题请与本社出版部联系（010-64405510）

# 前　言

艾灸为中医的主要疗法之一，早在春秋战国时期，人类已开始用艾叶施灸，《孟子·离娄·桀纣》云："今之欲王者，犹七年之病，求三年之艾。"指出艾灸治病效果卓著，可以治旧疾，起沉疴。《本草从新》云："（艾叶）苦辛，生温、熟热，纯阳之性，能回垂绝之元阳，通十二经，走三阴，理气血，逐寒湿……以之灸火，能透诸经而治百病。"说明艾灸不但可以治疗常见病、多发病，还能治疗疑难病症与急危重症。

艾灸不仅能治病，而且能防病。唐代孙思邈在《备急千金要方》中说："凡入吴蜀地游宦，体上常须两三处灸之，勿令疮暂瘥，则瘴疠瘟疟毒气不能着人。"说明艾灸不但能防病，而且能预防传染病。现代研究也证实了艾叶具有抑菌、抗病毒、抗过敏的作用，艾灸可作用于机体的免疫系统，提高机体免疫力，增强机体的抗病能力。

艾灸不但能防病、治病，还有很好的养生保健、延年益寿的作用。《庄子》记载圣人孔子"无病自灸"，使他有强壮的身体去周游列国。《扁鹊心书》云："人于无病时，常灸关元、气海、命门、中脘，虽未得长生，亦可保百余年寿矣。"唐代名医孙思邈经常用灸法健身，常常是"艾火遍身烧"，直到93岁仍"视听不衰、神采甚茂"。韩国著名的针灸学家金南洙先生，创立了无极保养灸，自己常年坚持艾灸，百岁高龄时仍为患者施灸。综上所述，艾灸确实是一种养生保健与延年益寿的好方法，灸则健康，灸者长寿。

我于1970年进入北京中医学院（现北京中医药大学）学习，系统地学习了中医基础理论与临床各科知识，也掌握了针灸方面的知识，尤其是跟随针灸大师杨甲三学习期间，获取了更多的针灸知识，同时亲眼目睹杨老用针灸治好很多疑难病症，看到了针灸的神奇，并从那时起对针灸产生了浓厚的兴趣。1974年毕业后我到甘肃省金塔县第二人民医院工作，当时农村缺医少药，农民经济困难，我就用花钱少的针灸为他们治疗疾病，取得了良好的效果，特别是用艾灸治愈了类风湿关节炎等疑难病症后，我便广泛应用灸法治疗各种病证。1991年我调入甘肃中医学院（现甘肃中医药大学）附属医院工作之后开始潜心研究灸法，在临床应用灸法时，我认识到一般的灸法已不能满足现代疾病谱的需求，特别是对疑难病症疗效欠佳。我用自己多年来积累的中药验方与灸法相结合，创立了"何氏药物铺灸疗法"，初期以治疗颈椎病、腰椎病、风湿病为主，之后逐步应用于内、外、妇、儿等临床各科，取得了明显的临床疗效，同时出版了《何氏铺灸治百病》一书，形成了一套完整的理论与临床体系，获得了4项国家专利，1项省级科技进步奖。之后又对灸法在养生保健中的应用进行了系统的研究，完成了《何氏养生保健灸法》一书，并广泛地应用于养生保健中。随后又将灸法应用于美容行业，我认为面部的问题，不单是局部的问题，它与整体有着密切的关系。以中医的整体观为指导，并与灸法相结合，我创立了"何氏美容祛斑灸法"，为灸法的发展创新及推广应用做出了贡献。

我从事中医针灸工作近50年，治疗患者无数，同时也深刻地认识到，只有培养大量的中医人才，才能使更多的人受益。我在30年的教学生涯中，培养了一批又一批本科生、硕士研究生、博士研究生，在临床带教中也培养了不少的国内外临床医生与进修生，近年来又在全国举办何氏药物铺灸、何氏养生保健灸法、何氏美容祛斑灸法学习班，以及何氏针灸公益课等，受众者达2000余人，收亲传弟子200余人，当我看到他们回到单位与基层为更多的民众服务，发挥了更大的作用，感到由衷的高兴与欣慰，自己总算为中医药事业尽了一份微薄之力。

最近我经常思考一个问题，中医治病的方法有很多，哪种疗法最容易让广大民众所掌握，使更多的人受益？中医的主流疗法有中药、针刺、灸法3种，而中药与针刺只限于专业医师才可应用，目前只有艾灸，人人都可以学会，大众都可应用，具有简、便、验、廉的特点，便于推广应用。因此，我提出"全民艾灸，全民健康"的理念。艾灸具有防病治病与养生保健的作用，是一种可以维护大众健康的好疗法，如果大家都学会了艾灸，健康长寿就有了保证。为此，编写了《何氏灸法一点通》一书，便于大家学习与应用艾灸。本书共分上、中、下3篇，上篇主要介绍了艾灸的基础知识，讲述了什么是灸法，使大众认识艾灸、了解艾灸。其次概述了艾灸的学习方法，如何做好艾灸，常用的艾灸方法及艾灸的注意事项等，便于大众学习艾灸、应用艾灸、做好艾灸。中篇为家庭艾灸指南，主要介绍常见病与常见证的特效穴位灸法，使大家可以对症艾灸，并提倡"要想健康自己灸，全家健康互相灸"的理念，如果每个家庭都会艾灸，就可以实现全民艾灸保健康之目的。下篇为临床常用艾灸，重点介绍了各种特色灸法与我自己积累的艾灸经验，以便提高专业艾灸师的医疗水平，从而达到正确应用艾灸，有效为大众服务的目的。艾灸师应是艾灸的推广者，为艾灸的普及与指导发挥作用，又是艾灸的应用者与践行者，故提高艾灸师的专业水平，增强艾灸师的责任心，才能使艾灸事业发扬光大，惠及千万家。

艾灸历经数千年历史而不衰，它的神奇疗效有目共睹，艾灸不是神话与传说，而是实实在在的合理存在，作为一种绿色疗法，它具有越来越广阔的应用前景。吾将用我的余生，研究与推广这一项阳光事业。

望同道们行动起来，大家行动起来，全民行动起来，为艾灸事业与全民健康贡献力量。

何天有

2023年6月

# 目录
CONTENTS
***

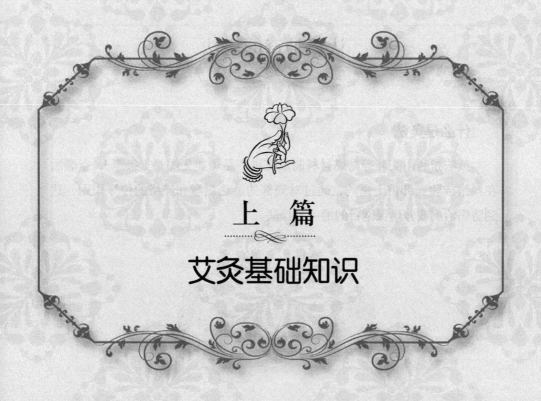

# 上 篇

## 艾灸基础知识

# 认识神奇的灸法

## 什么是灸法

灸法指利用艾叶等易燃材料制成艾绒产品（如艾炷、艾条等），点燃后在经络或腧穴部位上熏灼，通过对局部的温热刺激和经络的传导作用，达到防病治病或养生保健目的的一种疗法。

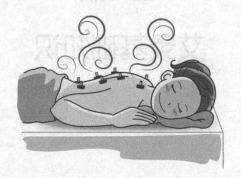

50万年前，当人类知道了用火之后，便与火结下了不解之缘。火不仅给人类温暖，也改变了人类的饮食习惯，用火"炮生为熟""以化腥臊"，使人们脱离了"生吞活剥，茹毛饮血"的动物世界，火与人类共存，故将人的生活称为"人烟"。

原始人在以火取暖、烧烤食物时，受到火的烘烤而感到舒适，当身体某一部位产生病痛时，特别是因寒冷而致的疾病，便使用火来减轻病痛。人类在用火的过程中，身体某些部位的皮肤被烧灼或烫伤，也因此意外发现某些病痛得以减轻或消失，人类从中不断积累经验，逐渐形成了灸法。

汉代许慎《说文解字》曰："灸，灼也，从火。"故灸从火，灸字从火从久。

### 艾灸是治病和养生的有效方法

人体正常的生命活动要靠阴阳、脏腑、气血、经络等调节机制维持，一旦功能失调就会产生疾病。艾灸具有平衡阴阳、调理脏腑、调和气血、通经活络的作用，李梴在《医学入门》中说："寒热虚实，皆可灸之。"艾灸适应证广泛，可以应用于内、外、妇、儿、五官疾病的治疗，不但能治疗常见病、多发病，亦可用于治疗疑难病。

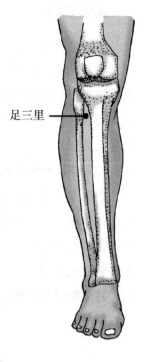

足三里

灸法有局部和整体调节、提高免疫力、双向调节、品质调节、自律调节等作用，具有独特的养生保健功能，日常应用可达到预防疾病，延年益寿的目的。民间俗语有"若要身体安，三里常不干"，意即艾灸足三里穴可起到保健养生的作用，正如《扁鹊心书》所言："人于无病时，常灸关元、气海、命门、中脘，虽未得长生，亦可保百余年寿矣。"《黄帝内经》记载"犬所啮之处灸三壮，即以犬伤法灸之"，提出应用艾灸法有预防狂犬病的作用。

现代实验研究证明，艾灸对机体的体液免疫和细胞免疫具有良性的双向调整作用，同时可以改善血液循环，降低血脂，预防心脑血管疾病的发生。

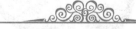

# 中医学的基本特点

中医学理论体系的形成与发展，是在古代唯物辩证法思想的指导下，通过定期的实践观察和分析对比、综合与归纳，在无数次修正重复后，达到了升华，形成了以整体观和阴阳五行学说为指导，以脏腑学说为理论核心，以辨证论治为诊疗方法的完整理论体系。

## 整体观念

所谓整体观，是中医对人体本身的统一性、完整性，以及对人与自然相互关系的整体认识。即天地之间是一个大宇宙，人体是一个小宇宙。将人体视为一个有机整体，用以研究人的生理活动、病理变化及诊断与治疗。将人与自然视为一个有机整体，用以认识人与自然的关系，保持人与自然的对立统一。

### 1. 人体是一个有机整体

中医学认为人体由各脏腑组织与器官组成，是一个不可分割的整体。它们在生理上相互联系、相互协调、相互为用，如五脏六腑与皮、肉、脉、筋、骨等形体组织，以及口、鼻、舌、眼、耳、前后二阴等组织器官之间，存在着有机联系。以心为例，心与小肠相表里，主血，开窍于舌，其华在面。其他脏腑亦是如此。

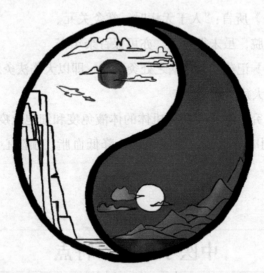

### 2. 人与自然对立统一

人体自身是一个有机整体，人体与自然界也存在着对立统一关系。《黄帝内经》中提到的"人与天地相参也，与日月相应也"，是对人与自然关系的高度概括。人生活在自然界，自然环境和自然条件是人类赖以生存的必要条件，对人体的生理功能也有一定的影响。人体通过体内的自然调节机制，在一定的生理限度内，保持着人与自然界的适应统一。当然，这种适应不是被动的适应，而是能动的适应，故《黄帝内经》曰："人以天地之气生，四时之法成。"

第一，自然界为人类提供了赖以生存的物质。《黄帝内经》曰："天食人以五气（臊、焦、香、腥、腐），地食人以五味（酸、苦、甘、辛、咸）……气和以生，津液相成（气味相合），神乃自生（生机旺盛）。"这里的"五气""五味"主要指空气和饮食水谷，文中指出人要靠天地之气提供的物质条件才能生存，因此人要呼吸新鲜空气，避免污浊之气；还要均衡饮食，不可过偏。

第二，四时气候与人体脏腑相通应，如"肝气通于春，心气通于夏，肺气通于秋，肾气通于冬，脾气通于长夏"。人体五脏还能产生五志，相应的五志也与自然界五气相联系。其中，怒为肝志，通于春风；喜为心志，通于夏暑；思为脾志，通于长夏湿；忧为肺志，通于秋燥；恐为肾志，通于冬寒。

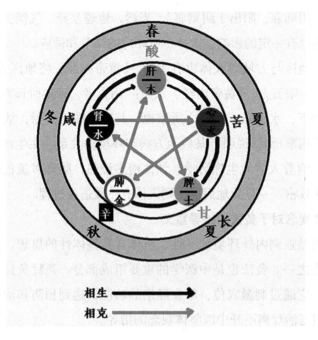

第三，人体受自然界气候的影响，其生理活动亦必须进行相应的调节。《黄帝内经》曰："春生、夏长、秋收、冬藏，是气之常也，人亦应之。"这里所说的"应"，即相应、调节、适应之意。如何调节适应呢？《黄帝内经》又曰："天暑衣厚则腠理开，故汗出；天寒则腠理闭，气湿不行，水下流于膀胱，则为溺。"这就是说，天热或穿着过多则人体出汗，机体以出汗的形式来调节人体的阴阳平衡。天寒则少汗而尿多，既保证了水液代谢，又可保暖，以保证人体阳气不过多向外耗散。所以，在一年四季之中，随着自然气候的变化，人体的阴阳气血也进行着相应的生理性适应调节。

第四，中医学还认为，不仅四时气候变化对人体的生理功能有影响，一天之内，随着昼夜晨昏的变化，人体的阴阳气血也因此做出相应的调节。如《素问·生气通天论》云："故阳气者，一日而主外，平旦人气（阳气）生，日中而阳气隆，日西而阳气已虚，气门乃闭。"气门，即汗孔，又称玄府，为人体出汗、散发热量、调节阴阳平衡的主要途径（其他还有呼吸、排泄，但都不如皮肤面积大，散热量大）。也就是说，人体的阴阳（热能）于白天运行于外，推动着人体组织器官进行各种功能活动。早晨阳气初生，中午阳气最盛，夜晚则阳气内敛，便于人体休息，恢复精力。故中医学认为"阳入于阴则寐，阳出于阴则寤"。当然，地理差异、气候变迁，对人体的生理活动也有一定的影响，人体也有相应的调节和适应。

第五，地区与方域对人体也有影响。《黄帝内经》将地区方域分为东、南、西、北、中五方。《黄帝内经》认为："南方者，天地所长养，阳之所盛处也，其地下，水土弱，雾露之所聚也，其民嗜酸而食胕，故其民皆致理而赤色，其病挛痹。"说明了某些地方病与环境的关系。在生理状况下，地方差异也影响着人体的生理活动。如江南多湿热，腠理多疏松；北方多燥寒，腠理多致密。一旦异地而居，则人体有一段适应过程。

**3. 整体观念对于灸法的指导意义**

整体观是强调内外环境统一性、机体自身整体性的思想，它是中医学的基本特点之一。灸法也是中医学的重要组成部分，是针灸疗法中的一项重要内容，它通过刺激穴位，激发经络的功能，达到预防和治疗疾病的作用，其应用与治疗离不开中医整体观念的指导。

（1）因时制宜

"人生于地，悬命于天"且"天地相感"，四时气候的变化对人的生理、病理均可产生一定的影响。《黄帝内经》曰："春气在毛，夏气在皮肤，秋气在分肉，冬气在筋骨。"春夏之季，阳气升发，人体气血趋向体表；秋冬之季，阴气渐盛，人体气血潜藏于内。古人灸疗很注重季节性、时间性。《圣济总录·治骨蒸灸法》云："凡灸皆取正午时佳。若旦起空腹灸，即伤人气，又令人血虚。若日晚食后灸，即病气难去。若治卒病风气，即不在此例。"《儒门事亲》云："凡医人不明发表攻里……更大忌夏月燔灸中脘、脐下、关元、气海、背俞、三里等。"应用灸法的季节一般多选春秋两季，时间多选午时阳气盛时。但须根据具体的病证而作相应的调整，有些病适合在温暖季节灸疗，有些病宜在寒冷季节灸疗。

（2）因地制宜

《素问·异法方宜论》曰："医之治病也，一病而治各不同，皆愈何也？"又曰："地势使然也。"受不同的地理环境、气候条件和生活习惯影响，人的生理、病理也不尽相同，因此在施用灸法时要根据不同的环境制订治疗方案。《素问·异法方宜论》指出："北方者……其地高陵居，风寒冰冽，其民乐野处而乳食，脏寒生满病，其治宜灸焫。故灸焫者，亦从北方来。南方者……其地下，水土弱，雾露之所聚也，其民嗜酸而食胕，故其民皆致理而赤色，其病挛痹，其治宜微针。"北方由于气候寒冷，容易产生脏寒的病证，多采用具有温热作用的灸法；南方温热地带多生湿热，多用清利湿热的补泻灸法。

（3）因人制宜

人有体质、年龄、性别等不同，在生理发育的不同阶段，气血盛衰亦随之发生变化。《外台秘要·卷三十九》曰："凡灸有生熟，候人盛衰及老少也。衰老者少灸，盛壮肥实者多灸。"因此临床施用灸法必须考虑患者的不同生理特点以确定相应的治疗原则。例如，小儿体质特殊，与成人相比"其肉脆血少气弱"，对于灸法的温热功效耐受性较差，施灸时要注意灸量和时间的控制，以免助阳化热、变生疾患。

## 辨证论治

### 1. 辨证论治的基本内容

辨证论治是中医学的基本特点之一，主要用于辨别证候，确定治疗法则。所谓辨证，就是将四诊（望、闻、问、切）所收集的有关疾病的症状、体征等资料，加以分析、综合，判断其属于何种性质的证。论治，则是根据辨证的结论，确定相应的治疗原则与方法。辨证就是识病，是决定治疗的前提与依据；论治是治病，是决定治病的手段与方法，也是对辨证是否正确的检验。辨证论治的过程，是中医学认识疾病与治疗疾病的必需过程，是中医学的精髓。

中医的辨证论治是指导临床诊疗的重要法则，在具体应用中，既有原则性，又有灵活性。如一种疾病可以包括几种不同的证，可用不同的方法去治疗；不同的疾病在其发展过程中可出现同一证候，可以用同一方法去治疗。故在临床上采用"同病异治""异病同治""证同治亦同，证异治亦异"等处理方法。运用灸法治疗疾病时，必须辨证论治，辨证取经取穴，才能取得较好的疗效。《黄帝内经》云："刺之深浅，灸之壮数，可得闻乎？"又云："若夫八尺之士，皮肉在此，外可度量切循而得之，其死可解剖而视之，其脏之坚脆，腑之大小，谷之多少，脉之长短，血之清浊，气之多少，十二经之多血少气，与其少血多气，与其皆多血气，与其皆少血气，皆有大数。其治以针，各调其经气。"说明灸法与针刺一样，必须辨别患者的体形、体质、十二经气血以辨证施治。

### 2. 辨证论治对于灸法的指导意义

（1）四诊合参

四诊包括望、闻、问、切。即望其面色、神态、舌质、舌苔等是否有异常变化；问其主要症状、痛苦所在、发病经过、病史、伴见症状、所喜所恶，妇女要问经、带、产等；闻其声音、口鼻气味与排泄物的气味等；切其肌肤、肢体与脉象。然后将四诊所搜集的资料进行分类排队，把病因病机有联系的排在一队里，为辨证提供第一手资料。例如：患者女性，45岁，几年前因外出受凉，自觉腰痛伴右下肢放射性疼痛，与天气变化密切相关，遇冷加重，起坐困难，饮食一般，夜寐差，小便调，大便黏，舌苔白腻，脉弦紧。

（2）辨证求因

辨证求因就是在四诊的基础上，根据所采集的症状、体征，加以分析、综合，求得疾病的本质和病因所在，辨出所属的证。例如以上病例，患者女性，因受凉导致寒湿凝滞腰部经脉，气血阻滞不通，不通则痛，则见诸症。

（3）因证施治

因证施治就是在辨证的基础上，因证立法而施治。如所举病例，腰痛因寒湿痹阻经脉所致，法以祛寒逐湿通络，取肾俞、命门、腰阳关、风市、阴陵泉、太溪等腧穴，灸用补法。

# 阴阳五行学说

阴阳五行包括阴阳学说与五行学说，是我国古代的唯物论和辩证法，是我国古代人民用以认识自然的世界观与方法论。阴阳五行学说贯穿于中医理论体系的各个方面，借以阐明人类生命的起源，人体的生理功能、病理变化，指导临床的诊断与治疗，是中医学的重要组成部分。

## 阴阳的基本内容

### 1.阴阳相互对立

阴与阳是相互对立的，它们之间相互制约、相互消长，不断取得动态平衡。以一年四季来说，有明显的温、热、凉、寒的气候变化。春夏之所以温热，是因为春夏的温热之气上升，抑制了秋冬的寒凉之气；秋冬之所以寒凉，是因为秋冬阴气上升，抑制了春夏的温热之气。自然界气候的变化，正是阴阳之气相互制约、消长的结果。

阴阳相互制约的过程，也是相互消长的过程。人体的生理活动也是如此，白天是阳气盛，阴气弱，而阳主动，阴主静，动的力量较强，制约了静，所以白天人就显得精神振奋；黑夜是阴气盛，阳气弱，由于静的力量较强，制约了动，故人就显得精神困倦。以白天和黑夜相比，阴阳之间有多有少，并不平衡，但从整个昼夜来看，还是趋于相对平衡的。

运用阴阳对立制约的原理，在机体的阴阳产生失调时，常用"寒者热之，热者寒之"的治疗方法。

**2. 阴阳相互依存**

阴阳学说认为，阴阳双方不仅是相互对立的，还是相互依存的，任何一方都不能脱离另一方而单独存在。这一阴阳相互依存的关系叫阴阳的相互依存。如上为阳，下为阴，没有上就无所谓下；寒为阴，热为阳，没有寒就无所谓热。所以说阳依存于阴，阴依存于阳，每一方都以另一方的存在为自己存在的条件，正如《素问·阴阳应象大论》说："阴在内，阳之守也；阳在外，阴之始也。""守"是守于内，"使"是行于外。这是对阴阳相互对立关系的很好说明。这里的阴阳，主要是指事物与功能，即阴代表物质，阳代表功能。物质居于体内，所以说"阴在内"；功能表现与外，所以说"阳在外"。如果阴阳双方失去了相互存在的条件，就会导致所谓的"孤阴""独阳"，甚至出现"阴阳离决，精气乃绝"的情况，也就不能再生化和生长了，人的生命也就停止了。

**3. 阴阳的消长平衡**

阴和阳之间对立制约，互根互用，并不是处于静止的状态，而是始终处于不断的运动变化之中。这种运动变化由盛而衰，由衰而盛，中医学称为"消长平衡"。阴阳的消长平衡大致有四种情况：一是阴或阳自身的消长，如阴阳在一日 24 小时中有盛有衰；二是指阴和阳互为消长，实际是指它们的互相制约；三是指阴阳之间以互长为主的运动状态，即《黄帝内经》中说的"阳生阴长"；四是指阴阳之间以互消为主的运动状态，即"阳杀阴藏"。阴阳之间就是在这样不断消长过程中，维持着相对的动态平衡，也维持着人体正常的生命活动。这种相对的动态平衡是很重要的。如果只有"阴消阳长"而无"阳消阴长"，或只有"阳消阴长"而无"阴消阳长"，即破坏了阴阳的相对平衡，形成阴或阳的偏盛或偏衰，导致阴阳的消长失调。

对人体来说，即病理状态。正如《黄帝内经》中所说："阴盛则阳病，阳盛则阴病；阳盛则热，阴盛则寒。"

**4. 阴阳的相互转化**

阴阳对立的双方，在一定条件下，可以各自向其相反的方向转化，阴可以转化为阳，阳可以转化为阴，从而使事物的性质发生根本的改变。如果说"阴阳消长"是一个量变的过程，那么"阴阳转化"就是一个质变的过程。《素问·阴阳应象大论》所谓"重阴必阳，重阳必阴""寒极生热，热极生寒"，就是指阴"重"可以转化为"阳"，阳"重"可以转化为阴，寒"极"时便有可能向热的方向转化，热"极"时便有可能向寒的方向转化。"阴阳消长"是"阴阳转化"的前提，而"阴阳转化"是"阴阳消长"的结果。

## 阴阳在灸法中的应用

阴阳平衡一旦遭到破坏，就会形成疾病。这些疾病，有的是由机体阴或阳的偏盛所致，有的是由机体阴或阳的偏衰所致，如果偏衰到一定程度，还会造成阴阳互损。另外，由于阴阳之间存在着相互转化的关系，所以阴阳失调所致的病理现象，还可以在一定条件下，各自向其相反的方向转化，即阴证转化为阳证，阳证转化为阴证。阴阳的失调是疾病的根本原因，故调整阴阳是防治疾病的基本原则。正如《黄帝内经》所言："谨察阴阳所在而调之，以平为期。"第一，以阴阳理论为指导，顺应阴阳的变化，如"春夏养阳，秋冬养阴"等。第二，施灸时，根据阴阳、脏腑、气血、经络的虚实，"虚则补之，实则泻之"。第三，灸药结合时，阳热者，配以寒凉的药物以泻热，"热者寒之"；阴寒者，用温热的药物以温阳散寒，"寒者热之"；阴虚阳亢者，则需滋阴潜阳；阳虚不能治阴，则又需益阳以消阴。即"阳病治阴，阴病治阳"之意。

## 五行学说的基本内容

五行学说的基本内容包括五行的抽象特征，五行的归类和演绎，五行之间的相生、相克、相乘、相侮。《尚书》中的"水曰润下、火曰炎上、木曰曲直、金曰从革、土爱稼穑"，对五行的特征做了经典性概括。

水曰润下，是指水具有滋润、向下的特征，引申为具有寒凉、滋润、向下运行的特征。

火曰炎上，是指火光向上、焚烧、极热，引申为温热、向上、升腾等特征。

木曰曲直，是指树木的生长形态特征，引申为生长、升发、条达、舒畅等特征。

金曰从革，从为顺从，革为变革，引申为金的变革、肃杀、下降、洁净等特征。

土爱稼穑，稼为种植，穑为收获，引申为土的承载万物、化生万物、为万物之母的特征。

五行并不是静止的、孤立不变的，而是处于相生和相克的变化之中，相生与相克维持了相互协调的整体性与统一性。如果五行之间相生、相克的关系遭到破坏，就会产生相乘、相侮。故五行与五脏在生理上相互联系，在病理上相互影响。

相生：是指五行之间的每一行对另一行有促进、助长和滋生的作用，这是正常的现象。即木→火→土→金→水→木，依次递相资生，循环不息。这种相生，称为"生我"和"我生"，生者为母，被生者为子。如木生火，木为火之母，火为木之子，形成了一种母子关系。

相克：是指木、火、土、金、水之间存在着有序地依次相克、制约的关系，这也是正常现象。即木→土→水→火→金→木，它们之间依次克制，循环不息。这种相克，又称为"克我"和"我克"。以火为例，则"克我"者为"水"，"我克"者为"金"。五行之间的相克，使任何事物都受到克制，以防止太过与不及，维持相对平衡。

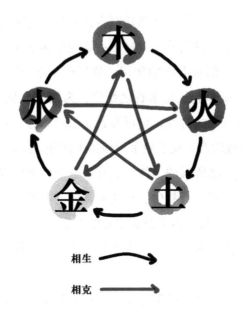

相生 →

相克 →

相乘：是指正常的相克遭到破坏后，出现的不正常的相克现象，是一种过度克制，有以强凌弱之意。五行中的某一行对被克的一行克制太过，引起异常反应；或由于被克的一方本身虚弱，不能忍受对方的克伐，从而出现克伐太过的病理现象。例如，肝木太过强盛，影响了脾土的功能，这叫"木"乘"土"，即"肝气犯胃（土）"，或"肝旺乘脾"。或由于脾土本身不足，形成了木克土的力量相对过强，使脾土更加不足，又叫"土虚木乘"。

相侮：是指五行中的某一行过于强盛，对原来"克我"的一行进行反侮，即欺侮的意思。这种情况叫"反克"，或者叫相克的反向致病。如木侮金，本来是金克木，由于木过于强硬，金不但不能克木，反受到木的欺侮，类似老百姓所说的"不快的刀砍不动硬木，反而卷了刃"，临床上叫"木火刑金"。又如，木是克土的，若木本身虚弱，不但不能克土，反而变成土克木，这是一种反侮。

### 五行理论在灸法中的应用

五行学说以"取象比类"的方法，以五脏配五行，以五行之特性来说明五脏的生理功能特点。如木性条达顺直，有生长的特点，而肝气性喜舒畅，且主疏泄，又主生发之气，故属木；火为阳热之象，有上炎之性，而心为阳脏，主动，心阳有温煦的作用，故属火；土为万物之母，有生化、养育万物的特性，而脾能运化水谷之精微，为气血生化之源，后天之本，故属土；金有清肃收敛之特性，金可发音，故肺属金；水有湿润下行之特性，而肾主人体水液代谢，使水液下行而排出体外，故属水。

五脏又联系着自己所属的五体、五官、五志、五液等，从而把机体各部分连接在一起，又将五行相生、相克规律及与自然界的五气、五味、五季、五位联系起来，形成了以五脏为中心的生理体系。

五脏在生理上相互联系，在病理上相互影响。中医学以五行学说来阐述五脏疾病的传变。

在相生关系的传变中，有母病及子。比如肾属水，肝属木，水能生木，故肾为肝母，临床上肾精、肾水不足，累及肝脏，就称母病及子。子病犯母，又称子盗母气，如肝属木，心属火，木能生火，故肝为心母，但心血虚、心火旺影响到肝，形成心肝血虚或心肝火旺，就叫子病犯母。

在相克关系的传变中，有相克太过，如上文述及的木乘土，即肝郁太过，脾运不及，肝气横逆犯脾。还有相侮，如金本克木，倘若肺金不足或肝火太旺，会出现肝火犯肺的反克现象。

《难经》曰："望而知之者，望其五色，以知其病；闻而知之者，闻其五音，以别其病；问而知之者，问其所欲五味，以别其病所在也；切脉而知之者，诊其寸口，视其虚实，以知其病在何脏腑也。"人体是一个有机整体，内脏有病则必有外在表现，可以通过四诊诊察做出正确的判断。在诊断上还可通过五行生、克、乘、侮的变化规律推断病情，如先见面色红、口味苦、脉弦数，后见面色萎黄、口淡无味、脉弦细者，多为肝木乘犯脾土所致，并提示了病情的转归。

在使用灸法时，首先要顺应五行的变化规律，再根据五行的生克规律确定治疗方案。如益木助火法、补肝养心法、培土生金法、滋水涵木法、培土治水法、壮水制火法、佐金平木法等。

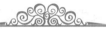

# 脏腑学说

　　脏腑是内脏的总称。包括五脏，六腑和奇恒之腑三大类器官。心、肝、脾、肺、肾合称"五脏"，胆、胃、小肠、大肠、膀胱、三焦称"六腑"，皆位于胸腹腔内。脏腑学说是研究人体各脏腑的生理功能、病理变化及其相互关系的学说，是中医学理论体系的核心组成部分。

## 五脏

### （一）心

　　心位于胸中，膈膜之上，两肺之间，偏于左侧，形似倒垂之莲蕊，外有心包护卫。心的主要生理功能有主血脉，主神志，主汗液，其华在面，开窍于舌等。

**1. 心的主要生理功能**

（1）主血

　　血即血液，脉管是血液运行的道路，又称"血之府"，血液在脉管内循环灌注、营周不休，主要靠心脏的推动作用。心脏是血液循环的动力器官，是人体的循环中枢。心脏在人的一生中有规律地、不停歇地跳动（收缩与舒张），从而维持血液循环不息。故《素问·痿论》说："心主身之血脉。"主血脉是心脏的重要生理功能。人是一个有机整体，需要经常进行新陈代谢，既需要各种营养物质，同时又产生多种代谢产物。机体正是通过血液循环而取得代谢原料，并通过血液循环排除代谢产物。心脏有规律地收缩和舒张，推动血液按一定方向在脉管内流行，从而维持各个脏腑的正常生理活动。

（2）主神志

　　神是人体生命活动的总称，它有广义和狭义之分。广义的神，是指整个人体生命活动的外在表现；狭义之神，是指心所主之神志，即人的精神、意识、思维活动。据现代生理学的认识，人的精神、意识、思维活动属于大脑的功能，即大脑对外界客观事物的反映，而中医学认为人的思维活动与五脏有关，且主要与心有更密切的关系。如《黄帝内经》云："心者，五脏六腑之大主也，精神之所舍也。"《黄帝内经》又云："所以任物者谓之心。"任，即担任、接受的意思。这说明接受外界事物而产生思维活动的过程，是心的生理功能。

（3）主汗液

古人有"五液"之说，汗为五液之一，乃心之液。《黄帝内经》云："腠理发泄，汗出溱溱，是为津。"汗的排出又由腠理开合所决定。腠理开合失常，过闭则无汗，过开则自汗、盗汗，腠理之开合有赖于卫气之调和。

津液是血液的重要组成部分，故"汗血同源"，发汗过多可以耗津伤血。反之，津亏血弱之人，汗源不足，不宜发汗，这就是"夺血者无汗，夺汗者无血"的道理。

（4）心与其他组织器官的关系

①其华在面：心主血脉的生理功能，除能表现在脉搏上，还可表现在面部上。面部的脉络最为丰富，皮肤薄嫩、易于观察。所以心的气血盛衰可以表现于面部。《素问·六节藏象论》云："心者……其华在面。"所谓华，即荣华、精华之意。心的气血旺盛，则面色红润而有光泽；心气不足，心血亏少，则面色白而无华；若心血暴脱，则面部色泽的改变更为明显。正如《素问·决气》云："血脱者，色白，夭然不泽。"至于各种原因引起的心血瘀阻，又常可见到面色青紫、口唇暗等表现。

②开窍于舌：心位于胸中，心经的别络上通于舌，因而心的气血上通于舌，如《灵枢·脉度》云："心气通于舌，心和则舌能知五味矣。"心开窍于舌，即心的精气上通于舌，保证舌的营养供应，维持了舌的正常功能。如果心有了病变，亦易于从舌体上反映出来。例如，心血不足，则舌质淡白；心火上炎，则舌尖红或舌体糜烂；心血瘀阻，则舌质紫暗或出现瘀斑；热入心包或痰迷心窍，则见舌强语謇。

**2. 灸法在心系疾病中的应用**

在使用灸法治疗心系疾病时，常取心俞、膈俞、血海、气海、足三里、三阴交、神门等腧穴，或循经取手厥阴心包经、手少阴心经的腧穴。养生保健时，可配合补心养血的食物食疗。

## （二）肺

肺位于胸中，上接咽喉，开窍于鼻，与外界相通。其主要生理功能是主气，司呼吸，主宣发肃降，主皮毛，为一身之气，通调水道，下输膀胱。

**1. 肺的主要生理功能**

（1）主气，司呼吸

指肺的呼吸功能及肺在宗气生成和调节方面的功能与作用。肺是体内外气体交换的场所，自然界里的清气被吸入，体内的浊气被呼出，主要是通过肺的运动来完成的，由于肺有宣有降，气就能呼出、吸入，而且通过吐故纳新，又调节着气的升降出入，使气道通畅，呼吸均匀。肺主气，除了指肺为气体交换之场所及肺的呼吸功能，还指肺主一身之气，与人体真气的生成有关。肺吸入的清气是生成真气的重要部分。《黄帝内经》云："真气者，所受于天，与谷气并而充身者也。"说明真气的来源一方面是肺吸入的自然界空气，另一方面则来源于脾摄入食物中的营养物质，两者与肾中精气相结合，组成人体的真气，以充养全身。

（2）主宣发与肃降

宣发，是宣布、发散的意思。肃降，是清肃、洁净、下降的意思。宣发和肃降，是肺气功能活动的两个既矛盾而又相辅相成的方面。宣发的具体功能，是肺将元气、津液、水谷精微布散至全身，外达肌肉皮肤，排出体内的浊气，宣发卫气于肌表，以发挥其屏障作用，通过出汗与呼气来调节水液代谢，祛除肺和呼吸道的浊痰。肃降的具体功能，是肺吸入自然界的清气，并将吸入的清气和由脾转输至肺的津液及水谷精微下行布散，以保证吸入的清气为人体所用，代谢后无用的水液得以"下输膀胱"，并肃清肺和呼吸道的异物，以保证呼吸道的清洁。

（3）肺朝百脉

指全身的血都通过脉而聚会于肺，通过肺的呼吸，进行体内外清浊之气的交换，然后将富含清气的血液输送于全身。此外，虽然心脏的搏动是血液在脉中循环运行的基本动力，但还必须靠肺的协助，这是因为，肺有主气、司呼吸的功能，肺吸入的自然界清气与脾胃运化而得的水谷之精气结合，能生成宗气，而宗气有"贯心脉"以推动血液运行的作用。所以，肺朝百脉的功能，实际上是肺协助心脏推动血液运行的作用。

（4）通调水道，下输膀胱

肺在水液调节中所起的作用，叫作"通调水道"。肺的宣发功能助脾将吸收的津液及水谷精微运输至周身皮毛，供生命活动所需。人体多余的水液排除有四条途径，即尿、汗、呼吸和大便。其中以汗液和尿液的排出为主。而汗液、尿液及气道的排出均与肺的功能密切相关。如汗液的排泄由腠理调节，而腠理的开合是受肺气的控制，肺的呼出之气中亦可排出部分水分。尿是水液外泄的主要途径，由于肺气的肃降，使水气下归于肾，再经肾的气化作用，一部分蒸腾上行，一部分下流膀胱，成为尿液排出体外。《黄帝内经》中说："饮入于胃，游溢精气，上输于脾，脾气散精，上归于肺，通调水道，下属膀胱。"概括了水液的代谢过程。

（5）主皮毛，为一身之表

"皮毛"为一身之表，包括皮肤和汗腺、毫毛等组织，有分泌汗液、润泽皮肤和抵御外邪等功能。皮毛的这些功能，依赖于流布在皮毛的卫气作用，而卫气之所以能发挥这些作用，主要依靠肺气的宣发，肺上输精于皮毛，以宣发卫气。由于肺与皮毛关系密切，故《黄帝内经》云："肺之合皮也，其荣毛也。"

（6）开窍于鼻

鼻是呼吸的通道，故称"鼻为肺窍"，鼻子通气功能正常与否及嗅觉的灵敏程度，均依赖于肺气的作用，肺气和，呼吸利，嗅觉亦灵，故有"肺气通于鼻，肺和则鼻能知香臭矣"之说。

**2. 灸法在肺系疾病中的应用**

在使用灸法治疗肺系疾病时，常取肺俞、风门、气海、曲池、列缺等腧穴，或循经取手太阴肺经及与其相表里的手阳明大肠经的腧穴。养生保健时，可配合补肺、清肺的食物食疗。

## （三）脾

脾位于中焦，它的主要功能包括主运化、升清，统摄血液，主四肢、肌肉，开窍于口，其华在唇。

**1. 脾的主要生理功能**

（1）主运化、升清

脾主运化是指脾有主管消化饮食与运输水谷精微和水湿的功能。饮食入胃，经胃和脾的共同消化作用，将其中的水谷精微通过脾的运输，布散于肺而输送到全身，以营养五脏六腑、四肢百骸及皮毛、筋肉等组织器官；将水液输布周身，并将代谢后的水液运化到肾，经膀胱排出体外。脾功能强健，称为"脾气健运"。脾气的功能特点是以上升为主，所谓"脾气主升"即指此言。脾之所以能将水谷精微上输于肺，再通过心肺作用而化生气血以营养全身，就是因为脾有升清功能，所谓"升清"是指精微物质的上升与输布。

（2）主统血

脾有统摄血液的作用，使血液运行于经脉之中，不至于溢出经脉之外。脾能统血是因为脾为气血生化之源，而气能摄血。如《金匮要略》云："夫人五脏六腑之血，全赖脾气统摄。"

（3）主四肢、肌肉

脾为后天之本，能将水谷精微转输至全身各处，肌肉依靠脾运化水谷精微而获得营养。脾气健运，消化吸收功能强，则肌肉丰满。《黄帝内经》记载的"脾主肌肉"，即为此意。《黄帝内经》云："脾病而四肢不用，何也？""今脾病不能为胃行其津液，四肢不得禀谷气，气以日衰，脉道不利，筋骨肌肉皆无气以生，故不用焉。"

四肢，又称四末，人体四肢的功能活动必须依赖脾气输送营养，当脾气健旺，升清之气布流全身，营养输送充足，则肌肉丰满有力，四肢刚劲矫健而灵活。

（4）开窍于口，其华在唇

脾开窍于口，说明人体的饮食、口味等与脾的运化功能有密切关系。脾气健旺，消化功能正常，食欲就旺盛，口味也正常；若脾失健运，则可出现食欲不振，厌食，口淡乏味等。如果脾为湿困，可见舌苔滑腻，口中多津，口腻发甜，所以《黄帝内经》中说："脾气通于口，脾和则口能知五味矣。"

脾为气血生化之源，主肌肉，开窍于口。因此，口唇也常反映脾的盛衰。若脾气健运，血液来源充足，肌肉丰满，则口唇红润光泽。

**2. 灸法在脾系疾病中的应用**

在使用灸法治疗脾胃系疾病时，常用补脾、健脾、醒脾、利湿等中药组方；艾灸常取脾俞、胃俞、关元、中脘、足三里、三阴交等腧穴，或循经取足太阴脾经及与其相表里的足阳明胃经的腧穴。在养生保健时，可配合补脾健脾、利湿的食物食疗。

## （四）肝

肝位于膈下，右肋之内。主要生理功能为主疏泄、主藏血，开窍于目，主筋，其华在爪，与胆相表里。

**1. 肝的主要生理功能**

（1）主疏泄

肝主疏泄，指肝对人体的气机有疏散、宣达的功能，主要关系到全身气机的调畅，具体体现在调畅情志和促进消化吸收两方面。

情志活动是神的表现之一，而神是精气的外在表现。人的精神情志活动除了由心所主，还与肝的疏泄功能密切相关，只有肝的疏泄功能正常，气机通畅，人体才能较好的协调自身的精神情志活动，表现为气血平和，心情舒畅。如果肝失疏泄，气机不调，可引起情志异常变化。

肝的疏泄功能不仅可调畅气机，协助脾胃之气的升降，而且还可以促进胆汁的分泌，有助于水谷消化。因此，肝主疏泄是保持脾胃正常消化功能的重要条件。如果肝失疏泄，可影响到脾胃的消化和胆汁的分泌、排泄，从而出现消化不良的功能病变。肝主疏泄，调畅气机，还有利于三焦发挥疏通水道的作用。

（2）主藏血

肝主藏血，指肝具有储藏血液和调节血流量的功能。人体各部分所需血量随其不同的生理情况而改变：当人体休息或睡眠时，机体的需血量减少，血液归藏于肝；当劳动或工作时，机体的需血量增加，肝脏就排出所储存的血液，以供机体的需要。由于肝脏对血液有调节作用，所以人体脏腑组织各方面的活动都与肝脏功能密切相关。

（3）主筋，其华在爪

筋膜是一种联络关节、肌肉，专司运动的组织。肝主筋，是指筋膜只有得到肝血的滋养，才能维持正常的运动。肝血充足，筋膜有所养，则肌肉、关节活动自如，肝血的盛衰还可以影响爪甲的荣枯变化。"爪为筋之余"，肝血充足，则筋强力壮，爪甲坚韧，红润光泽；肝血不足，则筋软无力，爪甲多薄而软，枯而色夭，易于变形或脆裂。

（4）开窍于目

目只有得肝血的滋养才能发挥正常的视觉功能。肝血充足，则视物清晰，目光敏锐；肝血亏虚，则两目干涩，视物昏花；肝经风热，可见目赤痒痛；肝风内动，可见两目上视或斜视等。

**2. 灸法在肝系疾病中的应用**

在使用灸法治疗肝病时，常用养肝、保肝、疏肝利胆、理气化瘀的中药组方；艾灸常取肝俞、胆俞、期门、阳陵泉、太冲等腧穴，或循经取足厥阴肝经及与其相表里的足少阳胆经的腧穴。在养生保健时，可配养肝、疏肝、利胆、理气的食物食疗。

## （五）肾

肾是人体生命的根源，称之为"先天之本"，其经脉络膀胱，与膀胱相表里，在体合骨，开窍于耳；其功能主藏精，为男女生殖发育之源；主骨生髓，主纳气，主水液，以维持人体水液代谢；听力及前后二阴皆为肾所司，其华在发。

### 1. 肾的主要生理功能

（1）主藏精，主生长、生殖与发育

肾藏精的"精"，从内容上讲含义有二：一是指"脏腑之精"，是五脏六腑化生出来的精气，包括精、血、津液等，是维持生命活动、滋养人体各部组织器官、促进生长发育的根本物质；二是指"生殖之精"，是人类生育繁殖的物质基础，与男子的精室、女子的胞宫和任脉有关。

肾藏精的"精"，从形式与来源上讲含义也有二：一是指先天之精，来源于父母；二是指后天之精，来源于脾胃，以脾胃运化生成的水谷之精气，以及脏腑生理活动化生之精气用于生命代谢，有余部分藏于肾。所藏先天之精，必须有后天之精的充养，才能不断充实并继续发挥其作用。《黄帝内经》中说："肾主水，受五脏六腑之精而藏之。"说明肾精需靠五脏之精气的不断充养。

人的生殖能力和生长发育过程，主要由肾的精气所决定。《黄帝内经》云："女子七岁，肾气盛，齿更发长；二七而天癸至，任脉通，太冲脉盛，月事以时下，故有子；三七，肾气平均，故真牙生而长极；四七，筋骨坚，发长极，身体盛壮；五七，阳明脉衰，面始焦，发始堕；六七，三阳脉衰于上，面皆焦，发始白；七七，任脉虚，太冲脉衰少，天癸竭，地道不通，故形坏而无子也。丈夫八岁，肾气实，发长齿更；二八，肾气盛，天癸至，精气溢泻，阴阳和，故能有子；三八，肾气平均，筋骨劲强，故真牙生而长极；四八，筋骨隆盛，肌肉满壮；五八，肾气衰，发堕齿槁；六八，阳气衰竭于上，面焦，发鬓颁白；七八，肝气衰，筋不能动；八八，天癸竭，精少，肾脏衰，形体皆极，则齿发去。肾者主水，受五脏六腑之精而藏之，故五脏盛，乃能泻。今五脏皆衰，筋骨解堕，天癸尽矣，故发鬓白，身体重，行步不正，而无子耳。"

（2）主水液

肾为水脏，主水液，是指肾在水液代谢中起主导作用。肾中精气的蒸腾气化，对于体内水液的输布、排泄及维持体内津液代谢的平衡，起着极为重要的作用。由于肾与膀胱相表里，肾中精气之蒸腾气化控制膀胱开合以排尿，所以说，肾主水液。如果肾主水液的功能失调，水液代谢失常，既可因"关门不利"而出现尿少、水肿等症，又可因"关门失约"而出现小便清长，尿量明显增多等症。

（3）主纳气

人体的呼吸运动，虽主要为肺所主，但必须依赖肾的纳气作用，纳气正常，才能使呼吸保持一定的深度，从而使肺吸入的清气下达丹田，肺、肾之气相接，保证体内外正常气体的交换。肾的纳气功能，实际上是肾的封藏作用在呼吸运动中的具体体现。肾的纳气功能正常，则呼吸均匀和调。如果肾的纳气功能减退，呼吸就表浅，可出现动则气喘，呼多吸少等症，称为"肾不纳气"。故有"肺主出气，肾主纳气""肾为气之根"之说。

（4）主骨，生髓，其华在发

髓，分为骨髓和脑髓，为肾精所化生。肾主藏精，精生髓，髓聚于骨中，滋养骨骼，骨得以生长。因此，肾精充足，则骨髓生化有源，骨骼就有充分的营养供应而坚固有力。脊髓上通于脑，脑为髓居而成，肾精充足，髓海充满，脑的功能就健旺，人的精力就充沛，反应灵敏，记忆力强，牙齿坚固，头发乌黑有光泽，身体也轻而有力。

头发为肾之外华，又称"发为血之余"。肾精及阴血充沛，则发之濡养有源，发乌、润泽、茂密、光亮。若肾精或阴血不足，则发易落、质脆、早白、稀疏。

（5）开窍于耳

耳是听觉器官，听觉的灵敏与否，与肾中精气的盈亏有密切关系。肾精充足，髓海得养，则听觉灵敏，分辨力较高。正如《黄帝内经》中说："肾气通于耳，肾和则耳能闻五音矣。"反之，肾精虚衰，髓海失养，可见听力减退、耳鸣甚则耳聋，故"肾开窍于耳"。

**2. 灸法在肾系疾病中的应用**

在使用灸法治疗肾系疾病时，常用补肾、养肾、补精髓的中药组方；艾灸常取肾俞、命门、膀胱俞、关元、三阴交、太溪等腧穴，或循经取足少阴肾经及与其相表里的足太阳膀胱经的腧穴。在养生保健时，可配补肾、养肾、益精、利水的食物食疗。

## 六腑

六腑，是胃、胆、小肠、大肠、膀胱、三焦的总称。它的生理功能是受纳和腐熟水谷，传化精微，排泄糟粕。故《黄帝内经》云："六腑者，传化物而不藏，故实而不能满也。"六腑是以通为用的，饮食物的摄入，首先经过唇（飞门）、齿（户门），从口腔通过会厌（吸门）进入食管，经胃（贲门）从其下口（幽门）出，进大、小肠（阑门），吸收其精微，将糟粕从肛门（魄门）排出体外。《难经》中称为"七冲门"，只有七冲的通畅，才能保持六腑的畅通。

"六腑以通为顺""以通为用"。通和降是正常的生理现象，凡太过或不及，就会产生病变。

### （一）胃

胃又称为胃脘，分上、中、下三部。胃的上部称上脘，包括贲门；胃的中部称中脘，即胃体的部位；胃的下部称下脘，包括幽门。胃有受纳和腐熟水谷的作用。

**1. 胃的主要生理功能**

（1）主受纳水谷

胃主受纳，是指胃具有接受和容纳饮食物的作用。饮食物摄入后，经口腔、牙齿和舌的咀嚼搅拌，以及会厌的吞咽，由食道进入胃中。故中医学又称胃为"水谷之海""仓廪之官"等。胃之受纳水谷，为人体的营养之源，胃的受纳功能强健，则机体化源充足，气血旺盛。

（2）主腐熟水谷

腐熟，是指对食物的研磨和消化作用。饮食物进入胃以后，在胃中停留一定的时间，经胃进行初步消化后，一部分水谷精微经胃"游溢精气，上输于脾"，脾"为胃行其津液"而输布至肺及全身；一部分食物则由胃的通降作用，下传到小肠，被进一步消化和吸收。胃的腐熟功能正常，则饮食水谷得以消化，气血精微得以化生，各脏腑组织得以营养。

（3）以降为和

饮食物入于胃，经胃的腐熟后，必须下行小肠，进一步消化和吸收。这个消化过程就是食物从上向下运输的转变，最终将糟粕排出体外。在这个过程中，胃是非常重要的，只有胃气和降才能完成。如果胃失和降，不但影响胃的受纳、腐熟作用，使饮食物不能下降或停滞胃脘，出现不思饮食、胃脘胀满、大便秘结不通等症，还会出现胃气上逆，进而引发恶心、呕吐等症。

**2. 灸法在胃系疾病中的应用**

在使用灸法治疗脾胃系疾病时，第一要做到饮食有节、细嚼慢咽，以免伤害胃腑；第二，常用养胃、健胃、降气的中药调理治疗；第三，多吃一些养胃的食物，如山药、鸡肫、猪蹄、木瓜、佛手瓜、白萝卜、白扁豆、薏苡仁、白术、生姜、大枣等；第四，经常按摩胃部，适量运动，以增强胃功能和全身气血循环；第五，艾灸常取胃俞、中脘、足三里、三阴交等腧穴。

## （二）胆

胆为六腑之一，又称奇恒之腑，呈囊形，附于肝。胆有贮藏和排泄胆汁的作用，主决断。

**1. 胆的主要生理功能**

（1）贮藏和排泄胆汁

胆汁生成于肝，贮藏于胆，由于肝的疏泄作用，胆汁排于肠中，以促进食物的消化。若肝气郁结而失于疏泄，则胆汁排泄不利，进而出现胸胁胀满、食欲下降、厌食油腻、腹胀便溏等症；若肝的疏泄太过，肝气横逆或肝火上炎，亦可引起胆汁上逆，除见胸胁胀满外，还可见口苦、呕吐苦水等症。若湿热蕴结于肝胆，胆汁外溢于肌肤，则可见黄疸，以目黄、身黄、尿黄为特征。相反，胆汁排泄不利，又可引起肝病。

（2）主决断

《黄帝内经》中说："胆者，中正之官，决断出焉。"是指胆气和人的精神情志活动有一定的关系，可防御和消除某些精神刺激（如突然受惊）的不良影响，以维持和控制人体气血的正常运行，促进脏腑功能的协调。人们常说的"胆大""胆小""吓破了胆"都与此有关。临床上常见的惊悸、失眠、多梦等精神症状，都可因"心虚胆怯"引起，此类病证临床从胆治疗，常效果显著。

**2. 灸法在胆系疾病中的应用**

在使用灸法治疗胆系疾病时，第一，要调情志，节饮食，以免伤害脏腑；第二，经常按摩胁肋部与阳陵泉穴，有疏肝利胆的作用；第三，常用疏肝利胆的中药调理；第四，常吃一些疏肝利胆的食物，如动物的肝脏、木瓜、佛手瓜、苦瓜、青笋、甘蔗等；第五，艾灸常取肝俞、胆俞、阳陵泉、膻中穴、太冲等腧穴。

## （三）小肠

小肠是一个较长的管道通路，位于腹腔，上接幽门与胃相通，下接阑门与大肠相连，与心相表里。小肠有受盛、化物和分清泌浊的作用。

**1. 小肠的主要生理功能**

（1）主受盛、化物

《黄帝内经》云："小肠者，受盛之官，化物出焉。"小肠接受经胃初步消化的饮食物，对其进行进一步的消化和吸收，故称"受盛之官"，并将其变化为清、浊两部分。若受盛与化物失常，则出现腹胀、腹泻等症。

（2）分清泌浊

小肠有分清泌浊的作用。所谓清者，即通过小肠的消化作用而产生的精微物质（多种营养），通过脾的运化作用，上输心、肺而散布周身。所谓浊者，应包括两部分，一部分为饮食物被消化和吸收后的糟粕，下注大肠变成大便并排出体外；另一部分为多余无用的水液，经肾脏渗入膀胱变为尿液并排出体外。小肠分清泌浊的功能正常，则水谷精微与糟粕各守其道，水谷精微由脾输布，小便通利，大便正常。若分清泌浊功能失常，则营养不能吸收，水液与糟粕不能下降，出现疲乏无力、泄泻下利、小便短少等症，临床上常用"分利法"（即"利小便而实大便"之法）治疗。

**2. 灸法在小肠疾病中的应用**

在使用灸法治疗小肠疾病时，第一要重视饮食调养，做到定时定量，不要暴饮暴食，多食蔬菜，忌过食辛辣与生冷，慎防小肠受凉；第二要多做腹式呼吸，促进肠蠕动，增强小肠的消化吸收；第三，根据辨证，服用调理小肠的中药；第四，艾灸常取小肠俞、上巨虚、下巨虚、气海、关元等腧穴。

### （四）大肠

大肠居于腹中，上口在阑尾处连接小肠，下端紧接肛门，主要起传导糟粕的作用。

在使用灸法治疗大肠病时，要始终保持大便的通畅。长期大便秘结，毒素不能及时排出，再次被人体吸收，可损伤机体。在饮食方面，多食纤维食物，如青菜、胡萝卜、红薯，以及各种豆类等；多运动，尤其是做提肛运动，经常按摩腹部，以增强大肠的蠕动；艾灸时常取大肠俞、支沟、天枢、上巨虚、下巨虚等腧穴。

### （五）膀胱

膀胱位于小腹中央，有储尿、排尿的功能。若膀胱气化不利，开合失司，则小便不利或癃闭，以致出现尿频、尿急、小便失禁等症；若膀胱功能失调日久，水湿不化而停滞，亦可导致疾病的产生。

在使用灸法治疗膀胱病时，第一，要适量饮水，促进代谢物的排出，同时养成良好的排尿习惯，及时排尿，不要长时间憋尿，以免影响膀胱功能；第二，膀胱功能失调时，可使用灸法配合中药、针刺等疗法及时治疗。

### （六）三焦

三焦是上焦、中焦、下焦的合称，为六腑之一。它是人体气机升降出入的通路，也是人体气化的场所；它又是水液代谢的通道，与各个脏腑共同完成水液的代谢。在使用灸法治疗三焦疾病时，可结合相关脏腑的生理病理进行论治。

# 经络理论

### 1. 经络的概念与组成

经络是运行全身气血，联络脏腑肢节，沟通上下内外，调节体内各部功能活动的通路，为人体特有的组织结构与功能系统。

具体来讲，经络是指经脉和络脉。经，有路径之意，是经络系统的主干，指十二正经和奇经八脉。十二正经即手足三阳经和手足三阴经，有一定的起止交接顺序，在肢体有一定的走向和分布规律，同体内脏腑有直接的络属关系。奇经八脉，即督脉、任脉、冲脉、带脉、阴维脉、阳维脉、阴跷脉、阳跷脉，它们与十二正经不同，既不直接络属脏腑，也无表里配合关系，"别道奇行"，故称"奇经"，它们穿插循行于正经之间，补充正经的功能活动。

络，有网络之意。络脉有别络、浮络、孙络之别，是从经脉上分出去的。别络较大，共有十五络，其中十二经脉与任、督二脉各有一支别络，再加上脾之大络，合为"十五别络"。它们由经脉别出，有一定的循行部位，起着沟通表里、加强联系与调节的作用。浮络、孙络更为细小，数量很多，它们像网子一样把全身网络起来。

经络组成了人体四通八达、无处不到的组织系统，把人体脏腑和各个组织器官密切地联系起来，使人体成为一个有机的整体。

### 2. 经络的循行规律

经络在人体内有一定的循行规律，它与脏腑器官又有着密切的联系，了解它对防病治病与养生保健具有重要意义。

十二经脉的循行有一定的规律：手三阴经从胸走手，包括手太阴肺经、手厥阴心包经、手少阴心经，它们循行于胸与上肢内侧，手太阴肺经在前，手厥阴心包经在中，手少阴心经在后；手三阳经从手走头，包括手阳明大肠经、手少阳三焦经、手太阳小肠经，它们循行于上肢外侧与头面，手阳明大肠经在前，手少阳三焦经在中，手太阳小肠经在后；足三阳经从头走足，包括足阳明胃经、足少阳胆经、足太阳膀胱经，它们循行于头面与躯干和下肢外侧，足阳明胃经在前，足少阳胆经在中，足太阳膀胱经在后；足三阴经从足走腹胸，包括足太阴脾经、足厥阴肝经、足少阴肾经，它们循行于下肢内侧与腹胸，足太阴脾经在前，足厥阴肝经在中，足少阴肾经在后。

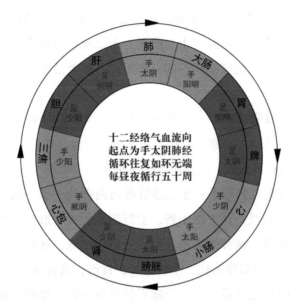

### 3. 经络与脏腑器官的联系

经络与各脏腑器官有着密切的联系，一是因为五脏六腑与人体的五官九窍及筋、脉、骨、皮毛等组织器官联系在一起，组成了一个有机的整体，这些关系是通过经络来实现的；二是因为五脏六腑与各个组织器官保持相对的协调统一，完成正常的生理功能，这也是通过经络来实现的。那么，经络又是怎样与脏腑器官联系的呢？每一条经脉的循行都络属一个脏腑，形成脏脉络腑、腑脉络脏、一阴一阳、一脏一腑及其与相应组织器官相联系的关系。如手太阴肺经与手阳明大肠经相表里，手厥阴心包经与手少阳三焦经相表里，手少阴心经与手太阳小肠经相表里，足阳明胃经与足太阴脾经相表里，足太阳膀胱经与足少阴肾经相表里，足少阳胆经与足厥阴肝经相表里，均构成了络属关系。

### 4. 经络的作用

（1）联系脏腑器官，沟通表里上下

人体由五脏六腑、四肢百骸、五官九窍、皮肉筋骨等组织器官构成，它们虽有不同的生理功能，但又共同进行着有机、协调的整体活动，从而使机体内外、上下保持着完整和统一。而机体各部分的这种有机联系和相互配合，主要是依靠经络系统的沟通和联络作用来实现的。正是由于十二经脉及其分支的纵横交错，入里出表，通上达下，相互络属于脏腑之间，奇经八脉联系沟通十二正经、十二经筋、十二皮部并联络筋脉皮肉，使人体各个组织器官有机地联系在一起，表里上下彼此之间紧密联系，成为协调统一的整体。

①脏腑与四肢联系：十二经筋分属于十二经脉，而十二经脉内连脏腑，故使筋肉组织同脏腑之间通过经脉联系，相互沟通。如手三阴经从胸走手，足三阴经从足走腹胸入脏，使内脏与四肢相连。

②脏腑与五官九窍联系：十二经脉各与内在的一脏一腑相络属，与五官九窍相连。如心经，属心络小肠，上行别系舌本；肝经，属肝络胆，上行连于目系；肺经，属肺络大肠，上行连鼻与咽喉；脾经，属脾络胃，上行连舌根；肾经，属肾络膀胱，上行连耳；胃经，属胃络脾，上环口唇等。

③脏腑之间相互联系：十二经脉不仅各与一脏一腑相络属，使之形成表里关系，同时通过别络、经别使相邻的脏腑发生联系。

④经络系统本身相互联系：十二经脉阴阳表里相接，有一定的衔接和流注次序，十二经脉与奇经八脉之间的分支纵横交错，如手三阳与足三阳的经脉均会于督脉，故称督脉为"阳脉之海"；任脉与手足三阴经脉、阴维脉、冲脉会聚，故称任脉为"阴脉之海"；冲脉又是十二经脉所会之处，故称冲脉为"十二经脉之海"。

（2）通行气血，濡养全身

人体的各个组织器官，均需气血的濡润滋养，方能维持正常的生理活动。经络是人体气血运行的通路，能将营养物质输布到全身各个组织器官，从而和调于五脏，洒陈于六腑，更好地维持了人体正常的生命活动。故《黄帝内经》说："经脉者，所以行气血而营阴阳，濡筋骨，利关节者也。"

（3）抗御外邪，保卫机体

由于经络能"行气血而营阴阳"，营气行于脉中，卫气行于脉外，从而使营卫之气密布周身，不易遭受邪气的侵犯。当外邪侵犯机体时，先从皮毛开始，卫气首当其冲，发挥抗御外邪、保卫机体的屏障作用。故保持经络的畅通，使经络之气充实，对防病治病与养生保健具有重要意义。

（4）平衡阴阳，调节功能

人体的生命活动始终处于动态平衡之中，人体组织器官生理功能的平衡，与经络的调节密不可分，经络就是一个有着多层次联系的循环系统与调控系统，它通过"行气血而营阴阳"，保持了气血的畅通与阴阳的平衡，使人体的功能活动保持相对平衡。当某种因素导致某一部分脏腑经络失去正常的生理功能时，可以通过经络的调节功能，进行自我修复，使之自愈。身体某些组织器官发生病变时，也可通过调节经络而发挥治疗作用，使之恢复正常。

（5）传导感应，反映病情

经络感传，是经络感应、传导、放散规律的系统概括与总结。其表现是：当用针刺或其他方法刺激有关经络腧穴时，人体会产生酸、麻、胀、重、放射样的感觉，并沿着经脉的循行路线而传导放散。这种经络的感传现象在中医学上称为"得气"或"气至"，应用针灸的方法达到这一目的时又叫"行气"，它是针灸治病取效的关键，即所谓"气至而有效"。

经络的感传功能，对人体各组织器官有联系沟通作用，也反映在病邪的传变方面。如机体受到外邪侵袭时，可通过经络传导于脏腑；脏腑生理功能失调或产生病痛时，也可通过经络反映到人体体表的某些部位；亦可通过经络的某些表现认识疾病、诊断疾病，又通过调整经络来治疗疾病。

**5.灸法在经络中的应用**

在施灸过程中经络起到了至关重要的作用。人体在病理状态下，疾病通过经络而传变，经络亦受疾病影响，表现为不通则痛。艾灸通过其温煦、温通的作用，使全身气血运行畅通，从而缓解疼痛治疗疾病。另外，艾灸可以驱散游走于经络的寒邪，对寒性疾病效果显著。

## 十四经脉

### 1. 手太阴肺经

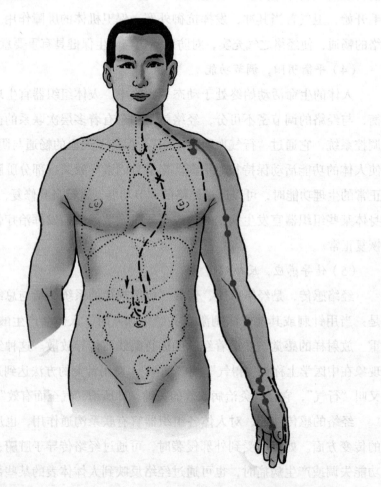

　　手太阴肺经起于中焦，下络大肠，还循胃口，通过横膈至胸中，属于肺，再上行咽喉，横行至胸部上方（中府），向下沿上肢内侧前缘下行，过肘窝中到腕部寸口，经过鱼际，沿鱼际的边缘，出拇指内侧端（少商）。手腕后方的支脉，从列缺处分出，沿掌背侧走向食指内侧端（商阳），与手阳明大肠经相接。

　　本经可用于防治肺经功能失调而致的咳嗽、气喘、胸闷、气短、咽喉疾病、缺盆痛、手臂内侧前缘疼痛等。

本经共有 11 个腧穴，其中，中府、尺泽、孔最、列缺、少商在灸法中常用。

**2. 手阳明大肠经**

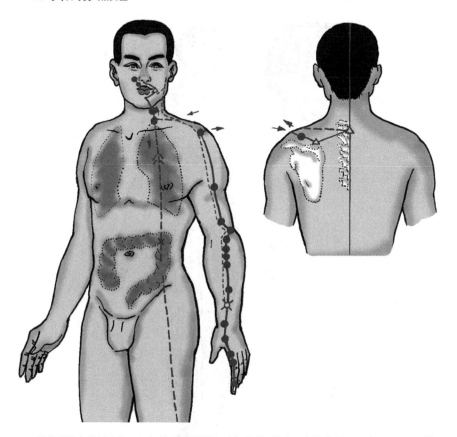

手阳明大肠经起于食指桡侧端，沿食指背部（桡侧）上行，通过第 1、第 2 掌骨之间（合谷），向上进入两筋（拇指长、短伸肌腱）之间，沿前臂桡侧进入肘外侧，再沿上臂外侧前缘，走上肩端（肩髃），沿肩峰前缘向后行至第 7 颈椎棘突下"手足三阳经聚会处"（大椎），再向下进入锁骨上窝（缺盆），联络肺脏，通过横膈下行，属大肠。缺盆部支脉，从锁骨上窝上行，经颈部至面颊，进入下齿龈，回绕至上唇，在人中左右交叉，上挟鼻孔两旁（迎香），与足阳明胃经相接。

本经用于防治大肠经功能失调而致的腹痛、肠鸣、泄泻、便秘、咽喉肿痛、牙痛、鼻塞流涕、鼻衄和上肢循行部位的疼痛。

本经共有 20 个腧穴，其中，商阳、合谷、曲池、肩髃、口禾髎、迎香在灸法中常用。

### 3. 足阳明胃经

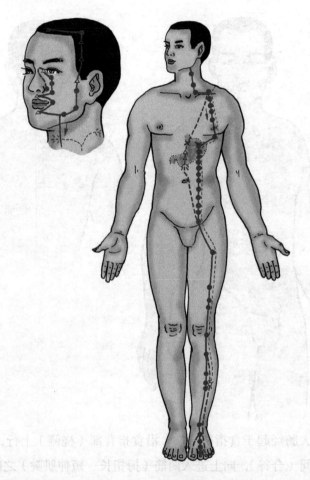

足阳明胃经起于鼻翼两侧，上行至鼻根部，旁行入目内眦，与足太阳经交会，向下沿鼻外侧（承泣）入上齿中，回出环绕口唇，在颏唇沟承浆（属任脉）处左右相交，再向后沿着口腮后方，出于下颌大迎处，沿下颌角颊车，上行耳前，经过上关（属足少阳胆经），沿发际至前额（神庭）。其分支从大迎前下走人迎，沿喉咙向下后行至大椎处，折向前行，入缺盆部，下行穿过膈肌，属于胃，络于脾。从缺盆直行一支，沿乳中线下行，向下挟脐两旁（脐旁开 2 寸），进入腹股沟气冲处。又一分支从胃下口分出，沿腹内下行至气冲处，与直行之脉会合，再由此下行至髀关，直抵伏兔部，至膝髌，沿下肢胫骨前缘下行至足背，进入足第 2 趾外侧端（厉兑）。另一支从膝下 3 寸（足三里）处分出，下行入足中趾外侧端（隐白），与足太阴脾经相接。

本经可用于防治胃经功能失调而致的胃痛胃胀、恶心呕吐、腹胀肠鸣、泄泻、便秘、发热、消谷善饥、口渴咽干、咽喉肿痛、鼻衄、胸、腹、下肢部位疼痛等。

本经共有 45 个腧穴，其中头维、四白、巨髎、地仓、颊车、梁门、天枢、归来、梁丘、足三里、上巨虚、下巨虚、丰隆、内庭在灸法中常用。

### 4. 足太阴脾经

足太阴脾经起于足大趾内侧端（隐白），沿着赤白肉际，经过大趾上行至内踝前缘，再上小腿，沿着胫骨内侧正中线上行，到内踝上 8 寸处，交出厥阴之前，经膝股内侧前缘，进入腹部，属于脾，络于胃，通过横膈上行，沿食道两旁，连系舌根，散于舌下。胃部的支脉，向上通过膈肌，流注于心中，与手少阴心经相接。

本经可用于防治脾经功能失调而致的脘腹胀痛、恶心呕吐、嗳气、泄泻、便秘、身重乏力、水肿、黄疸等，以及妇科病、男科病和经脉循行所经过部位的病证。

本经共有 21 个腧穴，其中隐白、公孙、血海、阴陵泉、三阴交在灸法中常用。

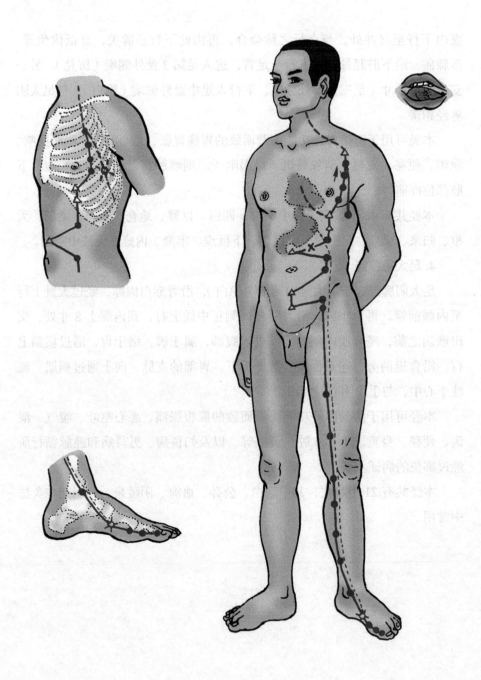

### 5. 手少阴心经

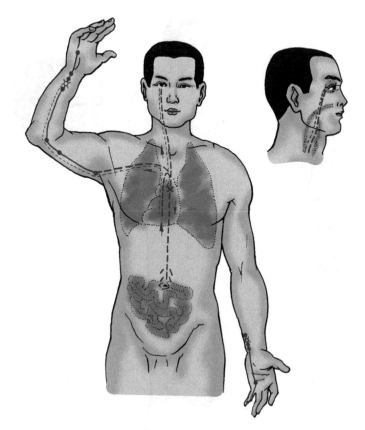

　　手少阴心经起于心中，出属心系（心与其他脏器相联系的部位），向下通过横膈，络于小肠。从心系向上有一支脉，上挟咽喉，连于目系（眼球连系于脑的部位）。从心系直行的一条支脉，上行过肺，再向下出腋窝部（极泉），下循上肢内侧后缘，过肘中，沿前臂内侧后缘，抵掌后锐骨端，进入掌内，沿小指桡侧端（少冲），与手太阳小肠经相接。

　　本经用于防治心经功能失调而致的心痛、胸痛、神志病、心烦、口渴、手心发热、上肢内侧的疼痛。

　　本经共有 9 个腧穴，其中极泉、少海、阴郄、神门在灸法中常用。

### 6. 手太阳小肠经

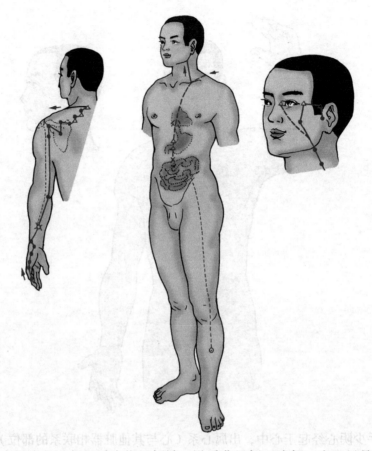

手太阳小肠经起于手小指尺侧端，沿手背尺侧至腕部，出于尺骨茎突，沿前臂外侧后缘，经尺骨鹰嘴与肱骨内上髁之间向上，沿上臂外侧后缘，出于肩关节，绕行肩胛部，在大椎处与督脉相会，又向下进入缺盆部，络于心，沿食管下行，通过横膈，到胃部，属于小肠。其分支从缺盆沿着颈部，经面颊至目外眦后，转入耳中（听宫）。另一支从面颊分出，上行目眶下，达鼻根部目内眦（睛明），与足太阳膀胱经相接，然后斜行到颧部。

本经用于防治小肠经功能失调而致的耳聋、耳鸣、目黄、颊肿、咽喉肿痛、肩背痛与肩臂外侧后缘的疼痛等。

本经共有 19 个腧穴，其中听宫、养老、后溪、天宗、曲垣在灸法中常用。

## 7. 足太阳膀胱经

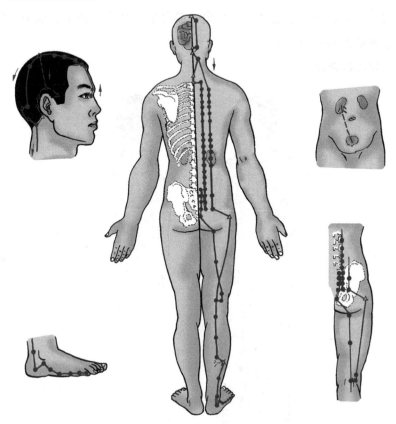

　　足太阳膀胱经起于目内眦（睛明），上行额部，交于颠顶（百会）。头顶部分支从头顶分出到耳上角。头顶部直行的脉从头顶入里，络于脑，复出下行项后部，沿肩胛内侧、脊柱两旁（距脊柱正中 1.5 寸）下行，到达腰部，进入脊旁肌肉，络于肾，属于膀胱。一分支从腰中分出，向下通过臀部，进入腘窝中。背部另一支脉通过肩胛骨内缘直下，经过臀部（环跳）下行，沿大腿后外侧，与腰部下来的支脉会合于腘窝中，由此向下通过腓肠肌，出于外踝后，折向前，沿第 5 跖骨粗隆至小趾外侧端（至阴），与足少阴肾经相交。

　　本经用于防治膀胱经功能失调而致的小便不通、尿频、尿急、遗尿、尿失禁、目疾、头痛、项背、腰臀及下肢循行部位的疼痛等，并可防治相关脏腑的病证。

本经共有 67 个腧穴，其中风门、肺俞、心俞、肝俞、脾俞、肾俞、胆俞、胃俞、大肠俞、小肠俞、三焦俞、膀胱俞、膏肓、委中、承山、昆仑、申脉、至阴在灸法中常用。

### 8. 足少阴肾经

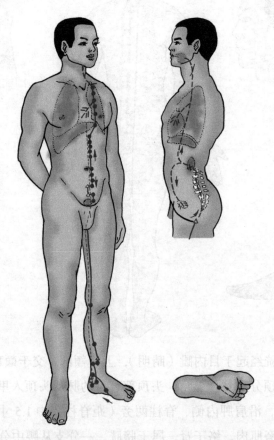

足少阴肾经起于足小趾之下，斜行于足心（涌泉），出行于舟骨粗隆下，沿内踝的后方上行进入足跟，再向上行至小腿内侧后缘，出腘窝内侧，上股内侧后缘，通向脊柱（长强），属于肾，络膀胱，还出入前，向上行腹部正中线旁开 0.5 寸，胸部前正中线旁开 2 寸，进入肺，沿喉咙，到舌根两旁。其支者从肺中分出，络心，注于胸中，与手厥阴心包经相交接。

本经可用于防治肾经功能失调而致的腰痛、腿脚痿软无力、精力不足、头晕耳鸣、阳痿、早泄、遗精、水肿、小便不利、泄泻，以及妇科的前阴病证、下肢后侧痛。

本经共有 27 个腧穴，其中涌泉、然谷、太溪、照海、复溜、肓俞在灸法中常用。

### 9. 手厥阴心包经

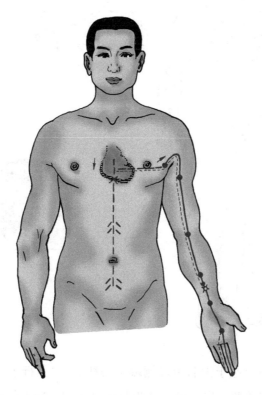

手厥阴心包经起于胸中，出属心包络，向下通过横膈，从胸至腹依次联络上、中、下三焦。胸部有一支脉，沿着胸部行于胁部，至腋下 3 寸处（天池），再上行到腋窝中，沿上臂内侧入肘窝中，向下行于前臂两筋之间，入掌中，沿着中指直达其指端（中冲）。还有一支脉，从掌中分出，沿无名指尺侧端（关冲），与手少阳三焦经相接。

本经用于防治心包经功能失调而致的胸闷、心痛、心烦、五心烦热、面赤、目黄、心悸、失眠、癫狂、嬉笑无常，以及经脉走行部位的胁痛、腋下痛、上肢痛、手掌痛等。

本经共有 9 个腧穴，其中曲泽、内关、劳宫、中冲在灸法中常用。

### 10. 手少阳三焦经

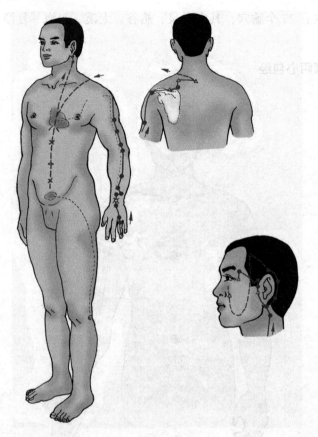

　　手少阳三焦经起于无名指尺侧端（关冲），向上行于小指与无名指之间，沿手背至腕关节，出于前臂桡骨与尺骨之间，向上过肘尖，沿上臂外侧到肩关节，向前进入缺盆部，分布于胸中，脉气散布联络心包，向下过横膈，从胸至腹，统属于上、中、下三焦。本经有一分支，从胸廓向上，出锁骨上窝，上走颈部至项下，左右交会于大椎，分开上行至项，沿耳后上行至耳上角，再屈曲下行经面颊部至目眶下。另一分支从耳后进入耳中，出行至耳前，在面颊部与前一条支脉相交，到达目外眦，与足少阳胆经相交接。

　　本经用于防治三焦经功能失调而致的耳鸣、耳聋、咽喉肿痛、偏头痛、眼外角病、面瘫、面痛，以及胸胁、肩后、肩臂、肘外侧循行部位的疼痛等。

　　本经共有 23 个腧穴，其中丝竹空、耳门、翳风、肩髎、支沟、外关、阳池、关冲在灸法中常用。

**11. 足少阳胆经**

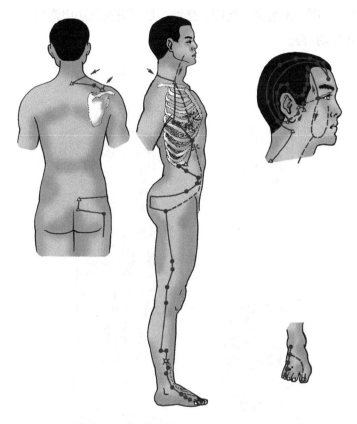

　　足少阳胆经起于目外眦（瞳子髎），向上行至额角，下耳后，沿颈部向后交会于大椎处，再向前进入缺盆部，入胸过膈，络于肝，属于胆，沿胁肋向下，出于腹股沟，绕阴部毛际，横行进入髋关节部（环跳）。一分支从耳后入耳中，出走耳前，达目外眦后向下至颊车，经颈部向下会合前脉于缺盆，从缺盆下行腋下，沿胸侧，经季肋与前脉会合于髋关节部，再向下沿大腿外侧，出膝外侧，下行经腓骨小头前，直下达腓骨下段，出外踝前，从足背部进入第 4 趾末节外侧（足窍阴）。另一支脉从足背分出，沿第 1、第 2 跖骨之间，出于大趾端（大敦），与足厥阴肝经相交接。

本经用于防治胆经功能失调而致的胁痛、口苦、黄疸、耳鸣耳聋、外眼病、头痛、下颌痛、咽喉病，以及其循行路线的缺盆痛、胸胁痛、腹股沟痛、髋关节痛、下肢外侧与足外侧疼痛等。

本经共有 44 个腧穴，其中阳白、听会、风池、肩井、日月、京门、带脉、环跳、风市、阳陵泉、光明、悬钟、足窍阴在灸法中常用。

**12. 足厥阴肝经**

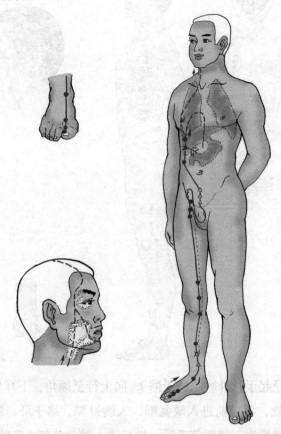

足厥阴肝经起于足大趾（大敦），沿足背上行到内踝前 1 寸处，沿着小腿内侧行至内踝上 8 寸处，交出足太阴脾经之后，上行过膝内侧，沿大腿内侧进入阴毛中，环绕阴部，上达小腹，挟胃旁，属于肝，络于胆，向上通过横膈，分布于胁肋部，沿喉咙后面，向上进入鼻咽部，上行连接于"目系"（眼球连接于脑的部位），向上出于前额，与督脉交会于颠顶部。一

分支从目系分出，经面颊下行，环绕唇内。又一分支从肝分出，通过横膈，上注于肺，与手太阴肺经相连接。

本经可用于防治肝失疏泄而致的胁痛、嗳气、呕逆等，肝阳上亢而致的头痛头晕、耳鸣、耳聋、目赤肿痛等，肝风内动而致的癫痫、惊风等，以及妇科病、男性病、前阴病，经脉循行部位的病证。

本经共有14个腧穴，其中期门、章门、曲泉、蠡沟、太冲、大敦在灸法中常用。

**13. 任脉**

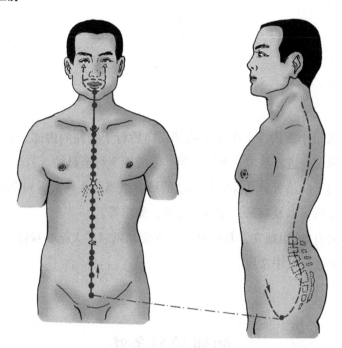

任脉起于小腹内，下出会阴，向上行于阴毛部，沿腹部前正中线上行，经关元等穴至咽喉部，再向上环绕口唇，经面部进入目眶下（承泣）。

本经用于防治任脉功能失调而致的不孕不育、月经不调、痛经、闭经、带下、阴挺、阳痿、早泄、遗精、遗尿、睾丸，以及前列腺疾病、疝气、女性盆腔炎症及肿块等。

本经共有24个腧穴，其中膻中、中脘、神阙、气海、关元、中极、曲骨在灸法中常用。

**14. 督脉**

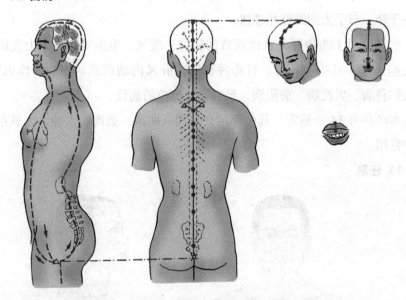

督脉起于小腹内，下出于会阴部，向后行于脊柱的内部，沿后正中线上达项后风府，进入脑内，上行颠顶，沿前额下行至鼻柱。

本经用于防治督脉功能失调而致的腰脊强痛、头痛头重和癫痫、中风、惊风等神志病，以及痴呆、耳鸣、眩晕、健忘等。

本经共有 29 个腧穴，其中神庭、百会、风府、大椎、身柱、至阳、命门、腰阳关在灸法中常用。

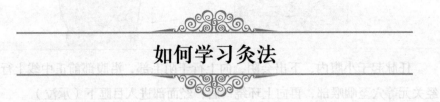

# 如何学习灸法

## 识经络

人体是一个有机整体，以五脏六腑为中心，通过经络把人体各个组织器官有机的联系在一起，以维持人体的正常生理功能。因此要提高针灸疗效，必须以经络理论为指导。《扁鹊心书》云："学医不知经络，开口动手便错。"《黄帝内经》强调："经脉者，所以决死生，处百病，调虚实，不可不通。"以上论述高度总结了经络对人体的重要性。在生理上，经络是联络全身、运行气血的道路；在病理上，经络为传递病邪、传递病变的通道。

经络失调，或经络不通就会产生疾病。艾灸产生的温热刺激作用于经络、腧穴，首先可以激发经气以发挥其对人体脏腑、气血、阴阳的双向调节作用；其次可疏通经络，使经络畅通，气血得舒，发挥通络止痛的作用；最后还有温经散寒、扶正祛邪之功，以达治疗疾病、养生保健的作用。所以学习灸法首先要从经络入手，掌握经络的循行及每条经络的具体病候，应用灸法前要进行经络辨证，循经取穴，循经施灸。认识经络是学习灸法的第一步，故有"灸者不用经络，犹如盲于夜行"之说。

## 记孔穴

"孔穴"即"腧穴"，就是人们常说的穴位，是人体脏腑、经络之气输注于体表的部位。腧穴和经络密切相关，《素问·调经论》云："夫十二经脉者，皆络三百六十五节。"穴位是经脉线上的反应点，针灸这些穴位可以治疗本经病变，记住每条经络的常用灸穴，才能正确地施灸。熟记常用灸穴后，还要掌握配穴的方法，如本经配穴法、表里经配穴法、俞募配穴法、脏腑配穴法等，可以运用适宜的配穴方法组成艾灸处方，以达最佳的艾灸效果。例如治疗脾胃病，取脾俞、胃俞、中脘、足三里、三阴交；治疗肾与膀胱疾病，取肾俞、膀胱俞、关元、命门、太溪、昆仑等。所以在认识经络的基础上，熟记腧穴，是学习灸法的第二步。

## 练手法

掌握经络、腧穴，确定针灸治则及处方后就可以施灸了。可选择的灸疗方法有很多种，如艾炷灸（直接灸、隔物灸、瘢痕灸等）、艾条灸（温和灸、回旋灸、雀啄灸、循经灸、雷火灸等）、温针灸、温灸器灸、药物铺灸等。学习灸法，第一要掌握不同的灸疗方法，因为各种灸法的操作方法不同，适用于不同的病证；第二，操作方法一定要反复练习，熟练后才能正确施灸；第三，施灸时要结合补泻手法。现在从事灸法者，多不重视补泻手法，或不知灸法分补泻。早在《黄帝内经》就提到："以火补者，毋吹其火，须自灭也，以火泻者，疾吹其火，传其艾，须其火灭也。"所以灸有补泻，正确应用补泻手法，才能做到"实则泻之，虚则补之，不盛不虚者以经取之"，提高灸法的疗效。

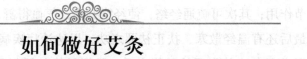

# 如何做好艾灸

## 中医理论为指导

中医学是研究人类生命过程及同疾病作斗争的一门学科体系，属于自然科学范畴，包括人体生理、病理、疾病的诊断与防治，以及摄生康复等内容，并且有独具特色的理论体系。中医学理论体系是由中医学的基本概念、基本原理，以及按照中医学逻辑演绎程序从基本原理推导出来的科学结论，即科学规律构成的，是以中国古代的唯物论和辩证法思想，即气一元论和阴阳五行学说为哲学基础，以整体观念为指导思想，以脏腑经络的生理和病理为核心，以辨证论治为诊疗特点的独特的医学理论体系。中医学认为人体是个有机的整体，在人们的不断实践中，形成了五脏一体观、形神一体观、人与自然和谐统一的认识。自然气候和地理环境可直接或间接地影响人体的生命活动。人与社会环境也具有统一性，政治、经济、文化、宗教、法律、婚姻、人际关系等社会因素，通过与人的信息交换影响着人体的各种生理、心理活动和病理变化。《黄帝内经》奠定了中医理论基础。该著作包括《灵枢》和《素问》两部分，以阴阳、五行、脏腑、经络、精、神、气、血为主要内容，系统地阐述了人体生理病理、诊断要领与防治原则，并重点论述了经络、腧穴、针法、灸法等。《灵枢》较为完整地论述了经络腧穴理论、刺灸方法和临床治疗，是对针灸理论和临床应用的总结，并认为针刺与灸法这两大治法同等重要。

我们只有熟练掌握中医学理论，并在此基础上进行学习和实践，才能做好艾灸。例如，应用阴阳学说施灸，要注意分清阴阳。阳虚与阴虚用补法，阴虚火旺者，应补泻兼施，取"善补阳者，阴中求阳，善补阴者，阳中求阴"之意，其目的就是要纠正阴阳的偏盛偏衰，使阴阳达到平衡。脏腑疾病的灸法，应用脏腑理论为指导，要注意分清病在何脏、何腑，分清寒热虚实。取脏腑相关的腧穴，选择相应的灸法与补泻法，才能达到治疗脏腑疾病的目的。例如，肺主气，司呼吸，主宣发与肃降，咳嗽、哮喘是肺经的常见病证，取肺俞、列缺、太渊、定喘、风府、丰隆等穴，以达宣肺止咳化痰之效。又如心主血，主神志，故心脏疾患、血液疾患、神志病证，都从心治疗。再者，五脏六腑互为表里，与各组织器官有着密切联系，如肺与大肠相表里，肺开窍于鼻；心于小肠相表里，开窍于舌等。在应用灸法时，应以脏腑相关理论为指导，才能正确取穴，达到治病求本、标本兼治的目的。以五脏理论为指导，还可以根据相生相克的规律，"虚则补其母，实则泻其子"应用补泻灸法。以经络学说为指导，应用经络辨证与循经取穴，进行循经灸，可疏通经络，从而发挥经络的治疗作用。

### 辨证施灸最重要

辨证施灸是艾灸的基本大法，也是取得疗效的重要保证，常用的辨证施灸方法有八纲辨证、脏腑辨证、经络辨证、气血津液辨证等。八纲辨证，可辨清阴阳、表里、寒热、虚实，施灸时依据"虚则补之，实则泻之，不盛不虚者以经取之"的原则选择合适的手法、位置。脏腑辨证，是将阴阳、表里、寒热、虚实落实到各脏腑。如肺阴虚者，取肺俞、阴郄、太渊穴以滋阴补肺；肾阳虚者，取肾俞、关元、命门穴以温补肾阳；肝火上炎者，取肝俞、曲池、太冲穴以泻肝火，从而达到辨证施灸的目的。

### 了解艾灸作用

艾灸在我国已有近五千年的历史，清代吴仪洛在《本草从新》中说："（艾叶）苦辛，生温、熟热，纯阳之性，能回垂绝之元阳，通十二经，走三阴，理气血，逐寒湿，暖子宫，止诸血，温中开郁，调经安胎……以之灸火，能透诸经而治百病。"艾灸的治疗效果已被无数临床实践证实，经过历代中医药家的研究与总结，艾灸疗法的作用主要体现在以下几方面。

**1. 调和阴阳，调理脏腑**

人体的阴阳平衡是生命活力的根本，阴阳失衡是疾病发生和发展的前提。经络分布于人体各部，内联脏腑，外布体表、肌肉、骨骼等组织，气血在经络中周流不息，循序运行。经络学说是中医学重要内容之一，也是艾灸疗法的理论基础，艾灸作用于不同的经络、腧穴，调理不同的脏腑，刺激相应穴位以发挥其作用，并激发经气以调动经脉的功能。艾灸疗法以多层次、多功能、多形态的方式调节经络，以达调和脏腑阴阳的作用。

**2. 温经散寒，通络止痛**

人体的正常生命活动有赖于气血的运行，气行则血行，气止则血止，血在经脉中流行，有赖于"气"的推送。影响气血运行的因素众多，如"寒则气收，热则气疾"等。朱丹溪说："血见热则行，见寒则凝。"《灵枢·刺节真邪》云："脉中之血，凝而留止，弗之火调，弗能取之。"《灵枢·禁服》亦云："陷下者，脉血结于中，血寒，故宜灸之。"因此，凡是一切气血凝涩、没有热象的疾病，都可用温灸的方法进行治疗。"不通则痛"是中医对痛证的主要认识，可见于风湿性关节炎、腰腿痛、胃脘痛、腹痛腹泻、痛经等疾病。通过艾灸对经络穴位的温热性刺激，可以温经散寒，加强机体气血运行，对痛证疗效显著。

**3. 扶阳固脱，回阳救逆**

人生赖阳气为根本，得其所则人寿，失其所则人夭，故阳病则阴盛，阴盛则为寒、为厥，或元气虚陷，脉微欲脱。正如《灵枢·厥论》所云："阳气衰于下，则为寒厥。"阳气衰微则阴气独盛，阳气不通于手足，则手足逆冷。凡大病危疾，阳气衰微、阴阳离决等症，用大炷重灸，能祛除阴寒，回阳救脱。此为其他穴位刺激疗法所不及。《伤寒论》指出"少阴病吐利，手足逆冷……脉不至者，灸少阴七壮""下利，手足厥冷，烦躁，灸厥阴，无脉者，灸之"。凡出现呕吐、下利、手足厥冷、脉弱等阳气虚脱的重危患者，用大炷重灸关元、神阙等穴，艾叶有纯阳的性质，火本属阳，两阳相得，往往可以起到扶阳固脱、回阳救逆、挽救垂危之疾的作用。临床上常用于中风脱证、急性腹痛吐泻、痢疾等急症的急救。

### 4. 升阳举陷，补中益气

人体由于阳气不固等原因可致上虚下实，气虚下陷，出现脱肛、阴挺、久泄久痢、崩漏、滑胎等。《灵枢·经脉》云："陷下则灸之。"故气虚下陷，脏器下垂之症多用灸疗，如脱肛、阴挺、久泄等病，可灸百会穴来提升阳气，以"推而上之"，又如《类经图翼》云："洞泄寒中脱肛者，灸水分百壮。"关于陷下一症，脾胃学说创始者李东垣还认为"陷下者，皮毛不任风寒""天地间无他，唯阴阳二者而已，阳在外在上，阴在内在下，今言下陷者，阳气陷入阴气之中，是阴反居其上而复其阳，脉证俱见在外者，则灸之"。因此，灸疗不仅可以起到益气温阳、升阳举陷、安胎固经等作用，对卫阳不固、腠理疏松者，亦有效果。艾灸还可以激发体内阳气，使体内阳气充盈，从而提升我们脏器的运转能力，并将阳气宣发到体表以抗寒。如果平时自觉精力下降，或比平时怕冷，一般提示阳气衰弱，可行艾灸疗法以补充阳气，促进新陈代谢，使机体功能恢复正常。总之，这也是灸法的独特作用之一。

### 5. 拔毒泄热，消瘀散结

在古代文献中有"热证可灸"的记载，灸法治疗痈疽，首见于《黄帝内经》，之后很多医家将灸法作为本病证的一个重要治法。唐代《备急千金要方》进一步指出灸法对脏腑实热有宣泄的作用，该书还对热毒蕴结所致的痈疽及阴虚内热证的灸治做了论述，如"小肠热满，灸阴都，随年壮"，又如"肠痈屈两肘，正灸肘尖锐骨各百壮，则下脓血，即差""消渴，口干不可忍者，灸小肠俞百壮，横三间寸灸之"。金元医家朱丹溪认为热证用灸乃"从治"之意。《医学入门》则阐明热证用灸的机理："热者灸之，引郁热之气外发，火就燥之义也。"《医宗金鉴·痈疽灸法》指出："痈疽初起七日内，开结拔毒灸宜，不痛灸至痛方止，疮痛灸至不痛时。"总之，灸法能以热引热，使热外出。

### 6. 防病保健，延年益寿

我国古代医家早就认识到预防疾病的重要性，并提出了"防病于未然""治未病"的学术思想。艾灸除了有治疗作用，还有预病防病、延年益寿的作用，这在古代文献中多有记载。《黄帝内经》提到"犬所啮之处灸三壮，即以犬伤法灸之"，以灸法预防狂犬病。《备急千金要方》有"凡宦游吴蜀，体上常须三两处灸之，勿令疮暂瘥，则瘴疠温疟毒气不能着人"的记载，说明艾灸能预防传染病。《针灸大成》提到灸足三里可以预防中风。《扁鹊心书》记载"保命之法，艾灸第一，丹药第二，附子第三"，可见古人对艾灸疗法极其重视。《扁鹊心书》亦曰："人于无病时，长灸关元、气海、命门、中脘，虽未得长生，亦可保百余年寿矣。"民间俗话说"若要身体安，三里常不干""三里灸不绝，一切灾病息"，说明老百姓对使用艾灸益寿保健也极其推崇。灸足三里、中脘，可使胃气常盛，而胃为水谷之海，荣卫之所出，五脏六腑，皆受其气，胃气常盛，则气血充盈；命门为人体真火之所在，为人之根本；关元、气海为藏精蓄血之所，艾灸上述穴位可使人胃气盛、阳气、精血充，从而加强了身体的抵抗力，病邪难犯，以达防病保健、延年益寿之功。

**7. 双向调节，品质调节**

艾灸具有热传导作用，其原理是通过热能刺激机体内源性调节系统（经络系统），使失调、紊乱的生理生化过程恢复正常，所以艾灸的作用并不是艾灸刺激直接产生的，而是通过体内固有调节系统介导的。艾灸穴位能产生兴奋或抑制的双重效应，当适宜的艾灸刺激作用于机体，其效应可使失调的生理状态趋向正常生理状态，使失衡的功能恢复正常。即在机体功能状态低下时，艾灸可使之增强；机体功能亢进时艾灸又可使之降低，但对正常生理功能无影响，此为艾灸的双向调节作用。

品质调节作用是指艾灸具有提高体内各调节系统品质，增强自身调节能力以维持各生理生化参量稳定的作用。品质调节作用是对艾灸双向调节作用的深层次解答，即艾灸对正常生理功能无影响，并不是对正常状态的机体功能无作用。无论机体处于正常状态还是病理状态，艾灸都能提高体内调节系统的品质，增强自身调节能力，但对不同机体状态表现不同。对病理状态呈现双向调节作用（治病作用），而对正常状态呈现防病保健作用，经常艾灸足三里穴可以增强机体免疫力，提高机体防病能力，这就是艾灸品质调节作用的体现。

艾灸疗法的作用是多方面的。所取穴位不同，灸法不同，刺激程度不同或施灸所用材料不同，功效也不同。临床应用时，应当在中医整体观念和辨证论治思想指导下，进行合理选择，灵活运用，方能发挥灸疗最大的效能。

### 艾灸以经络为主线，穴位为点位

经络是运行气血、联系脏腑和体表及全身各部的通道，是人体功能的调控系统。经络学也是人体针灸和按摩的基础，是中医学的重要组成部分。《灵枢·脉度》云："经脉为里，支而横者为络，络之别者为孙。"这是将经络按大小、深浅的差异分为经脉、络脉和孙脉。经络的主要内容有：十二经脉、十二经别、奇经八脉、十五络脉、十二经筋、十二皮部等。其中属于经脉方面的，以十二经脉为主，属于络脉方面的，以十五络脉为主。它们纵横交贯，遍布全身，将人体内外、脏腑、肢节联系成为一个有机的整体。穴位为脏腑经络之气输注出入的部位，是疾病在体表的反应点，也是针灸等治疗的刺激点。艾灸是以中医基础理论为主导，以经络系统为主线，在穴位上施灸的一种方法。先明理论，速记主线和穴位，是做好艾灸的前提。

### 组成灸疗处方，施补泻手法

灸法应在辨证的基础上，组成灸疗处方。灸疗处方的组成，首先要根据主病与主症确定主穴，然后选对主穴有协同作用或加强作用的配穴。可根据病机进行配穴，称病机配穴；又可根据病症配穴，称从症配穴；还可选有特殊治疗作用的腧穴，称特殊配穴。灸疗处方通过主穴、配穴组成，有大方、小方、缓方、急方、奇方、偶方、复方之不同，相应有不同的用法与治疗作用。

灸疗处方组成后，施灸的手法是补是泻很有讲究。古人早就认识到了这点，在《灵枢·背腧》中关于艾灸补泻云："气盛则泻之，虚则补之。以火补者，毋吹其火，须自灭也；以火泻者，疾吹其火，传其艾，须其火灭也。"《针灸大成·艾灸补泻》则对补泻方法做了更详细的说明和补充，指出："以火补者，毋吹其火，须待自灭，即按其穴。"意思是说将艾点燃，使其产生的热缓慢地传入体内，施灸后立即按住施灸的穴位，使正气聚而不散，从而达到补其不足的目的，这就是艾灸的补法。又曰："以火泻者，速吹其火，开其穴也。"意思是说在艾点燃后，不断地吹火，使艾火迅速燃烧，所产生的热很快传入体内；艾灸后，不要按压施灸的部位，使机体内所藏热邪能随艾火之热发散到体外，达到驱邪外出、泻热泻实的作用，这就是艾灸的泻法。

## 艾法方法多，依证做选择

### （一）第一大类——艾灸法

#### 1. 艾炷灸法

艾炷灸法分为直接灸和间接灸两大类。

（1）直接灸

直接灸是将艾炷直接放在穴位皮肤上燃烧的一种方法。根据刺激量的大小和瘢痕形成与否分为瘢痕灸和无瘢痕灸。

①直接灸：直接灸又名化脓灸，施灸时先将所灸腧穴部位涂以少量的大蒜汁，以增加黏附和刺激作用，然后将大小适宜的艾炷置于腧穴上，用火点燃艾炷施灸。每壮艾炷必须燃尽，除去灰烬后，方可继续易炷再灸，待规定壮数灸完为止。临床上常用于治疗哮喘、肺结核、瘰疬等慢性疾病。

②无瘢痕灸：无瘢痕灸施灸时应先在所灸腧穴部位涂少量的凡士林，使艾炷便于黏附，然后将大小适宜的艾炷置于腧穴上点燃施灸，当灸炷燃剩五分之二或四分之一且患者感到微有灼痛时，即可易炷再灸。一般虚寒性疾患可运用此法。

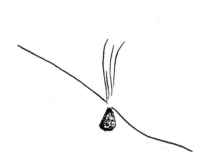 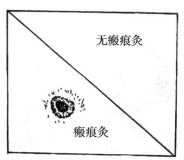

无瘢痕灸

瘢痕灸

（2）间接灸

间接灸是用药物将艾炷与施灸腧穴部位的皮肤隔开进行施灸的方法。

①隔姜灸：是用鲜姜切成直径 2 ～ 3cm，厚 0.2 ～ 0.3cm 的薄片，中间以针刺数孔，然后将姜片置于应灸的腧穴部位或患处，再将艾炷放在姜片上点燃施灸的方法。当艾炷燃尽，再易炷施灸。灸完所规定的壮数，以皮肤红润而不起疱为度。常用于因寒而致的呕吐、腹痛、腹泻及风寒痹痛等。

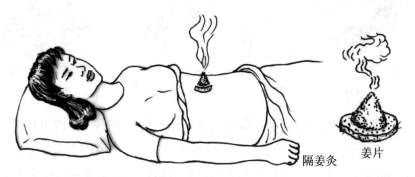

隔姜灸　姜片

②隔蒜灸：是用鲜大蒜头，切成厚 0.2 ～ 0.3cm 的薄片，中间以针刺数孔，置于应灸腧穴或患处，然后将艾炷放在蒜片上，点燃施灸的方法。待艾炷燃尽，易炷再灸，直至灸完规定的壮数。此法多用于治疗瘰疬、肺结核及初起的肿疡等。

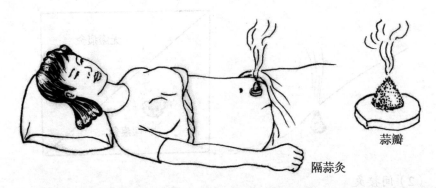

蒜瓣

隔蒜灸

③隔盐灸：是用纯净的食盐填敷于脐部，或于盐上再置一薄姜片，上置大艾炷进行施灸的方法。多用于治疗伤寒阴证或吐泻并作，中风脱证等。

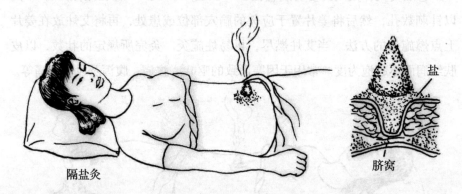

盐

脐窝

隔盐灸

④隔附子饼灸：是将附子研成粉末，用酒调和做成直径约3cm，厚约0.8cm的附子饼，中间以针刺数孔，放在应灸腧穴或患处，上面再放艾炷进行施灸的方法。多用于治疗命门火衰而致的阳痿、早泄或疮疡久溃不敛等疾病。

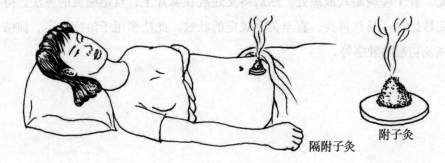

附子灸

隔附子灸

**2. 艾条灸法**

艾条灸法可分为悬灸、实按灸两种。

（1）悬灸

悬灸按其操作方法又可分为温和灸、雀啄灸、回旋灸等。

①温和灸：施灸时，将艾卷的一端点燃，对准应灸的腧穴或患处，距离皮肤 2 ～ 3cm 处进行熏烤，以患者局部有温热感而无灼痛为宜，一般每穴灸 10 ～ 15 分钟，至皮肤红晕为度。如果遇到局部知觉减迟或小儿等，操作者可将食指、中指置于施灸部位两侧，这样可以通过操作者的手指来测知患者局部受热程度，以便随时调节施灸时间和距离，防止烫伤。

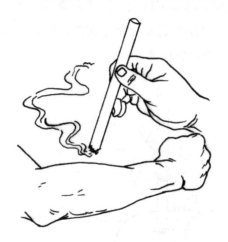

②雀啄灸：施灸时，艾卷点燃的一端与施灸部位的皮肤并不固定在一定的距离，而是像鸟雀啄食一样，一上一下施灸。

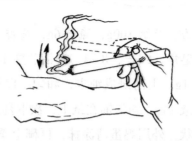

③回旋灸：施灸时，艾卷点燃的一端与施灸部位的皮肤虽保持一定的距离，但不固定，向左右方向移动或反复旋转地施灸。

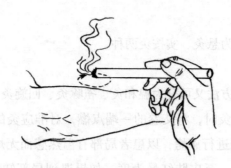

（2）实按灸

施灸时，先在施灸腧穴部位或患处垫上布或纸数层，然后将药物艾卷的一端点燃，趁热按到施术部位上，使热力透达深部，若艾火熄灭，再点再按；或者以布6～7层包裹艾火熨于穴位，若火熄灭，再点再熨。最常用的为太乙神针和雷火神针两种。

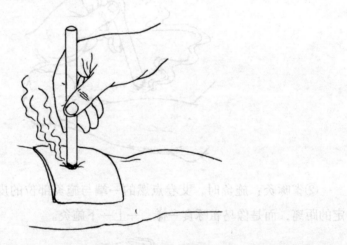

①太乙神针通用方：艾绒100g，硫黄6g，麝香、乳香、没药、松香、桂枝、杜仲、枳壳、皂角、细辛、川芎、独活、穿山甲（现用他药替代）、雄黄、白芷、全蝎各1g。上药研成细末，和匀。以桑皮纸1张，约30cm见方，摊平，先取艾绒24g，均匀铺在纸上，次取药末6g，均匀掺在艾绒里，然后卷紧如爆竹状，外用鸡蛋清涂抹，再糊上桑皮纸1层，两头留空3cm，捻紧即成。

②雷火神针药物处方：沉香、木香、乳香、茵陈、羌活、干姜、穿山甲（现用他药替代）各9g，麝香少许，艾绒100g。其制法与太乙神针相

同。适用于风寒湿痹、痿证和虚寒证。

（3）其他灸法

其他灸法还包括温针灸和温灸器灸。温针灸是针刺与艾灸相结合的一种方法，适用于既需要针刺留针，又需要施灸的疾病。在针刺得气后，将针留在适当的深度，在针柄上穿置一段长约2cm的艾卷施灸，或在针尾上搓捏少许艾绒点燃施灸，直待燃尽，除去灰烬，再将针取出。温灸器是一种专门用于施灸的器具，用温灸器施灸的方法称温灸器灸，临床常用的有温灸盒和温灸筒。施灸时，将艾绒点燃后放入温灸筒或温灸盒里的铁网上，然后将温灸筒或温灸盒放在施灸部位15～20分钟即可。适用于腹部、腰部的一般常见病。

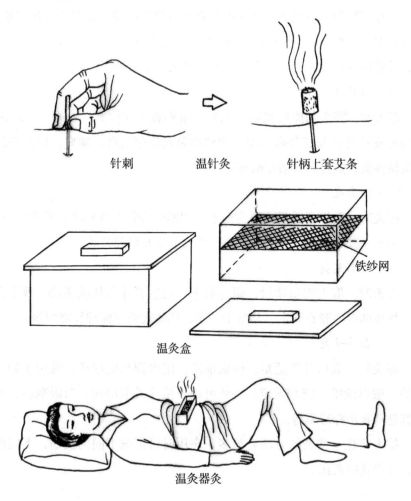

针刺　　　　温针灸　　　　针柄上套艾条

铁纱网

温灸盒

温灸器灸

### （二）第二大类——非艾灸法

非艾灸法是指以艾绒以外的物品作为施灸材料的灸治方法。

**1. 灯火灸**

又称灯草焠、灯草灸、油捻灸，也称神灯照，是民间沿用已久的简便灸法。取 10～15cm 长的灯心草或纸绳，蘸麻油或其他植物油，浸渍长 3～4cm，点燃起火后快速对准穴位使之接触，听到"叭"的一声迅速离开，如无爆焠之声可重复 1 次。此法主要用于小儿痄腮、乳蛾、吐泻、麻疹、惊风等。

**2. 天灸**

又称药物灸、发疱灸。将一些具有刺激性的药物，涂敷于穴位或患处，敷后皮肤可起疱，或使局部充血潮红。所用药物多是单味中药，也有用复方，其常用的有蒜泥灸、细辛灸、天南星灸等数十种。

（1）蒜泥灸

施灸时，将大蒜捣烂如泥，取 3～5g 贴敷于穴位上，敷灸 1～3 小时，以局部皮肤发痒发红起疱为度。如敷涌泉穴治疗咯血、衄血，敷合谷穴治疗扁桃体炎，敷鱼际穴治疗喉痹等。

（2）细辛灸

施灸时，取细辛适量，研为细末，加醋少许调和成糊状，敷于穴位上，外覆油纸，胶布固定。如敷涌泉或神阙穴治小儿口腔炎等。

（3）天南星灸

施灸时，取天南星适量，研为细末，用生姜汁调和成糊状，敷于穴位上，外覆油纸，胶布固定。如敷于颊车、颧髎穴治疗面神经麻痹等。

（4）白芥子灸

施灸时，取白芥子适量，研成细末，用水调和成糊状，敷贴于腧穴或患处，敷以油纸，胶布固定。一般可用于治疗关节痹痛、口眼㖞斜，或配合其他药物治疗哮喘等。

综上所述，艾灸的方法有很多，应用时可依据不同的疾病，不同的证型，正确选择灸法。

### 如何增强灸感

**1. 灸感**

灸感指的是被施灸时自我所感知的酸、麻、胀、痛、痒、冷、热、风、寒、凉等经气感应。灸感又称"得气"，与疗效关系密切，素有"气至而有效，气速而效速，气迟而效迟，不得气者不得效"之说。

常见的灸感类型有以下几点：①透热，灸热从施灸点皮肤表面直接向深部组织穿透，甚至直达胸腹腔脏器。②扩热，灸热以施灸点为中心向周围扩散。③传热，灸热以施灸点开始循经络向远部传导，甚至直达病灶。④局部不热（或微热）而远部热，也就是施灸部位不热（或微热），而远离施灸部位感觉很热。⑤表面不热（或微热），而皮肤下深部组织，甚至胸腹腔脏器感觉很热。

灸感是在艾灸物理与药理的双重作用下，使体内的经气被激发和推动，经气在运行的过程中与病灶的邪气相搏而引发的一系列体感现象。这些灸感是多样化的，有时像蚁爬，有时像流水，有时像冷风吹，有时感觉忽隐忽现。根据灸感的变化，可将施灸过程分为三个时期。

（1）第一时期

第一时期为灸火循经。多表现为透热、扩热、传热三种灸感类型，这表明体内的经气被推动循环起来了。

（2）第二时期

第二时期为正邪相搏。多表现为酸、麻、胀、痛、沉、痒，这表明体内的经气被激发自动与病灶的邪气相搏斗。艾火循经产生刺激，促使体内的气血运行，遇到病灶的邪气就会发生激烈的斗争，造成经脉、筋肉等组织紧张，致使气血循环发生波动，从而会在病灶或病灶所属的经络出现麻、胀、酸、沉、痛的静态灸感。

（3）第三时期

第三时期为邪气外出。风、凉、寒是施灸时第三阶段出现的动态灸感，是体内正气强而邪气弱，邪气被排出体外的良性反应。当艾火持续不断地熏灼相应的穴位，就会使气血加速循环而增强正气，相应部位会出现丝丝寒凉、风气阵阵的感觉，表明体内的正气开始将邪气排出体外。

**2. 如何增强灸感**

增强灸感一是要选准经络，经络是灸感传导的通路，离开了经络，灸感则会减弱；二是要取穴准，腧穴是经络的驿站与点位，只有取穴准，灸感才会强，离开了腧穴，灸感也不强；三是要握灸法与灸量，灸法选择不当，灸量不够，也会影响灸感；四是因患者正气虚弱，没有灸感时，可先用补气法，待正气恢复后再施灸；五是在施灸前，先在灸疗部位与腧穴上涂擦笔者发明的"艾灸通络能量膏"，再进行施灸，可增强灸感，提高疗效。

增强灸感的诀窍还有"调火、调息法"。所谓"调火"，即是掌握艾灸时的火候。虚、寒之症需要"补"，"补"是受纳，点燃艾炷，感觉到热就拿下来；实、热之症需要"泻"，艾炷要燃到皮肤微微发烫，还没到疼痛程度的时候就拿下来。所谓"调息"，即点燃艾炷后，用鼻子吸气，摘下艾炷后，把气从嘴中缓缓吐出。要领总结为：鼻快吸，气不泄，嘴慢吐。在整个施灸的过程中，艾炷越小越好，心越静越好，因为中医重在调节人体的气机，靠"气"的运转与变化使人健康。

## 艾灸的注意事项

为达到艾灸的最佳效果，应用艾灸时应先灸上部，后灸下部；先灸背部，后灸腹部；先灸头身，后灸四肢；先灸左侧，后灸右侧。艾灸的时间以上午 9 ～ 11 点，下午 2 ～ 4 点为最佳。其余时间亦可，晚上施灸不要超过 9 点。

艾灸还需注意以下几点：

1. 体质虚弱的人宜频灸，每次艾灸火量要温和，时间宜短。

2. 体质壮实人艾灸时间可以稍长，可用艾条灸 15 分钟或以上，温度可根据皮肤耐受度，控制得稍高些。

3. 头、面、胸等皮肤较薄处，艾灸时间宜短；背部、腰腹和四肢时间可以长些。

4. 初次艾灸宜温和少量，以后可逐渐加量。一般取穴宜少而精，每次以局部皮肤潮红为度。

5.艾灸中突然出现晕灸（头晕、眼花、恶心、心慌、出汗、颜面苍白等症状），应立即停止施灸，开窗通风。让其平卧，并喝白开水或糖水休息缓解。

艾灸有禁忌，具有以下症状者慎灸或禁灸：

1.阴虚阳亢者，邪热内盛者，热性体质者（口腔溃疡、脓包、怕热不怕冷、便秘等）慎灸。

2.孕期和女性经期（经量多的女性）慎灸。

3.体内有金属埋件者慎灸。

4.心脏部位不可多灸、久灸；外阴、乳头等娇嫩部位不能久灸、直接灸。

5.高血压患者，应先控制血压，再辨证取穴艾灸。

6.良性肿瘤需要辨证施灸，恶性肿瘤不建议艾灸，以免导致血热妄行。

7.高热、大饥大饱、过度疲劳、身体红肿、皮肤过敏者禁灸。

8.脉搏每分钟超过 90 次以上者禁灸。

## 灸材的选择

灸材主要以艾绒为主，故选择好的艾绒对于提高疗效至为重要。艾绒质量好，无杂质，干燥，存放时间久，则效力高，疗效好；艾绒劣质，杂质多，燃烧时火力爆裂，患者容易感受灼痛，热力不能透达肌肤深处，疗效差。《本草纲目》记载："凡用艾叶需用陈久者，治令细软，谓之熟艾。若生艾灸火则易伤人肌脉。"《神灸经纶》亦曰："凡物多用新鲜，唯艾取陈久者良。"可见古人对于艾绒的选择已有相当丰富的经验。因此艾绒宜选用陈年熟艾，陈年熟艾燃烧温和，不急不躁，不伤阴不伤血，渗透性强，使人感觉舒服。

陈艾可以从气味和颜色来鉴别：陈艾色土黄者为佳，发绿的为新艾；陈艾气味芳香，新艾因其含油量较高气味浓烈刺激；燃烧时，陈艾烟气轻柔，缥缈，艾灰不易脱落，新艾火力强，烟较大，艾灰易脱落，容易灼伤皮肤。

### 做好家庭艾灸

**1. 要有艾（爱）心，有艾（爱）德，有艾（爱）术**

要有艾（爱）心，对自己、家人、朋友有爱心，相互帮助做艾灸。要有艾（爱）德，用心去做，用心去体会，不作假，使用好的艾产品，最后方才能收获艾（爱）术，既帮助了自己，又帮助了别人，在收获自己健康的同时，也为家人，为朋友获得了健康。通过家庭艾灸，可使艾传递爱，让艾（爱）心代代相传。

**2. 自己操作自己灸**

对于四肢部及胸腹部自己方便操作的穴位，可以在家里手持艾条进行悬灸，方便可行，且不受地点、时间限制。但也要注意：第一要关闭空调，移开风扇头，不要坐在风口；第二要以最舒服，最放松的方式坐好或者平躺，不能随意走动，可以听轻音乐但不能看电视；第三要保持室内安静，心情平静，注意力专注于被灸穴；第四要注意防火，及时通风，同时做好保暖工作。

**3. 家庭成员互相灸**

对于身体不易施灸的部位，例如颈项、背腰部，可让家庭成员进行操作。对于老人和儿童，不宜自行操作，应由家庭中掌握灸法操作的成年人进行施灸，以防烧伤或烫伤施灸部位。

# 艾灸补泻法

补泻是指导针灸治疗的基本原则，《针灸大成》曰："百病之生，皆有虚实，而补泻行焉。"虚则补之，实则泻之，确立了"补虚泻实"的治疗原则。《灵枢·通天》云："古之善用针艾者，视人五态乃治之，盛则泻之，虚则补之。"指出人有不同的禀赋体质，阴阳、气血、脏腑的生理与病理状态也各有不同，施灸时应根据这些特点及疾病的性质、部位而采用不同的补泻方法。

灸法的取材主要是艾，艾叶性苦辛，苦能泻下，辛可宣散，"能回垂绝之阳，通十二经，走三阴（肝、脾、肾），理气血，逐寒湿，暖子宫，止诸血，温中开郁，调经安胎，以之灸火，能透诸经而除百病"。因此，艾灸既具有泻下之功又有温补之力，以艾叶为基本材料的灸法具有温补和泻实双重调节作用。具体补泻方法分为以下几种。

### 1. 艾炷灸分补泻

《灵枢·背腧》曰："以火补者，毋吹其火，须自灭也；以火泻之，疾吹其火，传其艾，须其火灭也。"首次阐明了艾灸补泻的操作。即将艾炷点燃后，使艾炷慢慢燃烧，待其徐燃自灭，这样火力微而温和，能使阳气深入，热力缓缓透入深层，具有补的功效，为补法，若灸后用手按压施灸穴位，可使真气聚而不散；对艾炷速吹其火，火力较猛，使其快燃快灭，这种强火强刺激具有泻的功效，能使邪气随火气而发散，从而达到以热引热的目的，为泻法，且施灸后不用按其穴。

### 2. 隔物灸分补泻

隔物灸是在艾炷与皮肤之间衬垫某些药物或材料进行施灸的一种方法。间隔物的药力与艾炷的温热之力结合，可起到调整阴阳、祛风散寒、疏经通络、消炎止痛的治疗效果。间隔物通常选择生姜、大蒜、盐、附子、丁香、五倍子、斑蝥、甘遂、巴豆等。根据间隔物的药性，起到或补或泻的治疗作用。

选择偏重于补的药物进行隔物灸或敷灸能起到补的作用。如附子饼隔物灸，可补虚助阳，治疗厥逆、阳痿、遗精；隔姜灸，可温经散寒，治疗虚寒病证；丁香敷灸，可温中降逆、温肾助阳，治疗虚寒腹泻、阳痿；五倍子敷灸，可固精敛汗，治疗遗精、遗尿、自汗；隔胡椒灸，可温中散寒，治疗心腹冷痛。

选用偏重于泻的药物进行隔物灸或敷灸能起到泻的作用。如甘遂敷灸，多用于泻水逐饮；隔蒜灸，可解毒、消肿、杀虫，治疗痈、疽、疖、肿、癣疮；斑蝥敷灸，可攻毒蚀疮、破血散结，治疗痈疽、咽喉肿痛、瘰疬；毛茛敷灸，可利湿消肿止痛，治疗鹤膝风、恶疮痈疽、胃痛；威灵仙敷灸，可祛风除湿、通经止痛，治疗风湿痹痛；板蓝根敷灸，可清热解毒，治疗腮腺炎；薄荷敷灸，可疏散风热，治疗流感。

### 3. 悬灸分补泻

悬灸主要包括温和灸、回旋灸及雀啄灸。

温和灸是指在距离皮肤 2 ~ 3cm 处进行熏灸，使局部有温热感的一种灸法。具有温经散寒、疏风解表、温阳补虚、保健防病、增强人体的免疫力的功效。

回旋灸是指将艾条点燃的一端与施灸部位的皮肤保持 2 ~ 3cm 的距离，向左右方向移动或反复旋转地施灸的一种灸法。根据旋转或移动速度的快慢分补泻，一般来说，均匀缓慢移动艾条使火力缓缓透入深层，为补法；快速移动艾条，火力短促，则为泻法。

雀啄灸是指手持艾条进行一上一下活动，使艾条一起一落、忽近忽远地移动，像鸟雀啄食一样施灸的一种灸法。这种操作使局部温度忽凉忽温，具有激发穴位和经络功能的作用，对施灸部位的热敏化也有很好的增进作用，可疏通局部的经络，从而激发经气，产生感传。此法热感较其他悬灸法强，渗透力强，灸疗面广。具有祛邪逐实、疏经通络、宣通发散、清热消火、泻毒散瘀、活血止血等功效，一般属于泻法。

### 4. 腧穴不同性质分补泻

灸疗的补泻作用与穴位功能密切相关，穴位的功能不仅具有普遍性，还具有相对特异性。有的穴位偏于补虚，具有扶正固本、强壮保健等作用，如足三里、气海、命门、关元、膻中、膏肓、神阙、足三里、肾俞、脾俞等穴，《医说》记载"若要安，三里莫要干"，说明艾灸保健穴位的重要性；而有的穴位偏于泻实，具有开窍醒神、泻邪通络的治疗作用，如人中、少商、商阳、十宣、委中等穴。当施行灸法补泻时，可结合穴位作用的相对特异性，增强艾灸的补泻效果。

### 5. 腧穴配伍分补泻

腧穴配伍是影响灸疗补泻效果的另一重要因素，穴位配伍的合理与否与针灸疗效密切相关。通过穴位配伍可实现最优化的组合，起到更好的补泻效果。

根据辨证，不同腧穴配伍可对相应脏腑机能起到或补或泻的调整作用。如肾气和肾精不足而致的腰膝无力、行动迟缓、记忆力减退、耳鸣耳聋、牙齿松动、发白发脱等，辨证分型为肾气不足、肾精亏虚，施灸时取肾俞、关元、气海，以补益肾气，益精填髓；配百会、听宫、悬钟、太溪等，以壮骨、健脑、聪耳、乌发，共奏补肾、抗衰老之效。又如对于急性胃痛暴作，得温痛减，遇寒加重，恶寒喜暖，辨证属寒邪犯胃者，施灸时取内关、公孙、中脘、梁门、梁丘等以散寒温胃止痛。

### 6. 机体的机能状态分补泻

机体的功能状态也是影响灸疗补泻的重要因素，人体在接受艾灸时的功能状态不同，会产生或补或泻的不同效果。机体处于虚弱状态时，艾灸可以起到补虚的作用；若机体处于邪气盛而出现实热、闭证的实证情况下，艾灸又可以泻邪，起到清热、启闭的作用。如胃痉挛时，艾灸可以解除痉挛使疼痛缓解；胃肠蠕动缓慢而呈弛缓状态时，艾灸可增强胃肠蠕动使其功能恢复正常。腑实便秘时，艾灸能泻下通便；脾虚腹泻时，艾灸又能起到健脾止泻的作用。说明艾灸的这种补虚泻实的调节作用，与机体的正气盛衰有密切关系。

### 7. 悬灸方向分补泻

十二经脉的循行有一定的走行方向，《黄帝内经》说："手之三阴，从脏走手；手之三阳，从手走头；足之三阳，从头走足；足之三阴；从足走腹（胸）。"故有迎随补泻针法之应用。通过临床观察发现，根据经脉循行顺逆进行不同方向的悬灸，可起到或补或泻的治疗作用，具体操作是：顺其经脉循行走向进行悬灸为补，逆其经脉循行走向悬灸为泻。

另外，回旋灸顺时针方向旋转为补，逆时针方向旋转为泻。

### 8. 施灸药物分补泻

"虚则补之，实则泻之"是中医针灸治病的法则之一。在药物铺灸疗法中，根据辨证立法，组成铺灸药方用于灸疗，是本法的特色之一。在制方时，虚证选有补益作用的中药，实证选有泻下作用的中药，从而发挥补虚泻实的作用。如气虚者，用人参、党参、黄芪等以补气；血虚者，用当归、白芍、丹参以补血；阴虚者，用生地黄、沙参、麦冬、旱莲草等以补阴；

阳虚者，用附子、肉桂、淫羊藿等以补阳。又如火盛者，用黄芩、黄连、栀子等以泻火；腑实者，用大黄、芒硝等以泻实；水盛者，用泽泻、猪苓、甘遂等以利水；痰盛者，以半夏、天南星、礞石等以泻痰。凡此种种，在铺灸药方中均能体现，对提高灸疗效果有重要作用。

### 9. 灸治时间长短分补泻

艾灸时间长短也是影响补泻的重要因素之一。一般来说，艾灸时间较长为补法，时间较短为泻法。急性病和偶发病，有时只需灸 1 ～ 2 次即可痊愈；如果是慢性病，灸治的时间相对较长，可以灸 1 ～ 3 个月或半年甚至 1 年以上。

### 10. 艾炷松紧分补泻

艾炷制作的紧实程度也是影响艾灸补泻不可忽视的因素。艾炷制作松散，燃烧速度快，火力强，则为泻法；艾炷紧实，燃烧速度缓慢，火力弱，则为补法。

总而言之，艾灸补泻是根据中医虚补实泻理论所提出的治疗方法，须在辨证论治的基础上灵活应用，通过经络的调整作用，达到防治疾病的目的。

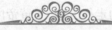

# 何天有教授灸法学术思想探析

## 灸法思想

### 1. 提倡灸法

现代针灸临床普遍存在"重针轻灸"的现象，而何教授认为灸法有针所不及、药所难能的疗效，阴阳、表里、寒热、虚实诸证均适宜，在临床大力提倡灸法。

灸法的发明在古代早于砭石、汤液，针刺、灸法、汤液成三足鼎立之势。在现代临床中灸法之所以不被重视，一是由于灸法有直接灼烧皮肤之痛楚，或可引发灸疮，患者不易接受，医者只能以药代之或以针代之；二是由于艾烟的环境污染等原因，医生不愿开展灸法。久而久之，形成了重药、重针而轻灸的趋势。

何教授认为灸法可治疗西医学中的功能性、器质性疾病，对内、外、妇、儿诸科疾病均有独特的疗效，对某些疾病有特殊的治疗作用。只要操作得当并采用相应的防护措施，就可以做到微痛或无痛施灸，也不会发生烫伤或灸疮。对一些免疫功能低下的疾病，他强调在征得患者同意的前提下特意引发灸疮，可以提高机体的免疫功能。所以，只要对传统的灸法进行继承、发扬、创新，对施灸材料与方法进行改进和提高，必将使灸法发扬光大，造福人类。

**2. 针灸并重**

古代治病的方法有很多，但以针刺、灸法、汤药三法为主，针刺和灸法同等重要。《灵枢·官能》云："针所不为，灸之所宜。"何教授认为针刺与灸法各自具有不同的作用特点，在临床可以相互补充，且二者不能互相代替，应针灸并用，提高疗效。

何教授多次强调提倡灸法，并非重灸轻针，而是认为针灸并重、针灸并用，才能对疑难病症取得良效。在古代许多著名医家均是针灸药并用。仲景虽长于方药，但却认为有的病应该针灸药并用；孙思邈也倡导针灸药并施，并强调"若针而不灸，灸而不针，皆非良医也"；宋代高保衡认为"苟知药而不知灸，未足以尽治疗之体，知灸而不知针，未足以极表里之变"；王执中提出灸法火针，务须并重；元代罗天益、明代杨继洲等医家均倡导针灸并用，同时兼而用之。正如《针灸大成·穴有奇正策》中说："时可以针而针，时可以灸而灸……或针灸可并举，则并举之。"临床如何正确应用针与灸或针灸并用，何教授认为应以病证的需要为准则，对疑难病症可针灸联合并用。

**3. 热证可灸**

热证能否施灸，自古以来有着不同的见解与争论，直至目前认识尚不统一。热证忌灸由来已久，东汉张仲景《伤寒论》、金元时期张从正《儒门事亲》、明代汪机《医学原理》、清代陆以湉《冷庐医话》，直至高等教育国家级规划教材《针灸学》都明确指出热证禁用灸法，认为灸法可助阳化火，火可伤津。

实践是检验真理的唯一标准，何教授认为医学亦是如此。从其30年的临床实践来看，热证可灸。他认为表热证用灸法，可疏表清热，透达表热之邪，其在临床实践中应用灸法治疗风热感冒，屡获良效。里热证用灸法，可以热行热，引郁热之气外发。《理瀹骈文》曰："若夫热证可用发热者，一则得热则行也，一则以热行热，使热外出也……"何教授仿田从豁之灸大椎穴治疗里实热证数例，患者灸后身热渐凉，诸证渐愈。湿热证用灸法，可化湿泄热。《外台秘要》曰："疗热结小便不通利方……取盐填满脐中，作大艾炷，令灸热为良度。"说明灸法可以泄热化湿，治疗小便不利之湿热淋证。

在临床中运用灸法治疗湿热淋证、男性之前列腺炎、妇科之附件炎，每每奏效。虚热证用灸法，可起到滋阴清热之效。如《丹溪心法》记载"治肺痨咯血，发热肌瘦，灸肺俞五次而瘳"的案例，说明灸法治疗阴虚发热是可行的。阴虚发热型呼吸系统疾病运用针刺加灸法，临床疗效显著。

### 4. 灸药结合

灸药结合，是指将中药与灸法融为一体的治疗方法。何教授灸药结合思想来源于晋代葛洪《肘后备急方》中的隔物灸启发，后来在1984年赴杭州针灸医院进修期间，学习了罗诗荣主任医师应用铺灸疗法治疗类风湿关节炎的经验，回去后对施灸方法与药物做了进一步的改进。他在患者施灸部位的皮肤上撒一层中药粉末，然后在药物上置姜、蒜、葱等材料，再施以艾灸。其法突出辨证用药、分型施灸的原则。治疗范围从一般的常见病、多发病扩大到疑难病症，治疗病种近百个，形成了一整套系统的药物铺灸疗法。何教授认为药物铺灸疗法既可发挥药物的功效，又可发挥灸法的温热作用，因此临床疗效优于单纯艾灸。灸药结合之灸法，极大地丰富了灸疗的内容，扩大了灸疗的临床应用范围，更彰显了灸药结合治疗的功效与优势，为灸疗学的发展做出了不可估量的贡献。

### 5. 留灸学说

留灸是指完成所灸的壮数后，不立即去除铺灸的药物与隔灸物，保留温热感 5～10 分钟，待没有温感时去除药物与隔灸物。或灸毕后立即去掉艾炷与灰烬，保留药物与隔灸物，用胶布或绷带固定，留灸的时间可为 30 分钟至 3 小时不等。一般头面部与实热证不留灸，慢性病与虚寒证留灸，留灸的时间可根据病情与患者体质而定。留灸结束后，取去隔灸物，用干净湿巾擦净施灸部位即可。

**6. 提倡循经灸**

循经灸是指在辨病辨证的基础上，明辨病变经络，顺经或逆经对病变经络或者主要经络进行灸治的一种疗法。该疗法对中风类疾病有较好的疗效，例如中风或中风后遗症，目前的灸法主要选择手、足阳明经数个常用腧穴进行灸治，疗效慢，疗程长。倘若对手、足阳明经整条经络进行往返悬灸，不仅刺激了腧穴，而且在更大程度上调节了整条经络气血。由于经络相互连接，在调动某一经络的同时也调整了其他经络的功能，从而发挥整体调节与治疗作用。

**7. 创立美容祛斑灸法**

美容祛斑灸法将中医理论与中医传统美学相结合，从中医的整体观及辨证论治入手，通过调理脏腑、调节气血、疏通经络，达到改善面部气血、延缓面部衰老、抗皱防皱、美容祛斑的目的。在该理论的指导下，何教授研制了一系列中医美容祛斑产品。使用洗面奶洁面后，对面部腧穴、面容衰老部位或面部色斑部位，使用美容祛斑艾灸条依次进行雀啄灸、回旋灸、循经灸，以调动颜面部经络（主要为手、足阳明经经气）。颜面部灸疗结束后，还可以依据辨证对整条经络、肢体部位经络进行灸疗。灸疗结束后，在面部涂敷治疗霜，配合面部推拿及艾灸仪，使治疗霜渗透吸收，操作结束后用温水清洗干净即可，同时还可配合使用神阙敷贴协助治疗。

**8. 创立养生保健灸法**

养生保健灸法以中医基础理论为指导，以人体的阴阳、脏腑、气血与经络为重点，运用循经灸法、循回灸法及药物铺灸疗法治疗，是灸、药、穴区相结合的具体应用。何教授依据中医治未病理论，制定了养生防病、冬病夏治、延年益寿、美容养颜、减脂减肥等灸法，针对人体养生保健的不同重点部位，总结出了益智健脑、固齿乌发、聪耳明目，以及颈、肩、腰等养生保健灸法。

### 9. 创立新穴

（1）创立治疗面瘫"额起"穴和"目合"穴

何教授认为顽固性面瘫患者主要有三大"顽固症状"，即蹙额皱眉受限、眼目闭合不全，面颊松弛、口角下垂，鼻唇沟变浅或消失。这些症状的顽固性与面神经的分布有着密切关系，因为面神经干分支后，各支间又有较多吻合支，唯有颧支和下颌缘支吻合支较少或缺失，成为面神经分布的薄弱部位。对此，何教授总结创立了经验效穴"额起"穴和"目合"穴。"额起"穴位于阳白与本神连线之中点，"目合"穴位于目外眦上下各 0.5 寸处，两穴分别位于颧支所支配的额肌和眼轮匝肌处，配合何教授独特的治疗手法，可针对性地加大薄弱点的刺激量，提高神经肌肉的兴奋性，促进麻痹面神经苏醒。

（2）创立治疗慢性前列腺炎"三阴穴"

三阴穴是何教授根据中医经络腧穴理论，结合对神经、解剖的认识，反复推敲创立的穴位。三阴穴已在治疗前列腺疾病方面申请了国家自然基金课题，并获得相关奖励。三穴分别为：夹阴 1（在腹部平耻骨联合上缘左侧腹股沟当中），夹阴 2（在腹部平耻骨联合上缘右侧腹股沟当中），重阴（在会阴部，男性阴囊根部与会阴穴连线的中点，女性大阴唇后联合与会阴穴连线的中点）。

三阴穴均分布在病变局部，为中医理论"腧穴所在，主治所及"的具体运用。其中，重阴穴位于会阴穴前方，不仅具有类似会阴穴治疗阳痿、遗精的作用特点，而且位置更接近宗筋，可使灸感直达病所；夹阴穴位于脾经与肝经之间，可达一穴通二经之目的。艾灸三阴穴可调节腹股沟、阴部动脉和静脉及会阴神经，有效地改善盆腔静脉的血液循环，促进炎性反应的吸收，可广泛应用于妇科疾患。

（3）创立治疗性功能障碍的阴根穴

何教授在治疗男性性功能障碍疾病中创立阴根穴，此穴平阴茎两侧边缘，位于阴囊根部与腹股沟交界处，左右各 1 个。两侧阴根穴深部有腹壁浅动脉、静脉分支，髂总动脉、静脉，股神经及髂腹股沟神经分布。阴茎的勃起有赖于下丘脑中枢调控和勃起的外周调控，使海绵体内的一氧化氮释放，平滑肌松弛，血液流入而产生勃起。三阴穴配合构成一个以宗筋为中心的倒置三角形，再于阴茎两侧取阴根穴，使五穴围灸病变局部而发挥协同治疗的作用，可使病变局部的股神经、髂腹股沟神经因刺激而得以激发，调整中枢的兴奋与抑制，增强大脑皮层神经中枢与生殖器内环境的协调性，从而达到治疗目的。

（4）创立治疗妇科病"卵巢穴"

何教授总结临床经验，创立治疗妇科病的卵巢穴，该穴平耻骨联合旁开 5 寸，艾灸本穴对妇科病具有显著疗效。

（5）创立治疗心脏病"稳心穴"

该穴位于乳根下 2 寸，悬灸或直接灸可治疗心律失常等心脏疾患，平时也可作为保健穴进行按摩以预防心脏疾患。

## 临床特点

### 1. 善用铺灸治百病

何教授临床运用的灸疗方法多种多样，有瘢痕灸、无瘢痕灸、隔姜灸、隔蒜灸、隔盐灸、附子灸、温和灸、回旋灸、雀啄灸、天灸、温针灸及药物铺灸等。他认为各种灸法作用不同，主治各异，临证时应根据疾病之不同、病位之深浅、证型之差异、病情之轻重而选用不同的灸法。如雀啄灸，刺激量较大，适用于急性病证。他常用雀啄灸治疗外感发热，让患者暴露大椎穴，将艾条对准大椎穴如鸟雀啄食一样上下移动施灸 10 分钟，可疏散风寒，使郁热之邪从皮毛而出，患者热证自退，以达调和营卫之效。又如用自制的天灸药方治疗支气管炎和支气管哮喘。何教授最善用药物铺灸疗法治疗诸如类风湿关节炎、强直性脊柱炎、支气管哮喘等一些病程长、病情复杂的疑难杂病，临床常见病常规疗法疗效不佳时也多采用药物铺灸疗法。

药物铺灸疗法有系统完整的理论，有自成一体的穴区和铺灸药方。灸法可治疗多种病证，辨证选穴结合药物铺灸，可扩大临床适应证。药物铺灸在辨证论治方面，阴阳、表里、寒热、虚实都是适应证；在临床分科方面，内、外、妇、儿等急慢性疾病均可应用；在保健防病方面也有广阔的应用前景。药物铺灸疗法临床可治疗近百种疾病，有内科疾病如感冒、咳嗽、哮喘、中风、面瘫、眩晕、不寐、癫痫、胃痛、腹痛、膨胀、泄泻、痢疾、水肿、淋证、癃闭、遗尿、阳痿、遗精、腰痛、痿证、痹证、虚劳等；妇科疾病如月经不调、痛经、闭经、崩漏、带下、不孕、阴挺等；儿科疾病如惊风、痿证、泄泻、遗尿等；外科疾病如痈肿、漏肩风、脱肛、痔疮、多种皮肤病等。

**2. 辨病辨证施灸**

辨证论治是中医理论和治疗的最大特点，何教授认为辨证论治是灸疗的基础，只有辨证施灸才能提高灸疗的效果。通过望、闻、问、切和西医学的各种检查，将获得的资料进行综合分析，以辨清疾病的病因、性质、部位，以及邪正之间的关系，然后根据辨病辨证结果，选取相应的穴区，铺灸药物、间隔物，施以相应的灸法灸量。其辨病辨证主要体现在以下方面。

（1）辨病辨证选穴区

药物铺灸疗法有的选用的是经穴，但主要是何教授自创的由数个腧穴组成的施灸穴区。穴区以经络腧穴理论为基础，根据经脉循行及穴位的归经、定位、特点、穴性、主治规律，结合辨证论治及配穴的相关经验，选取多个邻近腧穴配伍组成，以加强协同治疗作用，提高疗效。这些穴区均有相应的功能和主治，根据辨病辨证的结论，因病因证选取适宜的腧穴或穴区施灸治疗，可扩大穴位的辐射面积，增强治疗效应。例如慢性支气管炎，如属热证、寒证，则选用胸脊上穴区（由胸1～6督脉线，大椎、陶道、身柱、神道、灵台穴，胸1～6夹脊穴组成）、背俞上穴区（由大杼、风门、肺俞、厥阴俞、心俞、督俞穴组成）、膻中穴区（由中庭、膻中、玉堂、紫宫穴组成）；如属阴阳俱虚证，则选取背俞上穴区、背俞下穴区（由三焦俞、肾俞、气海俞、大肠俞、关元俞、小肠俞、膀胱俞穴组成）、关元穴区（由气海、石门、关元、中极、曲骨穴组成）、膻中穴区。

何教授一直强调只有通过辨证，才能因病因证施灸。如病在阴经，可在阳部、阳经取穴，以灸阳经为主；病在阳经，可在阴部与阴经取穴，以灸阴经为主。亦可因病证的属性不同，阳病在阳经取穴，阴病在阴经取穴。根据"正反逆从""阴阳相引"的原则，确定取穴与灸法。如病在表者，应先治其外，取合谷、大椎、列缺、外关穴，以发散为主；病在里者，应直取其内，先治其内后治其外。如热病取具泄热作用的腧穴，如合谷、曲池、大椎穴及十二经井穴，施以泄法；如寒证，取具温阳散寒作用的腧穴，如关元、命门穴等，施以补法。

（2）辨病辨证遣药方

药物铺灸疗法的特点是应用灸疗时，配合中药作为铺灸药施灸。组方是在辨证的基础上，因证立法，以法统方，因方选药，或运用经方、经验方，组成有效的铺灸药方，体现了理、法、方、药的有机统一。如治疗泄泻的止泻散，根据脾虚湿盛的特点，选苍术、白术、茯苓、山药、车前子等以健脾祛湿，又根据不同证型而辨证用药，如湿热泄加黄连、秦皮；伤食泄加莱菔子、山楂；肝郁泄泻加柴胡、防风；肾虚泄泻加补骨脂、吴茱萸等。辨证用药组成的铺灸药方是药物铺灸疗法的重要组成部分。

何教授根据多年的临床经验创制了许多铺灸药方，本着治病求本、扶正祛邪、调整阴阳、治贵求变等原则，应用不同的方法，选择不同的药物，酌定必要的分量，按一定的组方原则组成铺灸药方，充分发挥药物的治疗作用，力求做到"简、便、廉、验"。铺灸药方配方灵活，针对性强，便于加减。对某些性质较偏或有毒性的药物，外用比内服更安全可靠，还能够更好地适应较复杂的病证。

（3）辨证选择间隔物

药物铺灸疗法在选择隔灸材料时，依据材料的性味、功能、主治与疾病的证型而定。如脾胃虚寒时选生姜，因生姜长于温胃散寒；感冒时选葱白，因葱白长于发散外邪；胸痹时选鲜薤白，因薤白善于开胸理气止痛；热病痈肿时选蒲公英、紫花地丁，因其有清热解毒的作用。隔灸材料本身就有治疗作用，将药物用于铺灸，使药物向内渗透，不易向外挥发。

**3. 火足力宏起沉疴**

普通灸法可治愈一般疾病，但是难起沉疴。《医宗金鉴·刺法心法要诀》曰："凡灸诸病，必火足气到，始能求愈。"因此，何教授认为普通灸法对于疑难病症难以起效是因为火微力弱，所以他施灸时注重火足力宏，一般一壮艾炷足有250g，做成大约长25cm、高5cm的下宽上高的梯形，置于施灸区，点燃后疾吹其火。由于铺灸面广，艾炷大，火力足，温通力强，可温通经络、补养脏腑，非一般灸法所能及，因此屡获佳效。何教授以其独特的选穴、选药和灸法灸量为治疗重症痼疾开辟了新的途径，其药物铺灸常用于慢性支气管炎、支气管哮喘、颈椎病、腰椎间盘突出症、强直性脊柱炎、类风湿关节炎等病的治疗。

**4. 常见病证善用特效穴位灸**

对于常见病证，何教授根据多年临床经验，善于运用特效穴位进行艾灸治疗，突出取穴少、疗效快、经济便捷的特点。所选用特效穴多为十二经中特定穴，包括原穴、合穴、募穴、下合穴、背俞穴、交会穴等。例如感冒为外感疾病，且以风邪为主导，故在治疗时首先需要祛风，合谷穴属手阳明大肠经原穴，主表证、阳证，且肺与大肠相表里，具有解表散寒、宣肺理气之功，是治疗表证的首选穴，无论风寒、风热感冒均可选用；肠炎以上、下巨虚为主穴，上巨虚、下巨虚分别为大肠、小肠之下合穴，临床上常取此二穴为主穴治疗各种肠道疾病；胃痛是以上腹胃脘部疼痛为主症的一类常见疾病，以中脘为主穴，中脘是募穴，属八会穴中的腑会，具有健脾和胃、升清降浊的作用，是治疗胃病及其他腑病的常用选穴。因为取穴少，又易于寻找位置，通常患者也可以在医生的指导之下，自行在家进行艾灸治疗，不仅极大地方便了患者，也促进了患者对中医药知识的了解和传播，便于实现"全民艾灸全民健康"的终极目标。

**5. 总结特色灸法**

何教授在长期的临床实践中，从最初的运用普通灸法，到吸取与传承古法艾灸，经过不断积累与创新，去粗取精，最后总结出了以下几种特色灸法。

耳鸣耳聋靶向灸，即以耳为中心，直面病灶的一种灸法。艾灸覆盖耳部各个穴位，由点到线，再到面，贯通耳部经脉，使耳部经脉气血流畅，耳脉有所养，针对耳鸣耳聋有较好的临床疗效。

顶天立地灸，即取人体最上部的腧穴百会与最下部的腧穴涌泉施灸的一种灸法。百会在头顶与天阳相通谓之天，涌泉在脚底与地阴相连谓之地，灸之可使清阳上升，浊阴下降，对阴虚阳亢而致的头痛、眩晕、高血压等有良好的效果。还可调节阴阳平衡，对阴虚阳虚，阴盛阳衰，阳虚阴盛等阴阳失调的病证有治疗作用，更有"善补阴者，阳中求阴；善补阳者，阴中求阳"之意。

三阳开泰灸，是指取腕部三阳穴、足部通阳三穴，治疗手足冰凉与相关疾病的一种灸法。腕部三阳穴分别为阳溪、阳池、阳谷，足部通阳三穴分别为太溪、冲阳、昆仑。此六穴承接上下、直通阳气，相当于阳气的"开关"一样，艾灸之有通阳与温阳散寒的作用。其中太溪穴为肾经原穴，可导肾间动气敷布于全身，具有壮元阳、补命火、补肝肾、强腰膝之功，《扁鹊心书》曰："夫脾为五脏之母，肾为一身之根。故伤寒必诊太溪、冲阳，二脉者，即脾肾根本之脉也。此脉若存则人不死，故尚可灸。"昆仑为足太阳膀胱经经穴，与太溪相对，灸之可调节一身之阴阳。

此外还有俞募配穴灸、原络配穴灸、黄金三角灸、肿瘤扶正祛邪灸等，组方针对性强，均在临床上显示出了独特的疗效。这些灸法凝结着何教授多年的辨证论治思想与经验总结，推动了艾灸事业的发展。

## 培养艾灸人才

灸法是中医治疗疾病的特色疗法之一，培养艾灸人才是传承灸法、推广灸法的核心所在。随着艾灸疗法在临床各科室及健康服务业的广泛使用，急需大量经过专业培训的职业艾灸师，并建立不同层次艾灸人才培养体系，以适应中医药发展新形势。

何教授一直致力于艾灸人才的培养工作，针对民间中医养生从业人员，成立专业艾灸培训普及班，培养了大批初级艾灸技师，补充了健康服务市场的需求。为发扬灸法的特色与优势，开设亲传弟子班，每年招收 10～15 名理论基础扎实并有一定针灸临床功底的医生为弟子，集中培训艾灸技能，经过严格的跟师考核，方能出师，并可申请开设何氏针灸门诊。现已指导培养艾灸人才 4000 余名，包括从全国各地慕名而来的民间弟子。其中有许多人已成为本领域的著名专家和学科带头人。其学术思想亦通过培养的学生传播至海外，他的何氏药物铺灸更是作为针灸适宜技术在全国各地得到推广应用，反响巨大。同时作为一名硕士生导师，第四、五、六批全国老中医专家学术经验继承工作指导老师，他注重对硕士、师承博士等高级专业艾灸人才的培养，现已培养硕士30余人，学术经验继承人6名，出版学术经验著作《何天有验方验案集》《脑卒中偏瘫的康复训练与针灸治疗》《一针二灸三中药——何天有学术思想与临床经验集》3部。从临床到科研，积极培养、储备了一大批具有精湛业务技能和良好职业素养的艾灸专业人才，提升艾灸从业人员的技能水平，促进和推动艾灸产业高质量发展。

何教授在科研上率领团队成员从"热证可灸"研究角度成功申报了国家自然科学基金项目并立项结题，科学验证了"热证可灸"的可行性与可操作性，并注重灸法标准化研究，使灸法更加规范化、客观化，促进灸法的国际传播与发展。带领团队成员致力于灸具的研发与创新，研制敦煌脐疗小悬灸、艾七宝系列悬灸、艾灸净烟排烟系统等，使患者易于掌握艾灸疗法并可控制火候，从真正意义上达到了艾灸普及化的目的。

为了让更多的人学习针灸技术，何教授组织团队先后编写《实用针灸临床手册》《针灸甲乙经选读》《华佗夹脊治百病》《何氏铺灸治百病》《何氏养生保健灸法》等著作。其中《针灸甲乙经选读》一书作为新世纪全国高等中医药院校创新教材，开辟了针灸学科新门类，使针灸学术体系从《黄帝内经》整体混同的学术时代过渡到了分科别门的时代，为针灸学科的独立和发展奠定了基础。皇甫谧在《针灸甲乙经序》中明言："若必精要，后其闲暇，当撰核以为教经云尔。"在国家高度重视中医传统经典继承学习的时代背景下，精要选编《新世纪全国高等中医药院校创新教材·针灸甲乙经选读》教材显得尤为重要。现已在甘肃中医药大学成功开设《针灸甲乙经选读》课程，为培养针灸专业人才做出了积极的贡献。

《华佗夹脊治百病》这部著作是何教授根据多年临床经验编写，挖掘了华佗夹脊治百病的经验，填补了华佗夹脊治病的空白，拓展了"颈夹脊"概念，结合中医学五脏整体观发展了"华佗夹脊"在脏腑病、肢体病、头面病方面的治疗，并使此技术重新大放异彩，造福于百姓。何教授主编的《何氏药物铺灸疗法》，在传统长蛇灸的基础上实现了灸药结合，首创"留灸"理论，丰富和发展了灸法理论。

人才是灸法发展的主力军。加强灸法人才培养，有利于进一步继承、发扬灸法的特色与优势，丰富灸法的科学内涵，促进灸法学科结构和体系的优化，提高灸法临床、科研、教学等发展水平，促进灸法的可持续性发展。

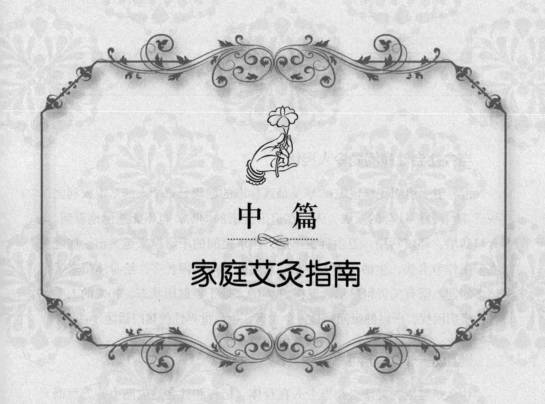

# 中 篇

## 家庭艾灸指南

# 全民艾灸保健康

## 当今社会健康问题令人担忧

世界卫生组织宪章规定："享受最高标准的健康是每个人的基本权利之一。"随着经济社会的发展，人们在追求健康的同时，也不无遗憾地看到，人口猛增，环境污染，卫生资源不足，供求之间的矛盾越来越突出。加之人们工作节奏快，生活压力大，心理素质低，疼痛困扰多，给身体带来了诸多问题。据有关资料显示，现在 50% 的人处于亚健康状态，30% 的人受各种疾病困扰，所以健康问题是一个大事，也是世界性的热门话题。

## 健康是一门大学问

什么是健康？健康是指一个人在身体、精神和社会适应能力等方面都处于良好的状态，包括生理健康、心理健康、社会适应能力的健康、道德健康、环境健康等。

人们普遍认为，没有疾病就是健康，其实健康和疾病本身就是两个相对的概念。过去大家讲健康，更注重的是生物体上的健康，认为人的疾病是器官或细胞上的病变。但随着医学的发展和认识水平的提高，人们逐步认识到，单纯地用生物模式去认识健康和疾病有一定的局限性。于是就提出了生物—心理医学模式，再后来发展为生物—心理—社会医学模式，同时还要求道德健康，环境健康等。健康观从传统的"无病健康"转变为现代的"整体健康"。

## 中医的健康观

中医是如何看待健康的呢？早在《黄帝内经》就提出了"阴阳调和，形与神俱，天人合一"的健康观。

### 1. 阴阳平衡是健康的根本

阴阳是中医学对蕴藏在自然规律背后的、推动自然规律发展变化的根本因素的描述，它有三个特点。

一是阴阳具有普遍性，代表事物内部存在的相互对立的两个方面，如男为阳，女为阴；上为阳，下为阴；背为阳，腹为阴；体表为阳，内脏为阴；六腑为阳，五脏为阴；气为阳，血为阴等。宇宙间任何事物都存在阴阳两大类，而每一事物中阴与阳的任何一方还可以再分阴阳，以至无穷。故《素问·阴阳离合论》说："阴阳者，数之可十，推之可百，数之可千，推之可万，万之大不可胜数，然其要一也。"

二是阴阳具有相对性，事物的阴阳属性，并不是绝对的，而是相对的。在一定的条件下，阴阳之间可以相互发生转化，即阴可以转化为阳，阳可以转化为阴。这是宇宙的基本规律，也是生命的基本规律。

三是阴阳的相对平衡性。阴阳的相互对立、相互依存、相互消长、相互转化的特性，维持了阴阳的相对平衡，这也是人体健康的内在依据。阴阳的相对平衡还包括脏腑功能的平衡、气血调和、正气抵御邪气的能力等。如果人的阴阳相对平衡，则气血充足，精力充沛，面色红润、有光泽；反之，就会出现病态表现。

### 2. 形与神俱是人体健康的标志

形与神俱，即身心平衡。形是人之形体，神是人之生命活动。通过对形的外在表现的观察，就能对神的状态做判断。形与神必须统一，有神而无形是灵魂；有形而无神是尸体。所以，只有形与神两者统一，人体才是健康的。

随着经济的高速发展和生活水平的不断提高，人们的生活、学习与工作等压力也随之加大，焦虑症、抑郁症、精神分裂症等疾病的发病率有逐年上升的趋势。所以，人不仅是一个单纯的生物人，同时也是一个具有社会属性的个体人，人生活在社会中，必然会受到社会各方面的影响和制约，因而也会对社会产生一定的影响。所以人有别于其他的生物体，是一个形与神俱的统一体，故人们要学会适应社会，与社会和谐统一，做到形神合一，身体自然健康。

### 3.天人合一，身心健康

天人合一，亦称天人相应。人生活在自然界中，必然会受自然规律的约束，不同的季节、节气、气候条件、地理环境会对我们的身心健康产生一定的影响。所以，我们要学会适应自然，做到因时、因地、因人制宜，做到天人相应，才能保证身心健康。

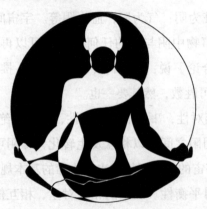

《素问·四气调神大论》云："春三月，此谓发陈。天地俱生，万物以荣，夜卧早起，广步于庭，被发缓形，以使志生；生而勿杀，予而勿夺，赏而勿罚，此春气之应，养生之道也。逆之则伤肝，夏为寒变，奉长者少。"春季是一个生发的季节，到处都是万物复苏、生机盎然的景象，各种植物生发从曲到直，充满鲜活的生命力。所以，人们应早一点起床，在庭院中散步，以利于阳气的生发。春天与肝相应，肝气、肝火较旺的人在此季节容易发病，如抑郁症、焦虑症等肝郁不舒的疾病。

若要健康，人们一定要适应与顺从春生、夏长、秋收、冬藏的规律。如《黄帝内经》提出了"春夏养阳，秋冬养阴"的养生方法，是指春夏为阳令，春季阳气始生，但易受风寒之邪，应注意御寒保暖。夏日阳盛，暑热当令，大热耗气，易伤人体之阳，也应养阳。秋冬为阴令，秋时阴收，冬时阴藏，秋季之时，燥邪较盛，容易伤阴，应服滋阴食物或用养阴润肤之品，或保持居室空气湿润，有助于避免燥邪。冬时寒盛，人们喜欢吃辛辣食品或饮酒以御寒，太过就容易伤阴，应避免过之。

天人合一，还应三因制宜，即因时、因地、因人制宜。因时者，一年有四季，还有二十四个节气，二十四节气有不同的气候特点与变化，人们要适应节气的变化，应用中医节气养生的理论为指导进行养生。因地因人者，俗语有"一方水土养一方人"，每个地区的水土环境和人文环境不同，人的思想观念、性格特征、生活方式及健康状态也有较大的差异，如北方多寒冷，南方多湿热等。还有不同的民族，不同的人种，其饮食习惯、性格特征、身体素质、疾病易感性均有差异。所以，人本身和自然界是相适应的，自然界的一切对人的健康是有影响的，故做到"天人相应""天人合一"，人类才能健康地生存。

## 全民艾灸全民健康

中医调理健康有很大的优势，调理健康的方法有很多，其中艾灸就是一种理想的方法。

艾灸有数千年的历史，是中医最早的治疗方法，至今为止仍是一种有效的预防与治疗的手段，它为人类的健康与繁衍做出了巨大贡献。

### 1. 艾灸符合中医的健康观

通过艾灸调理，可达到阴阳平衡、形与神俱、天人合一的目的，具体表现为以下三点。

一是艾灸可调和阴阳，实证用泻法，虚证用补法，使人达到阴阳平衡的状态。

二是艾灸可使脏腑、气血、经络等功能恢复正常，对各种疾病也有很好的治疗作用。

三是艾灸具有双向调节作用，可使失常的生理状态朝着正常的生理状态发生转化；具有整体与局部调节作用，使整体与局部更加协调统一；具有品质调节与自律调节作用，可提高各调节系统的品质，从而增强自身调节能力，维持各生理功能的稳定性，最终达到形与神俱、天人相应的状态。

**2. 艾灸具有养生保健与防病治疗的作用**

《庄子》中就有圣人孔子"无病自灸"的记载，体现了"未病先防""治未病"的思想与理念。《扁鹊心书》云："人于无病时，常灸关元、气海、命门、中脘，虽未得长生，亦可保百余年寿也。"说明经常艾灸可延年益寿。《黄帝内经》云："灸则强食生肉。"是指艾灸可以增加消化功能，促进机体建康，可强身健体。《孟子·离娄》云："今之欲王者，犹七年之病，求三年之艾也。"说明艾灸对疾病有很好的治疗作用。艾灸有平衡阴阳、调节脏腑、疏通经络、行气活血、扶正祛邪的作用，可治疗临床各类的疾病。

综上所述，艾灸治未病可预防疾病的发生，可强身健体、延年益寿。疾病治好了，才能使人恢复健康，如果每个人都能坚持艾灸，就可实现全民健康。

**3. 艾灸简、便、验、廉易推广**

艾灸操作简便，易学易懂。对于普通民众来说，只要学会一般的艾灸方法，就可以对自己与家人进行艾灸养生保健了，还可以防治一些常见病。艾灸有良好的疗效，安全性高，成本低，老百姓花很少钱就能解决问题，便于推广应用。

**4. 怎样做好全民艾灸**

（1）全民艾灸从自我做起，让每个人掌握一般艾灸知识。可以自己灸，也可以家庭成员相互灸。个人与家庭是组成社会的最小单位，如果每个人每个家庭都应用艾灸，全民艾灸保健康的愿望就可以实现了。

（2）社会各单位与机构定期举行艾灸知识讲座。加强艾灸的科普宣传，让更多人知道艾灸的作用及适应证，使人们认识艾灸，使用艾灸，热爱艾灸。

（3）可有针对性地开展艾灸疗法。现在的人伏案工作较多，电脑与手机的使用时间长，颈椎病发病率较高，对颈部开展艾灸，可预防与治疗颈椎病；学校的学生易用眼过度，近视发病率高，可积极开展艾眼灸以防治近视与眼疾；女性可进行妇科保健灸以预防妇科病。

（4）提高医务工作者与专业艾灸师的艾灸水准。每个医务工作者与专业艾灸师都是艾灸的宣传者与指导者，也是艾灸的实施者，都有责任不断学习，提高专业水准。小的问题老百姓可以自己灸，大的问题则需要专业艾灸师来解决，提高专业人才的艾灸疗效，才能把艾灸事业发扬光大。

## 家庭艾灸注意事项

### 1. 了解常用的艾灸技术

施灸前首先要了解常用的艾灸技术，例如什么是温和灸、雀啄灸、回旋灸等。

### 2. 防火

施灸完毕后，严格检查艾火有无完全熄灭，以防火灾。

### 3. 防烫伤

施灸过程中，操作者必须集中注意力，及时处理艾条燃烧后的灰烬，调整艾炷的位置，以防皮肤烫伤；如有灸后起疱，小者可自行吸收，大者可用消毒针穿破，放出液体，敷以消毒纱布，用胶布固定。

### 4. 保持空气流通，防止艾烟中毒

施灸过程中，开门开窗或者在空气流通的空间进行施灸，以防大量艾烟聚集导致中毒。

### 5. 治神

施灸过程中，操作者要保持专注。

### 6. 取穴要精确

人体全身有很多穴位，每一个穴位的疗效不一样，灸疗必须要选取相应的穴位，才能取得疗效。

### 7. 灸量要适当

灸量要按照年龄大小、病情轻重、体质、施灸部位等综合因素来确定，适当的灸量能提高灸疗效果。

### 8. 灸后要调养

灸后要保持心情舒畅，饮食要清淡，进食易消化的食物并适当地运动。

### 9. 艾灸材料要适宜

根据施灸部位的不同选择适宜的艾炷和艾条。

# 常见病证特效穴位灸

## 感冒灸合谷

【概述】

感冒俗称"伤风"，是指感受外邪，以发热、恶寒、鼻塞、流清涕、咳嗽、咽痛为主要症状的一种病证。中医学认为是由于正气不足、外邪乘虚侵入而发病。可发生于任何季节，多见于秋冬季和春寒时期。

【取穴】

主穴：合谷。

配穴：风池、外关、肺俞。

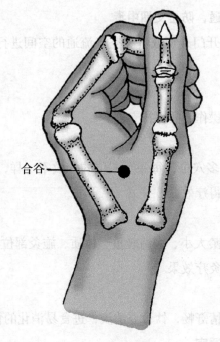

合谷

**【灸法】**

患者取仰卧位用温和灸或隔姜灸，在合谷穴、外关穴施灸，每穴10～15分钟；再取俯卧位，用温和灸或隔姜灸，在风池、肺俞穴施灸，每穴5～10分钟；以上操作每日1次，5～7日为1个疗程。

**【按语】**

感冒为外感疾病，且以风邪为主导，故在治疗时首先需要祛风。合谷穴、外关穴具有祛风散寒之功，善治感冒；风池穴散风邪，可治头痛、鼻塞流涕；肺主皮毛，皮毛与肺相合，故取肺俞穴以宣肺止咳，治疗咳嗽、咽痛等。

**【注意事项】**

1. 明确诊断为感冒者才能进行上述施灸。

2. 感冒发热者灸至微微汗出为度，不可过度施灸，注意多休息，多饮水。

3. 易感冒者可经常点按足三里、三阴交等强健要穴。

## 咳嗽灸肺俞

**【概述】**

咳嗽是指肺失宣降，肺气上逆作声，咳吐痰液的一种病证。《素问病机气宜保命集·咳嗽论》云："咳谓无痰而有声，肺气伤而不清也；嗽是无声而有痰，脾湿动而为痰也。咳嗽谓有痰而有声，盖因伤于肺气，动于脾湿，咳而为嗽也。"即有声无痰谓之咳，有痰无声谓之嗽，有痰有声谓之咳嗽。中医学认为外感六淫邪气侵袭于肺，脏腑功能失调累及于肺，导致肺失宣降，肺气上逆，冲击咽喉而发出咳声。

**【取穴】**

主穴：肺俞。

配穴：尺泽、丰隆、膻中、肾俞。

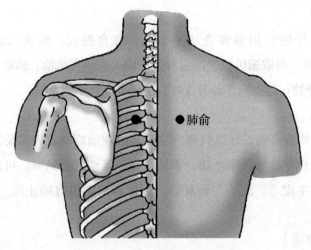

【灸法】

患者取仰卧位，用温和灸或雀啄灸，在膻中、尺泽、丰隆穴施灸，每穴 10 ～ 15 分钟；再取俯卧位，用温和灸或隔姜灸，在肺俞、肾俞穴施灸，每穴 10 ～ 15 分钟；以上操作每日 1 次，5 ～ 7 日为 1 个疗程。

【按语】

外邪犯肺，致使肺气壅滞，气道不利，故选择肺经的合穴尺泽穴，其具有降逆止咳的作用；肺的背俞穴肺俞可调理肺脏气机，使肺气宣降有权；"肺为贮痰之器""脾为生痰之源"，如痰湿阻肺导致的咳嗽可配合丰隆穴以化痰止咳；膻中穴为气会，具有调理一身气机之功能，可理气平喘；肺主呼吸之气，也需要肾气的纳入才能帮助肺吸气，故选择肾俞穴，其具有纳气平喘的作用。

【注意事项】

1. 内伤咳嗽病程较长，易反复发作，应坚持长期治疗。

2. 积极进行心肺功能锻炼，戒烟。

## 哮喘灸定喘

【概述】

哮喘是以宿痰伏肺为主因，外邪侵袭、饮食不当为诱因，发作时以喉中哮鸣有声、呼吸气促困难，甚者喘息不能平卧、张口抬肩、鼻翼翕动为主要症状的疾病。一年四季均可发病，寒冷季节及气候变化时发病较多。
中医学认为是痰气搏结，壅阻气道，肺失宣降所致。

【取穴】

主穴：定喘。

配穴：肺俞、太渊、丰隆、肾俞。

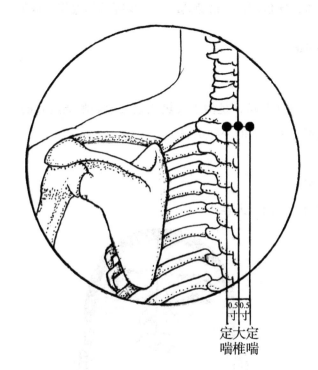

定　大　定
喘　椎　喘

【灸法】

患者取仰卧位，用温和灸或雀啄灸，在太渊、丰隆穴施灸，每穴
10 ～ 15 分钟；再取俯卧位，用温和灸或隔姜灸，在定喘、肺俞、肾俞穴施
灸，每穴 10 ～ 15 分钟；以上操作每日 1 次，5 ～ 7 日为 1 个疗程。

【按语】

哮喘发作的病机为"伏痰"遇感引触，与肺、脾、肾密切相关，治疗
时以化痰定喘为原则。定喘为经外奇穴，当第七颈椎棘突下，旁开 0.5 寸，
具有止咳平喘的作用；肺俞为肺的背俞穴，太渊为肺经的原穴，两穴相配
为俞原配穴法，可调理肺脏气机，复其宣发肃降之功，《针灸甲乙经》记载

"肺胀者，肺俞主之，亦取太渊"；丰隆穴为足阳明胃经络穴，可化痰平喘，善于治疗由痰引起的各种病证，《玉龙歌》云"痰多宜向丰隆寻"；哮喘日久肾不纳气，可选肾俞穴达纳气平喘之功。

**【注意事项】**

1. 哮喘发作期应及时治疗，在缓解期可行艾灸治疗。

2. 注意保暖，饮食调护，避免诱因，减少哮喘的发作，戒烟。

## 咽炎灸天突

**【概述】**

咽炎属中医喉痹范畴，是由于火热或虚火上灼咽喉所致的，以咽喉红肿疼痛、吞咽不适为主症的一种疾病。

**【取穴】**

主穴：天突。

配穴：少商、商阳、天容。

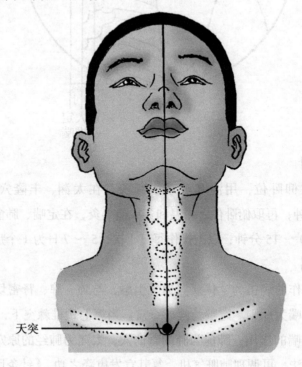

天突

## 【灸法】

患者取仰卧位，用温和灸或隔姜灸，在天突穴、少商穴、商阳穴、天容穴施灸，每穴 10 ～ 15 分钟；以上操作每日 1 次，5 ～ 7 日为 1 个疗程。

## 【按语】

天突穴为阴维脉和任脉的交会穴，天容为手太阳小肠经穴，均位于颈部，属局部选穴，具有清热利咽的功效，可治疗咽喉疾病；手太阴肺经"上膈属肺，从肺系，横出腋下"，与咽喉相连，故选取井穴少商以清利肺热；商阳穴为手阳明大肠经的井穴，属于表里经配穴，具有宣肺解表、泄热开窍、消肿利咽的作用。现代研究表明，艾灸此穴可使白细胞计数显著增加，促进网状内皮系统的吞噬作用，促使抗体形成，提高机体的防御功能，抑制咽部的慢性炎症。

## 【注意事项】

1. 施灸期间，饮食要清淡，忌食辛辣，戒烟戒酒。

2. 注意保暖，防止感受寒邪。

# 鼻炎灸迎香

## 【概述】

鼻炎即鼻腔炎性疾病，是病毒、细菌、变应原、各种理化因子及某些全身性疾病引起的鼻腔黏膜的炎症。鼻炎的主要病理改变是鼻腔黏膜充血、肿胀、渗出、增生、萎缩或坏死等。临床表现为鼻塞、多涕、嗅觉下降、头晕、头昏等。中医把鼻炎称为鼻渊。中医学认为本病多因正气不足，无力祛邪，以致肺失宣降。《黄帝内经》提到"肺开窍于鼻"，故本病与肺经关系密切。

## 【取穴】

主穴：迎香。

配穴：肺俞、列缺、合谷。

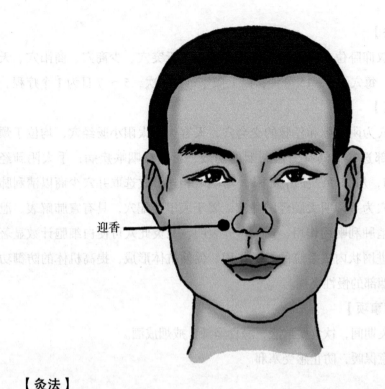

迎香

【灸法】

患者取坐位，用雀啄灸在迎香施灸 10 ～ 15 分钟；用温和灸或者雀啄灸在肺俞施灸 10 ～ 15 分钟；用雀啄灸在列缺、合谷穴施灸，每穴 10 ～ 15分钟；以上操作每日 1 次，7 天为 1 个疗程。

【按语】

迎香为局部取穴，《针灸甲乙经》记载此穴治疗"鼻鼽不利，窒洞气塞"。所以迎香穴是治疗鼻渊要穴，有宣通鼻窍、清泄郁热的作用；肺俞为肺脏俞穴，肺气所注之处，可调理肺脏气机；列缺属于手太阴肺经之络穴，亦是八脉交会穴（通于任脉），出自《黄帝内经》，具有宣肺解表的作用，《针灸甲乙经》记载"热病先手臂痛，身热，瘛疭，唇口聚，鼻张目下，汗出如转珠，两乳下三寸坚，胁下满悸，列缺主之"；合谷为大肠经原穴，《备急千金要方》中记载合谷主"热病汗不出""鼻鼽清涕出""狂言惊恐""唇吻不收，喑不能言，口噤不开"，与列缺相配为表里经配穴，可清泄肺热。

【注意事项】

1.注意保暖，慎避风寒。

2.可用拇指按压双侧迎香穴，避免接触刺激性气体。

## 心律失常灸稳心

### 【概述】

心律失常是由于心脏活动的起源和（或）传导障碍导致心脏搏动的频率和（或）节律异常。心律失常是心血管疾病中重要的一组疾病，它可单独发病，亦可与心血管病伴发。

### 【取穴】

主穴：稳心。

配穴：内关、神门、膻中。

### 【灸法】

患者取仰卧位，用温和灸，在稳心、内关、神门、膻中穴施灸，每穴10～15分钟；以上操作每日1次，7～10日为1个疗程。

### 【按语】

稳心穴为何教授治疗心律失常经验效穴，在乳根下2寸处，治疗心律失常等心脏疾患；内关为心包经络穴，《针灸甲乙经》记载内关"心澹澹而善惊恐，心悲，内关主之"，内关又为八脉交会穴，通阴维脉，具有宁心安神、理气止痛、疏导气血的作用；神门为心之原穴，可宁心安神定悸；膻中属任脉的穴位，为八会穴之气会，心包之募穴，具有调理气机、疏导心气、固护正气的作用。诸穴相配具有宁神定气之效。

### 【注意事项】

1.本病可发生于多种疾病，治疗前必须明确诊断。

2.心脏疾患较重者，及时医院就诊，综合治疗。

3.灸治过程中密切观察患者心率，对心率过快或过慢患者结合药物治疗。

## 心悸灸内关

### 【概述】

心悸是以患者自觉心中悸动、惊惕不安，甚则不能自主为表现的病证。

中医学认为是气血阴阳亏虚、心失濡养，或邪扰心神、心神不安所致。

【取穴】

主穴：内关。

配穴：心俞、巨阙、神门、膻中。

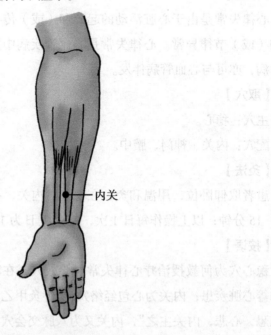

内关

【灸法】

患者取仰卧位，用温和灸或隔姜灸，在巨阙穴、膻中穴、内关穴、神门穴施灸，每穴 10 ～ 15 分钟；再取俯卧位，用温和灸或隔姜灸，在心俞穴施灸 10 ～ 15 分钟；以上操作每日 1 次，5 ～ 7 日为 1 个疗程。

【按语】

内关穴为手厥阴心包经的络穴，通阴维脉，"心胸内关谋"，是治疗心血管疾病有效穴，对心脏具有良性的双向调节作用，能疏通气血、宽胸理气，达到安心定悸、宁心通络的疗效；神门穴为心经原穴，具有宁心安神的作用；心俞穴与巨阙穴属于俞募配穴，可扶心阳、养心阴、安心神，《针灸资生经》记载"巨阙、心俞，疗心烦"；膻中穴位于心脏附近，能疏通心脉、扶助心气。诸穴合用共奏安神定悸之功。

**【注意事项】**

1. 在施灸的同时可进行精神调节和心理安慰。

2. 施灸前应排除其他器质性心脏病变，以免耽误病情。

## 胸痛灸膻中

**【概述】**

胸痛是指以膻中或左胸部发作性憋闷、疼痛，甚则痛至肩背、左手，并有短气甚则喘息不得卧为主要临床表现的一种病证。引起胸痛的原因很多，主要包括胸壁组织疾病、胸内结构疾病、膈下脏器疾病和功能性疾病等，亦可无明显诱因或安静时发病。中医学认为本病主要由于气机不畅、血瘀脉阻所致。本病病位在心，与肺密切相关。

**【取穴】**

主穴：膻中。

配穴：内关、心俞、神门。

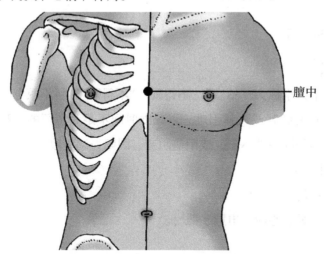
膻中

**【灸法】**

患者取仰卧位，用隔姜灸在膻中穴施灸 15 ～ 20 分钟；用温和灸在内关、心俞、神门穴施灸，每穴 15 ～ 20 分钟；以上操作每日 1 次，胸痛严重者可每日 2 次，7 日为 1 个疗程。

**【按语】**

膻中为局部取穴,《针灸甲乙经》记载"在玉堂下一寸六分,直两乳间陷中,任脉气所发,仰而取之",该穴具有调理人身气机之功能,又为八会穴之气会,心包之募穴,可用于一切气机不畅之病变,诸如肺气不降之上逆、心之气血郁滞及肝气郁结等证;内关穴是手厥阴心包经的常用腧穴之一,出自《黄帝内经》,具有宁心安神、理气止痛的作用;心俞为心之背俞穴,具有清热养心的作用;神门是手少阴心经原穴,具有调节自律神经,补益心气,安定心神作用。诸穴相配,共奏行气止痛,养心安神之功。

**【注意事项】**

1. 艾灸治疗胸痛有显著疗效。若胸痛严重伴呼吸困难者、既往有心血管疾病或心功能不全者应及时根据病情的严重程度,采取相应的治疗方法和急救措施。

2. 治疗期间要规律作息,不要剧烈运动,要清淡饮食。

3. 注意保暖,避免受凉。

## 失眠灸神门

**【概述】**

失眠,中医学称为"不寐""不得眠""不得卧""目不瞑"等,是指经常不能获得正常睡眠或入睡困难,以睡眠时间不足为特征的一种病证。中医学认为本病是因心神不宁,或阳盛阴衰、阴阳失调所致。

**【取穴】**

主穴:神门。

配穴:安眠、心俞、申脉、照海。

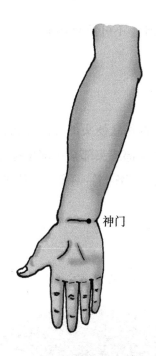

神门

【灸法】

患者取俯卧位，用温和灸或隔姜灸，在神门、安眠、心俞、申脉、照海穴施灸，每穴 10 ～ 15 分钟；以上操作每日 1 次，5 ～ 7 日为 1 个疗程。

【按语】

正常的睡眠，依赖于人体的"阴平阳秘"，若脏腑阴阳失调则会导致不寐的发生。《黄帝内经》云："病不得卧者，何气使然？"又云："卫气不得入阴，常留于阳。留于阳则阳气满，阳气满则阳盛，不得入于阴则阴气虚，故目不瞑矣。"《黄帝内经》云："五脏有疾，当取之十二原。"心藏神，主神志，选取手少阴心经的原穴神门，达到宁心安神的治疗目的；申脉穴和照海穴分别通阳跷脉和阴跷脉，而阴跷脉和阳跷脉均由足部上行至目内眦汇合，再上行入风池穴，在颈后风府穴入络脑，主司睡眠，灸之可调节阴阳，使阴阳平衡；心俞为足太阳膀胱经的背俞穴，与心气相通，具有养心安神的作用；安眠穴为治疗失眠的经外奇穴。

【注意事项】

1. 在施灸的同时可进行精神调节和心理安慰。

2. 施灸前应排除其他器质性病变。

3. 注意培养睡眠的规律，不可长期熬夜。

## 头痛灸百会

【概述】

头痛是指由于外感或内伤致使头部气血失和、经络不通或脑络失养所引起的，以患者自觉整个头部或头部某一部位疼痛的一种病证。其中还包含偏头痛，即偏于一侧的局部疼痛。两者在临床可以并见也可以单独出现，在病机上有相似之处。

【取穴】

主穴：百会。

配穴：太阳、风池、列缺、阿是穴。

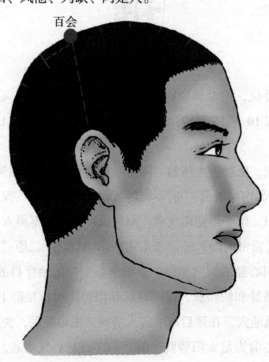

百会

【灸法】

患者取坐位，用温和灸，在百会、太阳穴施灸，每穴 10 ～ 15 分钟；再取俯卧位，用温和灸或隔姜灸，在风池、列缺穴施灸，每穴 10 ～ 15 分钟；再取相应体位，用温和灸或隔姜灸，在阿是穴施灸，每穴 15 ～ 20 分钟；以上操作每日 1 次，直到头痛消失为止。

【按语】

治疗头痛常采用局部取穴与循经取穴相配合的治疗原则。百会位于颠顶部，属督脉经穴，督脉"入络于脑"，与脑和脊髓联系密切；太阳属经外奇穴，在颞部，眉梢与目外眦之间，向后约 1 横指凹陷处，擅于治疗头痛或偏头痛；风池穴适用于内风、外风所致头痛；列缺属于手太阴肺经络穴，善于宣肺解表，祛风通络，是治疗头痛的常用穴；阿是穴具有止痛活血的作用，也可刺络放血达到治疗头痛的目的。

【注意事项】

1. 灸法适用于功能性头痛，要排除器质性头痛。

2. 施灸时操作者注意力要高度集中，防止烧伤患者头发。

3. 施灸的同时要加强锻炼，提高自身正气，所谓正气存内，邪不可干。

## 高血压灸降压沟

【概述】

高血压属于中医的"眩晕""头痛""中风""肝阳""肝风"等范畴，是以安静状态下持续性动脉血压增高为主要表现的一种慢性疾病。中医学认为其主要是由肾阴不足、肝阳偏亢所致。

【取穴】

主穴：降压沟。

配穴：百会、风池、太冲、丰隆。

【灸法】

患者取仰卧位，用温和灸或隔姜灸，在太冲、丰隆穴施灸，每穴 10 ～ 15 分钟；再取俯卧位，用温和灸或雀啄灸，在降压沟、百会、风池穴施灸，每穴 10 ～ 15 分钟；以上操作每日 1 次，5 ～ 7 日为 1 个疗程。

【按语】

降压沟为降低血压的经验效穴，位于耳郭背面，由耳郭的内上方斜向外下方行走，用手摸时可以清晰地摸到一条凹沟；百会位居颠顶，为诸阳之会，灸之可平降肝火；风池穴为足少阳、阳维脉交会穴，是治疗头部疾患的主要穴位，本穴既可以祛外风，又可以治内风；太冲穴为肝经之原穴，具有平肝潜阳的作用；丰隆穴可化痰止晕。

**【注意事项】**

1. 治疗分清标本缓急，艾灸治疗适用于高血压缓解期。

2. 可以在使用降压药的同时进行施灸。

## 胃痛灸中脘

**【概述】**

胃痛是指上腹胃脘部发生的以疼痛为主症的一类病证。中医学认为其主要是由胃气失和、胃络不通或胃失温养所致。

**【取穴】**

主穴：中脘。

配穴：胃俞、足三里、公孙、内关。

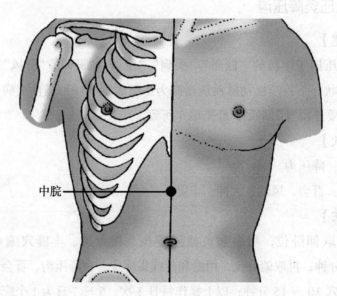

中脘

**【灸法】**

患者取仰卧位，用温和灸或隔姜灸，在中脘、足三里、内关穴施灸，每穴20～30分钟；再取俯卧位，用温和灸或隔姜灸，在胃俞穴施灸10～15分钟；再取坐位，用温和灸，在公孙穴施灸10～15分钟；以上操作每日 1 次，如果是急性胃痛灸至疼痛缓解为止，如果是慢性胃痛 5 ～ 7 天为 1 个疗程。

**【按语】**

中脘穴具有调理胃气、健运中焦的作用；胃俞、中脘穴属于俞募穴相配，具有通调腑气、和胃止痛的功效；足三里穴属于胃经的下合穴，可通调胃气；公孙穴、内关穴相配可畅达三焦、理气降逆、和胃止痛。

**【注意事项】**

1. 若胃痛见溃疡病出血、穿孔等重症，应及时采取相应的急救措施，不适合艾灸。

2. 平时要注意饮食规律，忌食刺激性食物。

3. 适当锻炼，促进胃肠运动。

4. 调畅情志。

## 打嗝灸膈俞

**【概述】**

打嗝亦名呃逆，是指胃气上逆动膈，以咽喉部不自主发出冲击声，声短而频，呃呃作响为主要表现的病证。中医学认为是由胃气上逆动膈所致。

**【取穴】**

主穴：膈俞。

配穴：胃俞、中脘、巨阙。

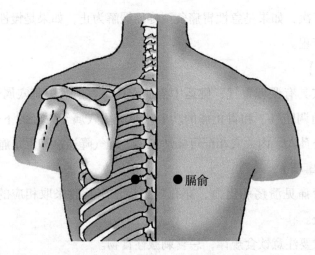

●膈俞

【灸法】

患者取仰卧位，用温和灸或隔姜灸在中脘穴、巨阙穴施灸，每穴10～15分钟；再取俯卧位，用温和灸或隔姜灸，在膈俞、胃俞穴施灸，每穴10～15分钟；以上操作每日1次，直至打嗝症状消失为止。

【按语】

打嗝主因胃气上逆动膈所致，因此治疗以理气和胃降逆为治则。膈俞位于第七胸椎棘突下旁开1.5寸，邻近横膈，具有缓解膈肌痉挛的作用，《备急千金药方》记载此穴"吐，呕逆，不得下食……灸膈俞百壮"；胃俞、中脘穴属于俞募配穴法，具有调中和胃、宽中理气的作用；巨阙穴具有和胃降逆的作用。

【注意事项】

1. 长期打嗝者要先排除器质性病变才可采用艾灸法，防止耽误病情。

2. 保持心情舒畅，忌食生冷。

## 肠炎（泄泻）灸上、下巨虚

【概述】

肠炎属中医学泄泻范畴，是以大便次数增多，便质稀溏或完谷不化，甚至如水样为主要特征的病证。本病一年四季均可发病，尤以夏秋季节发病较多。中医学认为其主要是因脾虚湿盛，肠道分清泌浊、传导功能失司所致。

【取穴】

主穴：上巨虚、下巨虚。

配穴：大肠俞、天枢、神阙、三阴交。

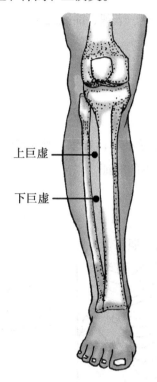

上巨虚

下巨虚

【灸法】

患者取仰卧位，用温和灸或隔姜灸，在天枢、神阙、上巨虚、下巨虚、三阴交穴施灸，每穴 15 ～ 20 分钟；再取俯卧位，用温和灸或隔姜灸，在大肠俞穴施灸 10 ～ 15 分钟；以上操作每日 1 次，5 ～ 7 天为 1 个疗程。

【按语】

本病主因脾虚湿盛，肠道分清泌浊、传导功能失司所致，其病位在脾胃和大小肠，故治疗以健脾止泻为治则。《素问·灵兰秘典论》曰："小肠者，受盛之官，化物出焉。"《灵枢·邪气脏腑病形》曰："大肠病者，肠中切痛，而鸣濯濯，冬日重感于寒即泄，当脐而痛，不能久立，与胃同候，取巨虚上廉。"上巨虚、下巨虚分别为大、小肠之下合穴，临床上，常取此二穴为主穴治疗各种肠道疾病；天枢穴、大肠俞穴属于俞募配穴法可调理三焦、肠胃而止泻；三阴交穴归脾经具有健脾利湿的作用；神阙穴位于中腹，内连肠腑，无论急、慢性泄泻用之皆宜。

【注意事项】

1. 施灸期间应忌食生冷、辛辣、油腻之品。

2. 注意饮食卫生。

## 便秘灸天枢

【概述】

便秘是指由于大肠传导不利，导致大便秘结不通，排便周期或时间延长，或虽有便意但排便困难的病证。

【取穴】

主穴：天枢。

配穴：大肠俞、支沟、照海。

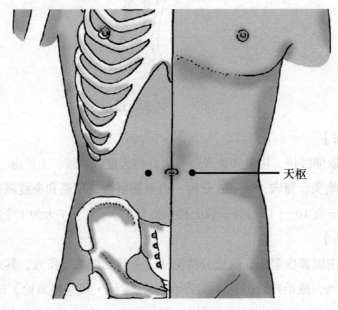

天枢

【灸法】

患者取仰卧位，用温和灸或隔姜灸，在天枢穴、支沟穴、照海穴施灸，每穴 10 ～ 15 分钟；再取俯卧位，用温和灸或隔姜灸，在大肠俞穴施灸，每穴 10 ～ 15 分钟；以上操作每日 1 次，5 ～ 7 日为 1 个疗程。

【按语】

本病主因大肠传导失常所致，病位在大肠。故取大肠募穴天枢穴，是调理和改善大肠疾病的重要穴位，配合大肠俞属于俞募配穴法，可通调大肠腑气，使大肠传导功能恢复；支沟属于手少阳三焦经穴，能宣通三焦气机，《针灸神书》云"大便闭塞不能通，气上支沟阳有功"，《类经图翼》云"凡三焦相火炽盛，及大便不通……俱宜泻之（支沟）"，本穴是历代治疗便秘特效穴，无论虚实所致的便秘皆可用支沟来调理；照海为足少阴肾经经穴，有滋阴降火，泻火通便之功，和支沟穴相配可滋阴润肠通便。《玉龙歌》曰："大便秘结不能通，照海分明在足中。更把支沟来泻动，方知妙穴有神功。"

【注意事项】

1. 患者应养成定时排便的习惯。

2. 多饮水，多吃粗纤维蔬菜及水果。

3. 平时加强运动锻炼。

## 胁痛灸期门

【概述】

胁痛是以胁肋部一侧或两侧疼痛为主要表现的病证。中医学认为其多由气滞、血瘀、湿热蕴结或肝阴不足、脉络失养所致。《黄帝内经》云："肝偏倾则胁下痛也。"肝经气滞血瘀及痰饮内停皆可引起胁下痛。

【取穴】

主穴：期门。

配穴：肝俞、肾俞、太冲。

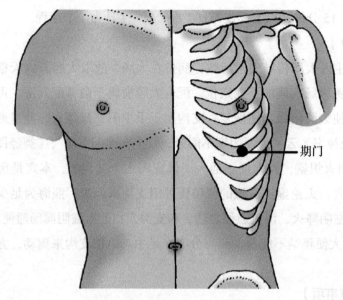

期门

【灸法】

患者取仰卧位，用温和灸或隔姜灸，在期门穴、太冲穴施灸，每穴10～15分钟；再取俯卧位，用温和灸或隔姜灸，在肝俞、肾俞穴施灸，每穴10～15分钟；以上操作每日1次，5～7日为1个疗程。

【按语】

《古今医彻·胁痛》云："左者肝也，肝藏血，性浮，喜条达而上升，有以抑之，则不特木郁而火亦郁，故为痛。"肝喜调达而恶抑郁，治之宜疏肝为主。期门为肝募穴，肝主疏泄，即疏通、宣泄、畅达之义，期门可疏调气机，促使全身之气通而不滞，具有理气止痛的作用；太冲为肝经之原穴，位于"行间上二寸陷者之中也"，肝俞为肝之俞穴，以上两两相配，为俞募配穴和俞原配穴，可疏肝解郁，宽胸理气；加上肾俞穴，可益精养血，调肝止痛。

【注意事项】

1.怀疑心绞痛发作，立即吸氧、休息，舌下含硝酸甘油或速效救心丸。

2.注意调畅情志，加强锻炼。

## 胆囊疼痛灸胆囊穴

### 【概述】

胆囊疼痛是以自觉右上腹疼痛不适为主要表现的疾病。中医学认为其主要是因肝胆脉络不通所致。

### 【取穴】

主穴：胆囊。

配穴：阳陵泉、胆俞、日月。

### 【灸法】

患者取仰卧位，用温和灸或隔姜灸，在胆囊、阳陵泉、日月穴施灸，每穴 10 ～ 15 分钟；再取俯卧位，用温和灸或隔姜灸，在胆俞穴施灸 10 ～ 15 分钟；以上操作每日 1 次，急性胆囊疼痛可灸至疼痛缓解为止，慢性胆囊疼痛 5 ～ 7 日为 1 个疗程。

### 【按语】

胆囊穴为经外奇穴，是治疗胆囊病的经验效穴；阳陵泉穴为胆的下合穴，可利胆止痛；胆俞与日月是俞募配穴法，可调理胆腑气机，缓解疼痛。

### 【注意事项】

1. 饮食要保持清淡，忌油腻之品。

2. 心情保持舒畅。

## 水肿灸水道

### 【概述】

水肿是以头面、眼睑、四肢、腹背甚至全身浮肿为主要表现的病证。中医学认为其主要是因肺失通降，脾失转输，肾失开阖，三焦气化不利所致。

### 【取穴】

主穴：水道。

配穴：三焦俞、水分、阴陵泉。

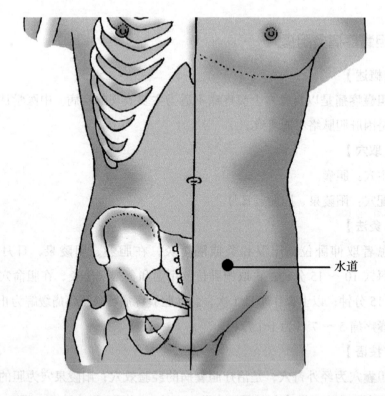

水道

【灸法】

患者取仰卧位，用温和灸或隔姜灸，在水道、水分、阴陵泉穴施灸，每穴 10～15 分钟；再取俯卧位，用温和灸或隔姜灸，在三焦俞穴施灸 10～15 分钟；以上操作每日 1 次，5～7 日为 1 个疗程。

【按语】

水道穴属足阳明胃经，水分穴属任脉，位于脐上 1 寸，"其部位当小肠之下口"，具有泌别清浊、分利水道之功效，《铜人腧穴针灸图经》云"若水病灸之大良，可灸七壮至百壮止"，两穴相配具有利水消肿的作用；三焦俞可通调三焦气机、利水；阴陵泉为足太阴脾经的腧穴，具有健脾利湿的作用。

【注意事项】

1.水肿伴有胸腔积液、腹水时不宜采用艾灸治疗。

2.注意饮食。

## 遗尿灸关元

【概述】

遗尿是指3周岁以上的儿童，在睡眠中小便自遗，醒后才知的一种病证。中医学认为其主要是因膀胱和肾的气化功能失调，膀胱约束无权所致。

【取穴】

主穴：关元。

配穴：肾俞、膀胱俞、中极、三阴交。

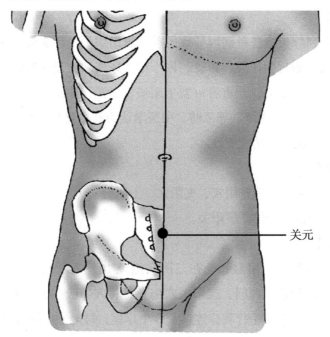

关元

【灸法】

患者取仰卧位，用温和灸或隔姜灸，在关元、中极、三阴交穴施灸，每穴10～15分钟；再取俯卧位，用温和灸或隔姜灸，在肾俞、膀胱俞穴施灸，每穴10～15分钟；以上操作每日1次，5～7日为1个疗程。

【按语】

本病病位在膀胱，主因膀胱约束不利所致。关元穴为任脉与足三阴经的交会穴，善于培补元气，温肾壮阳，具有益肾培元的作用；肾俞为肾的背俞穴，可补肾固本；中极穴与膀胱俞属于俞募配穴法，具有调节膀胱气化的作用；三阴交穴为足三阴经的交会穴，可调补肝、脾、肾三经气血，达到疏肝、补肾、健脾的治疗效果。

【注意事项】

1. 艾灸不适用于器质性病变引起的遗尿。

2. 培养小儿自觉排尿的习惯，减少夜间的饮水量。

## 慢性前列腺疾病灸三阴穴

【概述】

慢性前列腺炎指各种病因导致的前列腺组织的慢性炎症，是泌尿外科最常见疾病。表现为尿频、尿急、尿不尽、尿痛和腰骶部疼痛，尿道口有白色黏液溢出，乏力，严重者可发生阳痿、早泄、遗精等性功能障碍。本病属中医"淋病""癃闭"等范畴。中医学认为其主要是因肾阳虚弱，血瘀脉络，影响膀胱气化功能所致。

【取穴】

主穴：三阴穴（即重阴穴、夹阴穴、上阴根穴）。

配穴：肾俞、命门、腰阳关。

【灸法】

患者取仰卧位，用温和灸在三阴穴施灸 10 ～ 15 分钟；再取俯卧位，用隔姜灸，在肾俞、命门、腰阳关穴施灸，每穴 10 ～ 15 分钟；以上操作每日 1 次，10 天为 1 个疗程，连续灸 3 个疗程，每 1 个疗程间休息 2 天。

【按语】

三阴穴为临床治疗本病的经验穴，疗效显著。重阴穴位于会阴穴与阴囊连线的中点处，夹阴穴平耻骨联合上缘，两侧股骨沟中点，上阴根位于阴茎根部两侧。取肾俞、命门、腰阳关，"腰为肾之府"，以起益肾壮阳、化气通络之效。

【注意事项】

1. 规律饮食、慎起居，戒烟、限酒，清淡饮食。

2. 调畅情志，缓解心理压力。

3. 治疗期间禁止房事。

## 阳痿、早泄灸命门与志室

【概述】

阳痿指男子未到性功能衰退年龄而出现性生活中阴茎不能勃起或勃起不坚，以致影响性生活的病证。早泄是最常见的射精功能障碍，以性交之始即行排精，甚至性交前即泄精，不能进行正常性生活为主要表现。阳痿和早泄经常合并发生。临床上出现阳痿早泄的原因，一种是心理因素导致的，另一种是由于实质性病变所引起的功能性障碍。

【取穴】

主穴：命门、志室。

配穴：肾俞、腰阳关。

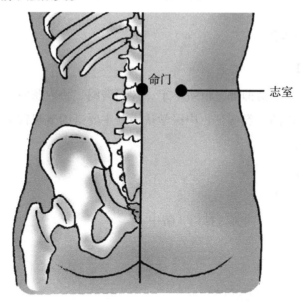

【灸法】

患者取俯卧位，用隔姜灸在命门、志室、肾俞、腰阳关穴施灸，每穴20～30分钟，以局部发红为度；以上操作每日1次，10天为1个疗程。

【按语】

中医学认为阳痿早泄和肾脏关系密切，因先天不足或纵欲过度导致肾虚不能藏精，精液排泄失控（精关不固，精窍开）而早泄。命门有"元气之根本，生命之门户"之说，该穴可补肾壮阳，主治各种肾虚所致妇科及男科病；志室穴别名"精宫"，常配命门穴益肾固精；肾俞穴可补肾固精，益水壮火，通利腰肾，为男科主要配穴之一，《医宗金鉴》云"下元诸虚，精冷无子"，《黄帝内经》云"腰者肾之府"，肾间动气充足才能两精相搏，故选用命门、志室、肾俞、腰阳关，以培补肾气，强筋起痿；腰阳关属督脉，位于腰部，且督脉起于胞中，贯脊属肾，故本穴常用于治疗腰骶不适，遗精阳痿诸疾。

**【注意事项】**

1. 本法适用于功能性阳痿，对器质性病变引起的阳痿效果欠佳。

2. 调理情志，克服悲观情绪，树立信心。

3. 日常生活中，规律作息，适当运动锻炼，治疗期间减少同房次数。

## 抑郁灸太冲

**【概述】**

抑郁是以心情抑郁、情绪不宁、胸部满闷、胁内胀痛，或易怒善哭为主要临床表现的一类病证。中医学认为其主要是因气机郁滞，脏腑阴阳气血失调所致。

**【取穴】**

主穴：太冲。

配穴：百会、内关、神门、膻中。

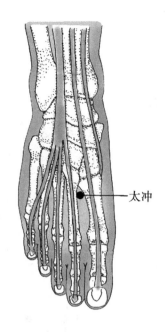

—太冲

**【灸法】**

患者取仰卧位，用温和灸或隔姜灸，在膻中、太冲、内关、神门穴施灸，每穴 10 ～ 15 分钟；再取坐位，用温和灸或雀啄灸，在百会穴施灸10 ～ 15 分钟；以上操作每日 1 次，5 ～ 7 日为 1 个疗程。

**【按语】**

抑郁症主因气机郁滞不畅所致，故以疏肝理气解郁为治则，选取足厥阴肝经原穴太冲疏肝理气；内关穴为心包经的络穴，膻中为八会穴之气会，两穴相配可舒畅气机，宽胸解郁；百会穴位于头部可醒脑开窍；神门穴为心经之原穴可宁心安神。

**【注意事项】**

1. 在施灸的同时应配合心理疏导治疗。

2. 密切观察患者的行为活动，多交流。

## 汗多灸复溜

**【概述】**

汗多可以分为自汗和盗汗，自汗是指白天时时汗出，活动后加重；盗汗是指睡眠时出汗，醒后汗止。中医学认为其是因阴阳失调，腠理开合失司，津液外泄所致。

【取穴】

主穴：复溜。

配穴：肺俞、合谷、尺泽。

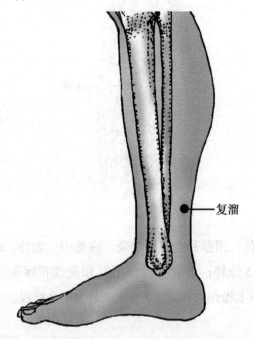

复溜

【灸法】

患者取仰卧位，用温和灸或隔姜灸，在合谷、尺泽、复溜穴施灸，每穴 10 ~ 15 分钟；再取俯卧位，用温和灸或隔姜灸，在肺俞穴施灸 10 ~ 15 分钟；以上操作每日 1 次，5 ~ 7 日为 1 个疗程。

【按语】

复溜穴是历代治疗汗证的重要穴位；合谷穴和尺泽穴属于表里经配穴法，可止汗，调节阴阳；肺在体合皮，其华在毛，可调节汗液代谢，故选背俞穴肺俞以调理肺气。

【注意事项】

1. 施灸期间注意室内温度，以防外感寒邪。

2. 施灸时要注意灸量，防止过灸伤阴。

## 高脂血症灸丰隆

### 【概述】

高脂血症是指通过化验血液等检查发现的血浆中脂质成分的浓度高于正常值的一种疾病，包括高胆固醇血症、高甘油三酯血症和两者兼有的混合型高脂血症。高脂血症是动脉粥样硬化和动脉粥样硬化相关疾病（如冠心病、缺血性脑血管病等）发病的主要原因，也是代谢综合征的重要表现之一。中医学认为其主要是因痰湿瘀阻所致。主要与遗传因素、不健康饮食、生活不规律有关，肥胖、饮酒、吸烟、糖尿病等人群高发。

### 【取穴】

主穴：丰隆。

配穴：神阙、阴陵泉、三阴交。

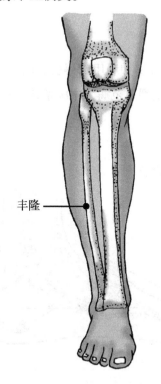

丰隆

### 【灸法】

患者取仰卧位，用温和灸或隔姜灸，在神阙、丰隆、阴陵泉、三阴交穴施灸，每穴 10 ~ 15 分钟；以上操作每日 1 次，5 ~ 7 日为 1 个疗程。

【按语】

丰隆穴为化痰祛湿的要穴，是足阳明胃经之络穴，疏通脾胃之气血瘀滞，并能促进水液代谢，还可化痰浊、化瘀血，通腑泄热；神阙穴可补益元气，加强气的运化，其位于腹之中部，与下焦相连，与胃肠相近，故可健益脾胃，有化湿之效；阴陵泉穴为脾经之合穴，有健脾利水之力，可促进全身气血运行、痰湿代谢；三阴交穴属于脾经，具有健脾和胃、调补肝肾、行气祛湿的作用。

【注意事项】

1. 病情重，病程长，不宜单独使用艾灸疗法。

2. 注意饮食控制，加强锻炼。

## 糖尿病灸然谷

【概述】

糖尿病是由于胰岛素分泌和利用障碍引起的，以慢性高血糖为特征的代谢性疾病。属于中医"消渴"范畴，中医学认为其是因阴虚燥热所致。

【取穴】

主穴：然谷。

配穴：肺俞、胃俞、肾俞。

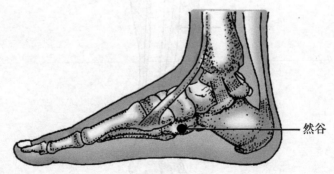

然谷

【灸法】

患者取俯卧位，用温和灸或隔姜灸，在然谷、肺俞、胃俞、肾俞穴施灸，每穴 10 ~ 15 分钟；以上操作每日 1 次，5 ~ 7 日为 1 个疗程。

**【按语】**

然谷穴为肾经的荥穴，为治疗糖尿病的经验穴，荥穴属火，肾经为水，此穴平衡水火，对症治疗糖尿病之阴虚燥热；《证治准绳·消瘅》云"渴而多饮为上消，消谷善饥为中消，渴而便数有膏为下消"，肺俞穴具有润肺止渴的功效，可治疗上消；胃俞穴具有和胃养阴的作用，可治疗中消；肾俞穴益肾滋阴，可治疗下消。

**【注意事项】**

1. 病情重，病程长，不宜单独使用艾灸疗法。

2. 饮食控制严格，少食含糖量高的食品。

3. 按时监测血糖。

## 肥胖灸带脉、丰隆

**【概述】**

肥胖症是一组常见的代谢症群。当人体进食热量多于消耗热量时，多余的热量以脂肪形式储存于体内，其量超过正常生理需要量，且达一定值时遂演变为肥胖症。正常男性成人脂肪组织重量占体重的 15%～18%，女性占 20%～25%。肥胖症是体重超过标准体重 20% 以上的一种病证，中医学认为主要由痰湿所致。

**【取穴】**

主穴：带脉、丰隆。

配穴：天枢、阴陵泉。

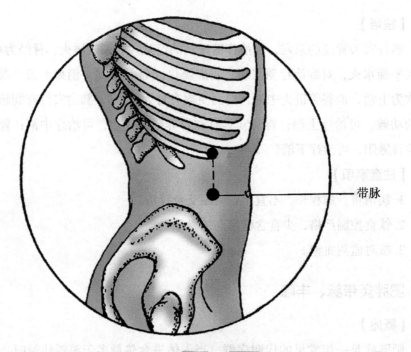

带脉

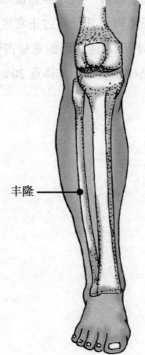

丰隆

**【灸法】**

患者取仰卧位，用温和灸或隔姜灸，在带脉、天枢、丰隆、阴陵泉穴施灸，每穴各 10 ～ 15 分钟；以上操作每日 1 次，5 ～ 7 日为 1 个疗程。

**【按语】**

带脉穴属治疗肥胖症经验穴，其位于腰腹部，对腰腹部的减肥最有效；《玉龙歌》云"痰多宜向丰隆寻"，丰隆穴是化痰祛湿的要穴，为足阳明胃经之络穴，可疏通脾胃之气血瘀滞，促进水液代谢，还可化痰浊、化瘀血，通腑泄热；天枢穴为大肠之募穴，位于足阳明胃经，主疏调肠腑、理气行滞、消食；阴陵泉穴为脾经之合穴，可促进全身气血运行，加快痰湿的代谢；天枢穴与阴陵泉穴为表里经相配，也可健脾利湿。

**【注意事项】**

1. 控制饮食。

2. 坚持锻炼。

## 腰痛灸肾俞

**【概述】**

腰痛是临床以腰部一侧或两侧发生疼痛为主要症状的一种疾病。腰痛常可放射到腿部，伴有外感或内伤症状。中医学认为其主要是因气机不通或气血运行失调所致。腰痛可因感受寒湿、湿热，或跌仆外伤、气滞血瘀，或肾亏体虚所致。其病理变化常表现出以肾虚为本，以感受外邪、跌仆闪挫为标的特点。

**【取穴】**

主穴：肾俞。

配穴：膀胱俞、三焦俞、三阴交。

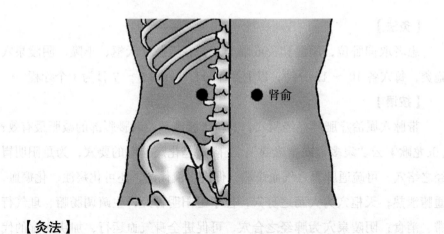

【灸法】

患者取俯卧位，用温和灸或隔姜灸，在肾俞、膀胱俞、三焦俞、三阴交穴施灸，每穴 10～15 分钟；以上操作每日 1 次，5～7 日为 1 个疗程。

【按语】

肾俞为针灸治疗腰痛的首选穴，《通玄指要赋》中记载："肾俞把腰疼而泻尽。"膀胱俞在《铜人腧穴针灸图经》中有"治风劳腰脊痛"之功。肾俞、膀胱俞分别为肾和膀胱的背俞穴，二者相表里，具有通调肾与膀胱气机、行气止痛的作用；三焦俞可通调三焦气机、止痛，在《铜人腧穴针灸图经》中有治疗"肩背拘急，腰脊强"的功效；三阴交为足三阴经的交会穴，可活血化瘀止痛。

【注意事项】

1. 艾灸不适用于急性期的腰痛。

2. 要注意多锻炼，调畅情志。

3. 坚持锻炼。


## 耳鸣耳聋灸听宫

【概述】

耳鸣是指患者自觉耳内鸣响，如闻蝉声、轰鸣声，或如潮声。耳聋是指不同程度的听觉减退，甚至消失。耳鸣可伴有耳聋，耳聋亦可由耳鸣发展而来。二者临床表现和伴发症状不同，但在病因病机上有许多相似之处，且均与肾有密切的关系。

【取穴】

主穴：听宫。

配穴：翳风、中渚、肾俞。

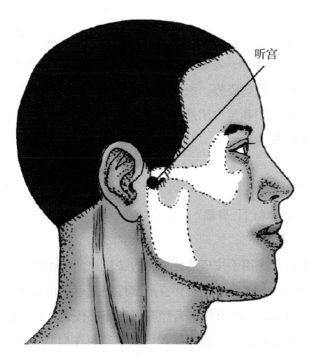

听宫

【灸法】

患者取侧卧位，用隔姜灸或者温和灸，在听宫、翳风穴施灸，每穴15～20分钟，用温和灸在中渚穴施灸10～15分钟；伴有肾虚者取俯卧位，用隔姜灸或温和灸在肾俞穴施灸15～20分钟；以上操作每日1次，10天为1个疗程。

【按语】

听宫为手太阳与手、足少阳经之交会穴，气通于耳，具有通耳启闭之功，配手少阳经局部的翳风穴，可疏导少阳经气，宣通耳窍；三焦经之中渚穴是治疗耳聋耳鸣之特效穴；肾俞能补肾填精，上荣耳窍。故艾灸听宫、翳风、中渚、肾俞以治疗耳聋耳鸣疾病。

【注意事项】

1.针刺与艾灸结合治疗本病效果较佳，病情严重者可到针灸科治疗。

2.睡眠与本病发生密切相关，要调整睡眠，保证充足的睡眠时间。

## 落枕灸落枕

### 【概述】

落枕，又称"失枕""失颈"。主要表现为颈项强痛，活动受限，头向患侧倾斜，项背牵拉痛，甚则向同侧肩部和上肢放射，颈项部压痛明显。其发生常与睡枕、睡眠姿势、颈部负重过度、寒邪侵袭等因素有关。中医学认为本病属手三阳和足少阳筋证，兼见恶风畏寒者，为风寒袭络；颈部扭伤者为气血瘀滞。

### 【取穴】

主穴：落枕。

配穴：肩井、风门、肩髃、阿是穴。

### 【灸法】

患者取坐位，先用手按压落枕穴，边按压边活动颈部，再用回旋灸法在落枕穴施灸 10～15 分钟；若伴有肩部疼痛，可用温和灸，在肩井、外关穴施灸，每穴 10～15 分钟；若伴有风邪寒邪侵袭，可用温和灸在风门穴施灸 10～15 分钟；伴手臂疼痛者可用温和灸在肩髃穴施灸 10～15 分钟；以痛为腧，用温和灸或雀啄灸，在明显疼痛点处施灸 10～15 分钟；以上操作每日 1 次，5～7 日为 1 个疗程，灸至不痛为止。

### 【按语】

外劳宫又称落枕穴，为治疗本病的经验穴。手阳明、足少阳经循行于颈侧，肩髃、肩井分属两经，与局部阿是穴合用，远近相配，可疏调颈部经络气血，舒筋通络，活血止痛；风门穴为太阳经穴，可祛风散寒止痛。

### 【注意事项】

1.注意睡姿，枕头不宜过高，避免受凉。

2.反复出现落枕者，应考虑颈椎病，及时至医院就诊。

### 颈椎病灸颈夹脊

【概述】

颈椎病又称颈椎综合征，是颈椎骨关节炎、增生性颈椎炎、颈神经根综合征、颈椎间盘脱出症的总称，是一种以退行性病理改变为基础的疾患。其主要由于颈椎长期劳损、骨质增生，或椎间盘脱出、韧带增厚，致使颈椎脊髓、神经根或椎动脉受压，是以头枕、颈项、肩背、上肢等部位疼痛及进行性肢体感觉和运动功能障碍为主证的临床综合征。轻者头晕、头痛、恶心、肩背疼痛、上肢疼痛、麻木无力；重者可导致瘫痪，甚至危及生命。

【取穴】

主穴：颈夹脊。

配穴：大椎、肩井、阿是穴。

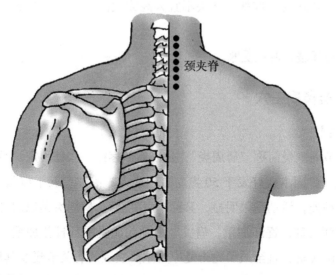

颈夹脊

【灸法】

患者取伏案式坐位，用回旋灸在颈夹脊穴施灸 15 ~ 20 分钟；用温和灸在大椎穴施灸 10 ~ 15 分钟，使热力渗透，以局部微红为度；若伴有肩部疼痛，可加肩井穴，用温和灸或隔姜灸施灸 10 ~ 15 分钟；用温和灸或雀啄灸，在自我感觉疼痛处施灸 10 ~ 15 分钟；以上操作每日 1 次，7 日为1 个疗程。

## 【按语】

本病基本病机是筋骨受损，经络气血阻滞不通。病位在颈部筋骨，与督脉、手足太阳、少阳经关系密切。颈夹脊一般常用颈 4 ～ 7 椎棘突下缘旁开 0.3 寸，双侧各 4 穴，《黄帝内经》云"督脉之别，名曰长强，挟膂上项，散头上，下当肩胛左右别走太阳，入贯膂"，即言夹脊穴是督脉和足太阳经所经过之处，灸颈夹脊有活血通络、理筋整复之功；大椎可通调督脉，温和灸大椎可振奋人体阳气，同时治疗颈、肩部疼痛；肩井具有治疗肩背疼痛，上肢不遂之效，《针灸甲乙经》云"手少阳、阳维之会"，灸肩井穴，能舒筋活络，祛风散寒；阿是穴以痛为腧，温和灸能促进局部血液循环，缓解疼痛。

## 【注意事项】

1. 颈椎病患者伏案时间不宜超过 1 小时，可适当锻炼，如做颈椎操。

2. 选择合适的颈椎枕，枕头不宜太高或太低，以鼻孔与下颌骨在同一水平面为佳。

3. 注意保暖，避免受寒。

## 肩周炎灸肩三穴

## 【概述】

肩关节周围炎简称"肩周炎"，是以肩部疼痛、痛处固定、活动受限为主症的病证。因本病好发于 50 岁左右的成人，俗称"五十肩"。后期常出现肩关节粘连，活动受限明显，又称"肩凝症"。肩周炎是以肩部逐渐产生疼痛，夜间为甚，逐渐加重，肩关节活动功能受限且日益加重，达到某种程度后逐渐缓解，直至最后完全复原为主要表现的肩关节囊及其周围韧带、肌腱和滑囊的慢性特异性炎症。其发生常与外伤劳损、年老气血不足、筋骨失养、风寒侵袭肩部等因素有关。

## 【取穴】

主穴：肩三穴（肩髃、肩髎、肩贞）。

配穴：曲池、阳陵泉。

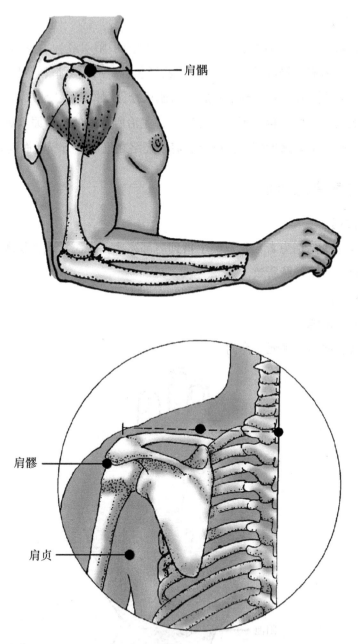

肩髃

肩髎

肩贞

## 【灸法】

患者取坐位，用温和灸，在肩三穴、阳陵泉穴施灸，每穴 10 ～ 15 分钟；用温和灸或隔姜灸，在曲池穴施灸 10 ～ 15 分钟；以上操作每日 1 次，7 日为 1 个疗程。

**【按语】**

肩三穴指肩髃、肩髎、肩贞三穴，分别为手阳明经、手少阳经、手太阳经穴，均为肩部局部选穴，《针灸甲乙经》云"肩重不举、臂痛，肩髎主之"；《玉龙赋》云"风湿搏于两肩，肩髃可疗"，体现了"腧穴所在，主治所及"的治疗原则；再根据"经脉所过，主治所及"的治疗原则远道取穴，配曲池、阳陵泉。远近配穴，可疏通肩部经络之气血，行气活血而止痛。

## 上肢寒冷灸阳池

**【概述】**

上肢寒冷是指患者自觉双侧手指到肩部冰冷。中医学认为是寒邪侵袭、阳气不足、瘀阻经脉所致。

**【取穴】**

主穴：阳池。

配穴：曲池、关元、命门。

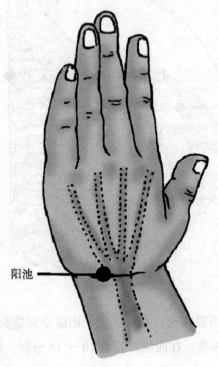
阳池

## 【灸法】

患者取仰卧位，用温和灸或隔姜灸，在曲池、阳池、关元穴施灸，每穴 10 ～ 15 分钟；再取俯卧位，用温和灸或隔姜灸，在命门穴施灸 10 ～ 15 分钟；以上操作每日 1 次，5 ～ 7 日为 1 个疗程。

## 【按语】

阳池、曲池穴属于阳明经穴，而阳池位于腕关节，曲池位于肘关节，两穴相配具有温通上肢经脉的作用；关元穴为小肠之募穴，属先天之气海，可补益元气；赵献可提出命门在两肾之间，认为命门主人体一身之阳气，故命门穴具有补元阳、祛寒湿的作用。

## 【注意事项】

1. 经常锻炼上肢使气血流通，可减轻上肢寒冷。

2. 注意上肢保暖。

## 腰肌劳损灸膀胱俞

## 【概述】

腰肌劳损，又称功能性腰痛、慢性下腰损伤、腰臀肌筋膜炎等，实为腰部肌肉及其附着点筋膜或骨膜的慢性损伤性炎症，是腰痛的常见原因之一，主要症状是腰或腰骶部胀痛、酸痛反复发作。疼痛可随气候变化或劳累程度而变化，如日间劳累加重，休息后可减轻。本病好发于常年采取弯腰姿势或坐姿工作的人，并有反复发作的历史，发病率随年龄增加呈上升趋势。

## 【取穴】

主穴：膀胱俞。

配穴：大肠俞、肾俞、委中。

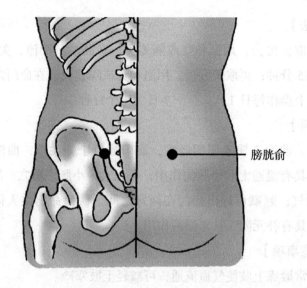

膀胱俞

**【灸法】**

患者取俯卧位，用温和灸或者隔姜灸，在膀胱俞、肾俞、大肠俞、委中穴施灸，每穴灸 10 ～ 15 分钟；以上操作每日 1 次，7 日为 1 个疗程，可连续灸，每 1 个疗程间隔 2 天。

**【按语】**

本病属腰骶部软组织的慢性损伤性疾病，与足太阳膀胱经关系密切。膀胱俞、大肠俞、肾俞为局部取穴，以疏通经络，缓解疼痛，体现了"腧穴所在，主治所及"的治疗原则；委中为足太阳膀胱经穴，素有"腰背委中求"之说，可疏通背部膀胱经气血，对腰背疼痛具有很好的作用，亦体现了"经脉所过，主治所及"的治疗原则。

**【注意事项】**

1. 注意劳逸结合，保持良好的姿势，避免腰部负重及剧烈运动。

2. 注意保持正确体位，避免在不良的体位下工作时间过长，对于单一劳动姿势者，应加强工间锻炼，或采用腰围保护腰部。

3. 可推拿按摩腰部，如拍打腰部、搓腰部。

## 腰椎病灸腰阳关

【概述】

腰椎病一般是指因脊柱及脊柱周围软组织急慢性损伤或腰椎间盘退变、腰椎骨质增生、滑脱等原因引起的，以腰痛、腰部活动受限和腰腿痛为主要症状的疾病。

【取穴】

主穴：腰阳关。

配穴：肾俞、委中、阿是穴。

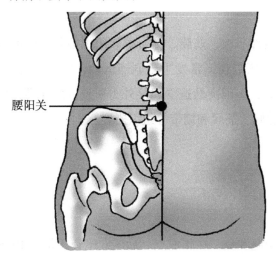

腰阳关

【灸法】

患者取俯卧位，用温和灸或者隔姜灸，在腰阳关、肾俞、委中、阿是穴施灸，每穴 10 ～ 15 分钟，以局部微红为度；以上操作每日 1 次，7 日为1 个疗程，可连续灸，每 1 个疗程间隔 2 天。

【按语】

"腰为肾之府"，肾经贯脊属肾，膀胱经夹脊络肾，督脉并于里，故本病与足少阴肾经、足太阳膀胱经、督脉等联系密切。其基本病机是经络气血阻滞，或精血亏虚，经络失于温煦濡养。《素问·骨空论》记载腰阳关位于"第十六椎节下间"，乃阳气通行的关隘。作为督脉之要穴，腰腿运动之枢纽，腰阳关对腰部及下肢经气的调理起着不可代替的作用，肾俞、腰阳关可益肾壮腰；循经远取委中，可疏利膀胱经气，祛除经络之瘀滞，即"腰背委中求"之意；阿是穴为近部取穴，可疏调局部筋脉气血，通经止痛。

【注意事项】

1. 腰痛处于急性期，要注意卧床休息，注意保暖。

2. 因其他原因引起的腰部疼痛，要及时确诊，并以治疗原发病为主。

3. 弯腰起身时，动作要慢，避免腰部负重，可佩戴护腰保护腰部。

## 急性腰扭伤灸腰痛点

【概述】

急性腰扭伤是腰部肌肉、筋膜、韧带等软组织因外力作用突然受到过度牵拉而引起的急性撕裂伤，常发生于剧烈运动、搬抬重物、跌仆损伤、腰部肌肉强力收缩时，多因突然遭受间接外力所致。急性腰扭伤可使腰骶部肌肉的附着点、骨膜、筋膜和韧带等组织撕裂。

【取穴】

主穴：腰痛点。

配穴：阿是穴、委中、后溪。

【灸法】

患者取坐位，用温和灸，在腰痛点、后溪穴施灸，每穴 10 ～ 15 分钟；再取俯卧位，用温和灸，在阿是穴、委中穴施灸，每穴灸 10 ～ 15 分钟；以上操作每日 1 次，7 日为 1 个疗程。

【按语】

本病病位在腰部经筋，与膀胱经、督脉等经脉联系密切。基本病机是腰部经络不通，气血壅滞，不通则痛。腰痛点为经验用穴，温和灸本穴可通经活络，舒筋止痛；阿是穴可通调局部经脉气血，通经止痛；委中为足太阳膀胱经腧穴，"腰背委中求"可调理腰部膀胱经气血，缓解疼痛；后溪为手太阳小肠经穴，手、足太阳同名经脉气相通，又为手太阳经腧穴，有"输主体重节痛"的治疗作用，温和灸可激发经气由浅入深，并"使经气渐盛，有如水流灌注"，有行气活血之功，通络止痛之效，后溪又为八脉交会穴之一，通督脉，故可行气通经脉，使受伤组织功能恢复正常。

**【注意事项】**

1. 可配合针刺，效果更佳。但排除骨折、脱位、韧带断裂等情况。

2. 应积极治疗，未彻底治愈者，可转变为慢性腰疼，病程延长。

3. 加强腰部的保护和锻炼，搬运东西时采用正确的姿势，不宜用力过猛。

## 坐骨神经痛灸环跳

**【概述】**

坐骨神经痛是以坐骨神经径路及分布区域疼痛为主的综合征。坐骨神经痛的绝大多数病例是继发于坐骨神经局部及周围结构的病变。对坐骨神经的刺激压迫与损害，称为继发坐骨神经痛，少数为原发性，即坐骨神经炎，多与风湿、感染、受寒有关。

**【取穴】**

主穴：环跳。

配穴：居髎、殷门、阳陵泉、委中、承山、昆仑。

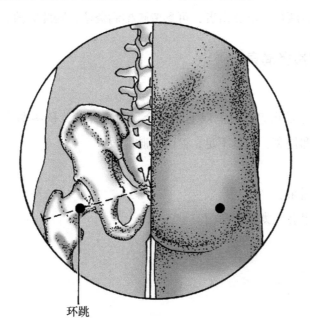

环跳

**【灸法】**

患者取侧卧位，用温和灸或回旋灸，在环跳穴施灸 10 ～ 15 分钟；用温和灸，在居髎、殷门、阳陵泉、委中、承山、昆仑穴施灸，每穴 5 ～ 10 分钟；以上操作每日 1 次，7 日为 1 个疗程。

**【按语】**

坐骨神经由 L4 ～ L5 和 S1 ～ S3 神经根组成，出椎管后经股骨大转子及坐骨结节间在大腿后下行。故当此段神经根受压迫时会出现腰臀、大腿后侧、小腿后外侧和足外侧疼痛不适。本病属中医"痹证"的范畴，病位在足太阳、足少阳经。多由于感受风、寒、湿邪；或过度劳累或年老体弱肾精不足，无以濡养筋脉；或跌仆外伤，损伤经脉气血，血运不畅，经络痹阻所致，"不通则痛"。《针灸甲乙经》云"腰胁相引痛急，髀筋瘛，胫痛不可屈伸，痹不仁，环跳主之"，环跳是足太阳、足少阳之会。另循经选取足太阳、足少阳经穴居髎、殷门、阳陵泉、委中、承山、昆仑以疏导通调两经之气血，从而达到"通则不痛"的目的。

**【注意事项】**

1.急性期应卧床休息，注意保暖。

2.如伴有腰椎间盘突出者，可参考腰椎病灸法，腰腿同治。

## 下肢寒冷灸涌泉

**【概述】**

下肢寒冷是指患者自觉双下肢发冷，四季皆发，秋冬季节加重。中医学认为是寒邪侵袭，阳气不足，瘀阻经脉所致。

**【取穴】**

主穴：涌泉。

配穴：申脉、太溪、命门。

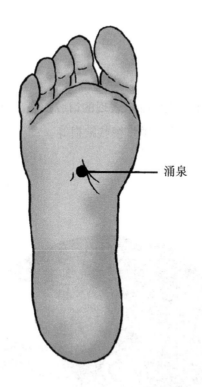

涌泉

【灸法】

患者取俯卧位，用温和灸或隔姜灸，在涌泉穴、命门穴施灸，每穴10～15分钟；再取坐位，用温和灸或雀啄灸，在申脉穴、太溪穴施灸，每穴10～15分钟；以上操作每日1次，5～7日为1个疗程。

【按语】

涌泉穴属足少阴肾经之井穴，涌，外涌而出也；泉，泉水也。该穴名指体内肾经的经水由此外涌出体表。本穴为肾经经脉的第一穴，它联通肾经的体表经脉，通过艾灸涌泉穴，可温肾水，使肾水不寒，具有益肾培元的作用；太溪穴、申脉穴属于局部选穴，可缓解下肢冷痛，太溪穴在《针灸大成》中"主手足寒至节"，申脉穴通阳跷脉，具有补阳益气的作用；命门穴具有补元阳、祛寒湿的作用。

【注意事项】

1.经常锻炼使气血流通，可减轻下肢寒冷。

2.注意下肢的保暖。

## 牙疼灸颊车

【概述】

牙疼是以牙齿疼痛为主要临床表现的口腔疾患。可见于龋齿、牙髓炎、根尖周炎、牙外伤、牙本质过敏、楔状缺损等。

【取穴】

主穴：颊车。

配穴：下关、合谷、内庭。

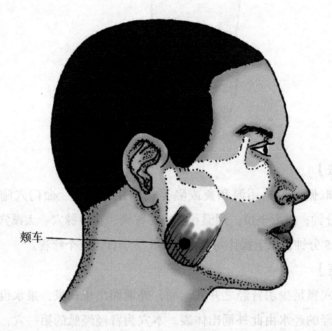

颊车

【灸法】

患者取坐位，用雀啄灸在颊车、下关、合谷、内庭穴施灸，每穴10～15分钟；以上操作每日1次，7天为1个疗程。

【按语】

颊车、下关为局部取穴；内庭穴是足阳明胃经的荥穴，"荥主身热"，即荥穴尤其善于治疗热证，故胃火牙疼者加内庭；合谷为手阳明大肠经的原穴，长于清泄阳明之郁热，疏解面齿之风邪，是治疗热病及头面五官疾患之要穴，《四总穴歌》将这一功效特点归纳为"面口合谷收"，故牙齿疼痛者加合谷，以疏通阳明经气，并兼有祛风作用，可通络止痛。

【注意事项】

1. 与三叉神经痛相鉴别。

2. 平时注意口腔卫生。

3. 对龋齿感染、坏死性齿髓炎、智齿难生等，应同时针对病因治疗。患者应忌食生冷、辛、辣、酸等刺激性食物。

## 小腿肚抽筋灸承山

【概述】

小腿肚抽筋，亦称腓肠肌痉挛，是突发性疼痛性不自主的腓肠肌强烈收缩。本病因腿部肌肉在活动时的收缩或舒张导致血管受挤压，或由于某种因素使代谢产物蓄积，达到一定程度，就会强烈刺激肌肉使其产生阵发性痉挛收缩，从而引发小腿抽筋现象。多见于运动、炎症、创伤、中枢神经系统和周围神经病变等，发作时疼痛难忍，可持续数秒到数十秒钟。

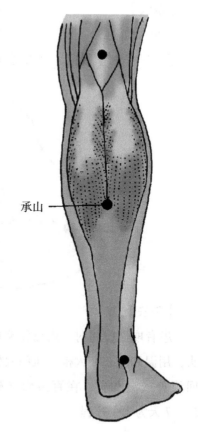

承山

【取穴】

主穴：承山。

配穴：委中、阳陵泉、承筋。

【灸法】

患者取坐位或者俯卧位，用温和灸或雀啄灸，在患侧的承山、委中、阳陵泉、承筋施灸，每穴 5 ～ 10 分钟；以上操作每日 1 次，7 日为 1 个疗程。

【按语】

本病中医又名"转筋"，《黄帝内经》记载："足太阳之下……血气皆少则喜转筋。"指本病病位属足太阳膀胱经，是筋脉失调或气血亏虚引起的筋脉失养、经筋不利的疾病。承山、委中、承筋穴属足太阳膀胱经,均位于腓肠肌上,可治疗小腿拘急、疼痛,疏通膀胱经络,缓解疼痛;《难经》云"筋会阳陵泉",阳陵泉为八会穴之筋会穴,善治筋病,具有舒筋止痛之效。

**【注意事项】**

1. 注意检测人体的微量元素,如钙的缺乏要适当补钙。

2. 避免运动过量或劳累。

## 风疹瘙痒灸曲池

**【概述】**

风疹是由风疹病毒引起的一种常见的急性传染病,以低热、全身皮疹瘙痒、时发时退为特征,常伴有耳后、枕部淋巴结肿大。由于全身症状轻,病程短,中医学称本病为风疹、风痧、瘾疹。

**【取穴】**

主穴:曲池。

配穴:大椎、风门、百虫窝。

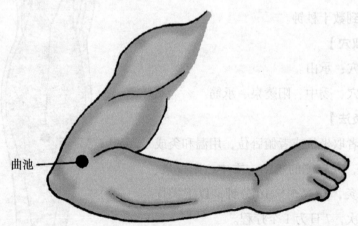

曲池

**【灸法】**

患者取坐位屈肘,用温和灸在曲池穴施灸 10 ～ 15 分钟;患者正坐低头,用温和灸,在大椎、风门穴施灸,每穴 10 ～ 15 分钟;患者屈膝,用回旋灸或温和灸,在百虫窝穴施灸 10 ～ 15 分钟;以上操作每日 1 次,5 ～ 7 天为 1 个疗程。

## 【按语】

风疹的发生常与感受风热时邪、食用荤腥食物等因素有关。本病病位在肌表，祛风是治疗本病的关键。曲池为手阳明大肠经之合穴，《黄帝内经》云"病在阳之阳者，刺阳之合"，温和灸曲池既可疏风解表，又能清泻阳明，故风疹不论外邪侵袭还是内有积热均可选用曲池，《千金翼方》云"瘾疹，灸曲池二穴，随年壮，神良"；选取大椎、风门以祛风散邪；百虫窝位于大腿内侧，髌骨内上缘 3 寸，为治疗风疹之经验要穴。

## 【注意事项】

1. 注意保暖，增强抵抗力，防止外邪入侵。

2. 本病易反复，非常容易因为过敏引发风疹，应避免接触变应原。

# 子宫疾病灸子宫

## 【概述】

子宫疾病是指子宫区域发生的各种病变，如炎症、损伤、肿瘤及癌前病变等，是女性最常见的疾患之一。子宫疾病包括子宫内膜炎、子宫内膜异位症、子宫肥大、子宫息肉、子宫肌瘤、子宫囊肿、子宫脱垂、子宫内膜癌等。子宫疾病可因流产、放取环等宫腔操作及感染所致。

## 【取穴】

主穴：子宫。

配穴：卵巢、关元、三阴交、阳池。

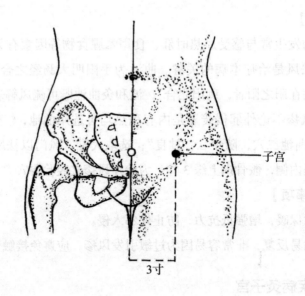

子宫

3寸

**【灸法】**

患者取仰卧位，用隔姜灸或温和灸，在子宫、卵巢、关元穴施灸，每穴 15 ～ 20 分钟；用温和灸，在三阴交、阳池穴施灸，每穴 10 ～ 15 分钟；以上操作每日 1 次，10 天为 1 个疗程。

**【按语】**

子宫、卵巢穴为经外奇穴，子宫穴位于下腹部，脐中下 4 寸，中极旁开 3 寸，卵巢穴位于子宫穴上 1.5 寸，两穴为临床经验穴，治疗妇科疾病疗效显著；关元穴有温补肾阳、调理任脉、益气补虚、升阳举陷的作用，是人体四大强壮要穴之一，灸之可有效治疗子宫疾病；三阴交为足三阴经（肝、脾、肾）的交会穴，是妇科常用穴，《千金翼方》云"产难、月水不禁、横生胎动，皆针三阴交"；阳池穴为妇科经验穴，可正子宫位置，调和下腹。

**【注意事项】**

1. 明确病情，如有不适及时医院就诊。

2. 注意调节情绪，保持乐观豁达的心态，加强锻炼，劳逸结合，生活起居有规律。

3. 养成良好的性行为习惯，避免不洁性生活，正确使用避孕套。

## 血虚、经少灸血海

【概述】

月经周期正常，血量明显减少，或行经时间 1 ～ 2 天，甚或点滴即净者，称为"月经过少"，亦称"经水涩少""经水不利""经少"等。中医学认为本病主要病机为"亡失津液"，即血虚。

【取穴】

主穴：血海。

配穴：子宫、关元、三阴交。

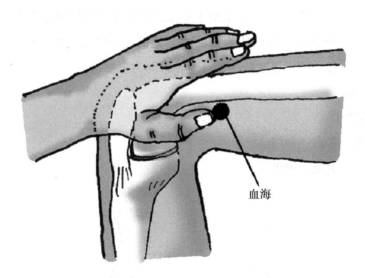

血海

【灸法】

患者取仰卧位，用隔姜灸，在子宫、关元穴施灸，每穴 15 ～ 20 分钟；用温和灸，在血海、三阴交穴施灸，每穴 10 ～ 15 分钟；以上操作每日 1 次，7 天为 1 个疗程。

【按语】

血海穴属足太阴脾经，该穴名指本穴为脾经所生之血的聚集处，《针灸资生经》言本穴可有效治疗月经不足；子宫穴为经外奇穴，治疗妇科疾病疗效显著；关元穴有温补肾阳、调理任脉、益气补虚的作用，是人体四大强壮要穴之一，灸之可有效治疗妇科疾病；三阴交为足三阴经（肝、脾、肾）的交会穴，可以调补肝脾肾，行气活血，疏通经络，为妇科常用穴，与上述穴位配伍可奏补血养血之功。

**【注意事项】**

1. 加强自身调理，慎起居，畅情志。

2. 加强饮食调理，经期忌食生冷寒凉之品，可每日服大枣 3 枚，养血补血。

## 宫寒灸子宫与命门

**【概述】**

宫寒，即"子宫寒凉"，是由于外来之寒邪或者人体脾肾阳虚所生内寒停滞在女性胞宫所致的，使胞宫的功能受损而发生的一系列疾病的统称。临床多以小腹冷痛、畏寒肢冷、月经异常等为主要特点，可引起痛经闭经、不孕等问题。

**【取穴】**

主穴：子宫、命门。

配穴：关元、中极。

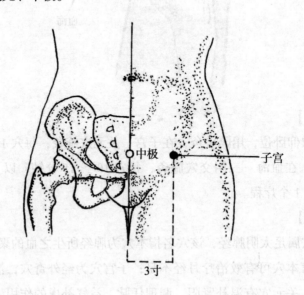

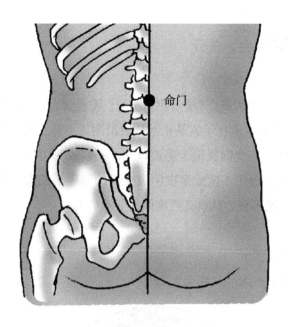

命门

【灸法】

患者取仰卧位，用隔姜灸，在子宫、关元、中极穴施灸，每穴 20 ～ 30 分钟；再取俯卧位，用隔姜灸，在命门穴施灸 15 ～ 20 分钟；以上操作每日 1 次，10 天为 1 个疗程。

【按语】

肾为元阳之根，"阳虚则寒"，肾阳亏虚是宫寒的基本病机。子宫穴为经外奇穴，治疗妇科疾病疗效显著；命门有"元气之根本，生命之门户"之说，该穴灸之可补肾壮阳，主治各种肾虚所致的妇科及男科病；"任主胞胎"，关元穴有温补肾阳、调理任脉、益气补虚的作用，是人体四大强壮要穴之一，灸之可有效治疗子宫疾病；中极穴是足三阴经与任脉之交会穴，膀胱之募穴，是人体重要的温阳、保健、益肾的大穴，也是妇科不可缺少的配穴之一。

【注意事项】

1.注意饮食，避免寒凉食物。

2.注意腰腹部保暖，不要穿露脐装。

3.适量运动，补益阳气。

## 子宫脱垂灸百会、关元

【概述】

子宫脱垂又名"阴脱""子宫不收""子肠不收"，中医学把本病归为"阴挺"范畴，子宫脱垂指子宫从正常位置沿阴道下降，宫颈外口达坐骨棘水平以下，甚至子宫全部脱出于阴道口外。子宫脱垂可以发生于任何年龄段的女性，常见于经历1次或多次阴道分娩的绝经后妇女，尤其是经济条件较差、营养状况不良、从事高强度体力劳动的女性。

【取穴】

主穴：百会、关元。

配穴：子宫、气海、三阴交。

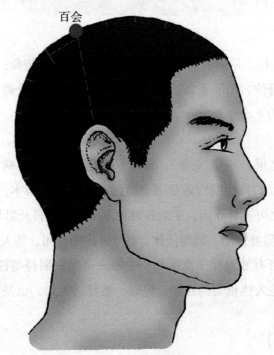

百会

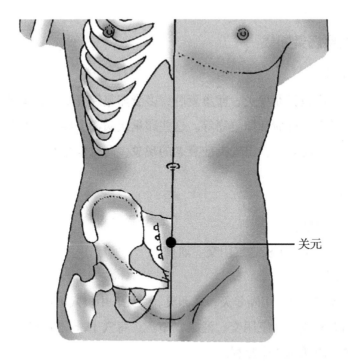

关元

**【灸法】**

患者取仰卧位，用温和灸或回旋灸，在百会、关元、子宫、气海、三阴交穴施灸，每穴 15 ～ 20 分钟；以上操作每日 1 次，7 天为 1 个疗程。

**【按语】**

中医学认为，胞宫居于少腹内，有赖脾气、肾气固护维持其正常生理位置，行使其生理功能，本病发生与禀赋素弱、气虚不摄，或房劳多产、损伤胞络，或产时耗力、产后过劳等因素有关。百会位于颠顶，为诸阳之会，灸之可升阳举陷；关元穴可补益下焦，固本温中，是人体四大强壮要穴之一，和百会穴相配共奏固本升阳举陷之功效；气海为任脉穴，能益气固胞；三阴交属足太阴脾经，是足三阴经交会穴，灸之可健脾益气，加强气海固胞作用；子宫穴为妇科常用经验穴，灸之可以加强子宫的提升收缩能力。

**【注意事项】**

1. 治疗期间注意休息，避免负重、下蹲过久和过度劳累。

2. 加强盆底肌肉的运动锻炼，主要有盆底肌肉收缩法和腹直肌运动法。

## 卵巢疾病灸卵巢

**【概述】**

卵巢疾病包括卵巢炎、卵巢囊肿、多囊卵巢综合征、卵巢破裂、卵巢早衰、卵巢良性肿瘤和卵巢癌等。这些卵巢疾病都会导致女性卵巢功能衰退，造成内分泌紊乱，出现提前衰老的现象，同时也是女性不孕不育的重要原因。

**【取穴】**

主穴：卵巢。

配穴：关元、中极、三阴交、涌泉。

**【灸法】**

患者取仰卧位，用隔姜灸，在卵巢、关元、中极穴施灸，每穴 15～20 分钟；用温和灸，在三阴交、涌泉穴施灸，每穴 15～20 分钟；以上操作每日 1 次，10 天为 1 个疗程。

**【按语】**

卵巢穴为临床经验穴，主要适用于患卵巢疾病者；任脉为妇科重要的脉络之一，关元、中极归属任脉，关元穴有温补肾阳、调理任脉、益气补虚、升阳举陷的作用，是人体四大强壮要穴之一，灸之可有效治疗子宫疾病；中极穴是足三阴经与任脉之交会穴，膀胱之募穴，是人体重要的温阳、保健、益肾的大穴；三阴交为足三阴经（肝、脾、肾）的交会穴，为妇科常用穴；涌泉穴可滋阴补肾，促进女性内分泌和生殖系统的改善，有益于卵巢的保养。

**【注意事项】**

1.月经期间量多者可停灸。

2.排除器质性的卵巢病变，及时到医院就诊。

3.日常生活中注意休息，调畅情志，均衡饮食，适量运动。

## 胎位不正灸至阴

### 【概述】

胎位不正是指孕妇在妊娠 28 周之后，产检时发现胎儿在子宫体内的位置异常。其发生常与先天禀赋不足、情志失调、形体肥胖、负重劳作等因素有关。

### 【取穴】

主穴：至阴。

配穴：足三里、三阴交、太白。

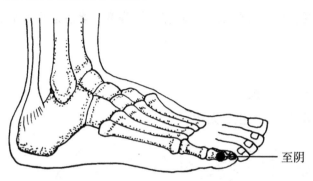

至阴

### 【灸法】

患者取坐位，先用大拇指掐按至阴穴，再用温和灸施灸 15 ～ 20 分钟；先用拇指按揉足三里、三阴交、太白穴，再用温和灸施灸 10 ～ 15 分钟；以上操作每日 2 次，可选择胎儿活动较频繁时施灸，5 日为 1 个疗程。

### 【按语】

至阴，即到达阴。如太阴为三阴之始，故太阴又可称为至阴。太阴属脾，至阴常作脾的代词。《素问·金匮真言论》云："腹为阴，阴中之至阴，脾也。""至"，作"最"或"极"解。至阴，即阴之最甚者。《素问·水热穴论》云："肾者至阴也。至阴者，盛水也。"至阴是足太阳井穴，与足少阴经相连，具有疏通经络、调整阴阳、纠正胎位的功能，为转胎经验效穴，艾灸至阴穴矫正胎位成功率较高，超过自然恢复率，在治疗期间，孕妇取膝胸卧位，每日施灸 2 次，每次 15 分钟；若气血虚弱者，加灸足三里（强身健体要穴）、三阴交（同调肺脾肾三经）、太白（脾经原穴）以补益气血。

**【注意事项】**

1.灸法治疗应注意时机，妊娠 28 ～ 32 周是转胎的最佳时机。

2.治疗前做好排查，排除其他病因，因子宫畸形、骨盆狭窄、或胎儿本身因素，尽早去妇产科治疗。

## 乳腺疾病灸膻中与乳根

**【概述】**

乳腺疾病是关于乳腺腺体、脂肪、淋巴、血管、乳头等乳腺相关组织的疾病，包括乳腺炎症性疾病、乳腺良性病变、乳腺恶性肿瘤、先天发育异常等。

**【取穴】**

主穴：膻中、乳根。

配穴：期门、足三里、太冲。

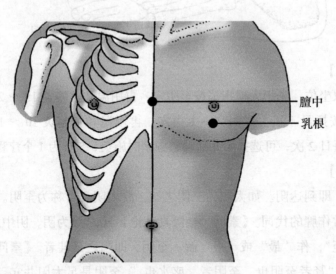

膻中
乳根

**【灸法】**

患者取仰卧位，用温和灸，在膻中、乳根、期门穴施灸，每穴 15 ～ 20 分钟；再用温和灸，在足三里、太冲穴施灸，每穴 10 ～ 15 分钟；以上操作每日 1 次，10 天为 1 个疗程。

**【按语】**

膻中为气会，配期门可宽胸理气、散结化滞，同时期门为肝之募穴，可疏肝气、调冲任；循经远端取足三里，以疏通胃经、调和气血；太冲穴又名消气穴，为肝之原穴，灸之可疏通肝经气机；乳根主治乳痈等乳腺疾病，局部选用有很好的疗效，故艾灸膻中、乳根、期门、足三里、太冲来治疗乳腺类疾病。

**【注意事项】**

1. 保持乳头部清洁，如有乳头破裂、局部溃烂应及时治疗。

2. 保持心情舒畅，忌忧思恼怒。

## 乳少灸少泽

**【概述】**

乳少亦称缺乳，指产后乳汁分泌量少，不能满足婴儿需要，甚至完全没有乳汁的疾病。可由体虚、失血，气血亏虚而致乳汁化源不足；或情志郁怒，气机不畅而乳汁运行受阻；或哺乳方法不当等导致乳汁分泌障碍。

**【取穴】**

主穴：少泽。

配穴：膻中、乳根、足三里、期门、太冲。

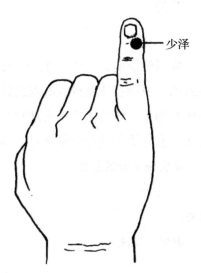

少泽

## 【灸法】

患者取仰卧位，用温和灸，在少泽、膻中、足三里、乳根、期门、太冲穴施灸，每穴 10 ~ 20 分钟；以上操作每日 1 次，7 ~ 10 日为 1 个疗程。

## 【按语】

产后乳少当分虚实，虚者当责之脾胃，脾胃受损则化生气血不足，《妇人大全良方》云"妇人乳汁乃气血所化，若气血虚弱，则乳汁短少"；实者当责之于肝，乳头属肝，若情志抑郁，恚怒烦恼，肝失条达，气机不畅，则乳汁不通。《格致余论》曰："乳子之母，不知调养，怒忿所逆，郁闷所遏，厚味所酿，以致厥阴之气不行，故窍不得通，而汁不能出。"少泽为治疗乳少的经验要穴，配膻中、乳根，属局部取穴，可疏通经络，行气活血，《针灸大成》云"无乳，膻中、少泽此二穴神效"；足三里为足阳明胃经合穴，虚者灸之可补益气血；期门为肝经募穴，太冲为足厥阴肝经原穴，灸此二穴则厥阴之气通，肝之疏泄畅，而乳络自通，乳汁壅滞得解。

## 【注意事项】

1. 在治疗期间保证足够的营养摄入，可食用猪蹄汤、鲤鱼汤。

2. 产后抑郁者，家人需多陪伴，以疏导情志。

3. 养成按时哺乳的习惯，建立良好的泌乳反射。

# 更年期灸劳宫与内关

## 【概述】

更年期综合征，又称围绝经期综合征，好发于女性绝经前后，是由于性激素含量的减少导致的一系列躯体及神经心理症状的症候群。如自主神经功能紊乱、生殖系统萎缩等，还可能出现生理和心理方面的变化，如焦虑、抑郁和睡眠障碍等。女性更年期综合征多见于 46 ~ 50 岁的女性，近年来有发病年龄提早、发病率上升的趋势。

## 【取穴】

主穴：劳宫、内关。

配穴：足三里、三阴交、太溪。

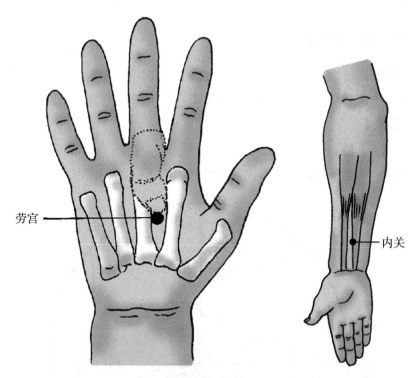

劳宫

内关

**【灸法】**

患者取坐位，用温和灸，在劳宫、内关穴施灸，每穴 10 ~ 15 分钟；用温和灸，在足三里、三阴交、太溪穴施灸，每穴 15 ~ 20 分钟；以上操作每日 1 次，7 天为 1 个疗程。

**【按语】**

更年期内分泌系统紊乱，劳宫为心包经之荥穴，内关为心包经之络穴和八脉交会穴，两穴相配可治胸闷、烦躁、失眠、郁证等；足三里为胃之合穴，"合治内腑"，且脾胃为后天气血化生之源，与三阴交共调肝脾肾三脏；太溪为肾经之原穴，肾为先天之本，可治疗失眠、健忘等，故艾灸劳宫、内关、足三里、三阴交及太溪以调理内分泌功能。

**【注意事项】**

1. 调畅情志，听轻音乐，多做户外活动。

2. 加强营养，多食水果、蔬菜。

## 男、女疾病灸八髎

【概述】

男、女疾病泛指男性、女性下焦病证。

【取穴】

主穴：八髎。

配穴：肾俞、关元、气海、足三里。

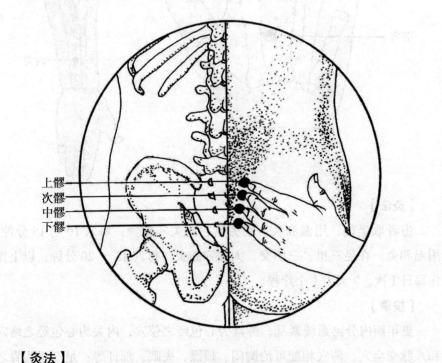

上髎
次髎
中髎
下髎

【灸法】

患者取俯卧位，用隔姜灸，在八髎、肾俞穴施灸，每穴 20 ～ 30 分钟，以局部皮肤发红为度；再取仰卧位，用隔姜灸在关元、气海、足三里穴施灸，每穴 15 ～ 20 分钟；以上操作每日 1 次，10 天为 1 个疗程。

【按语】

八髎为支配盆腔内脏器官的神经血管会聚之处，是调节人一身气血的总开关，在男性、女性疾病中应用广泛；肾为先天之本，选用肾俞以补益肾气；关元、气海、足三里为人体强身健体之保健要穴，灸之可调和人体气血，且脾胃为后天之本，气血化生之源，足三里可补益胃气。故艾灸八髎、肾俞、关元、气海、足三里以治疗男、女疾病。

【注意事项】

1. 起居有常，饮食有节。

2. 锻炼身体，增强体质。

## 小儿易感冒灸身柱

【概述】

感冒是以头痛、鼻塞、恶寒发热、全身不适为主要临床表现的一种外感疾病，多因腠理不固，外邪侵袭而发病。外邪为六淫之邪，"风为百病之长"，多与其他邪气相合侵袭人体，故感冒临床以风寒或风热最为常见，亦有兼暑、湿、燥者，以及体虚外感等不同。在病情上感冒尚有轻重之别，轻者为伤风；重者，常于一定时期内在人群中广泛流行，称为时行感冒。

【取穴】

主穴：身柱、大椎。

配穴：列缺、风门、足三里。

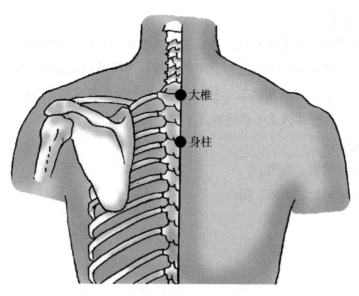

**【灸法】**

患者取俯卧位，用隔姜灸或温和灸，在身柱、风门、足三里穴施灸，每穴 10 ～ 15 分钟；再用雀啄灸，在列缺、大椎穴施灸，每穴 10 ～ 15 分钟；以上操作每日 1 次，5 天为 1 个疗程。

**【按语】**

身柱、大椎均为督脉穴位，主治恶寒发热、咳嗽、气喘等感冒症状，大椎为阳脉之海，可补益阳气；寒邪外束，毛窍闭塞，肺气失宣，故取手太阴络穴列缺宣肺利窍，以治鼻塞、喉痒、咳嗽等症；太阳主表，为一身之藩篱，外感风寒先犯太阳，故取风门以疏调太阳经气，祛风散寒，治恶寒、发热、头痛等症；取足三里以补益气血。五穴相配，以达祛风散寒，宣肺解表之功。

**【注意事项】**

1. 小儿病情变化迅速，需要及时观察，随时调整治疗。
2. 小儿皮肤较薄，运用灸法要注意防烫伤。

## 小儿近视灸睛明与光明

**【概述】**

小儿近视是屈光不正的一种，和成人近视的特点有所不同。近视（近视眼）是指眼睛在调节放松时，平行光线通过眼的屈光系统屈折后点落在视网膜之前的一种屈光状态。小儿近视指发病为儿童时期，存在调节异常、呈进展性、易受多因素干扰的特点。

**【取穴】**

主穴：睛明、光明。

配穴：风池、太阳、阳白。

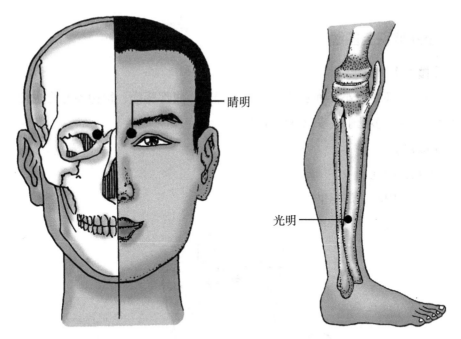

睛明

光明

**【灸法】**

患者取仰卧位，用纱布或者毛巾遮住双眼，用温和灸，在睛明、太阳、光明穴施灸，每穴 10 ～ 15 分钟；再取坐位或者俯卧位，用温和灸在风池、阳白穴施灸 10 ～ 15 分钟；以上操作每日 1 次，7 天为 1 个疗程。

**【按语】**

睛明主治近视、夜盲等一系列眼部疾病；太阳属经外奇穴，主治面部疾病，且与睛明、阳白共属局部选穴，可疏通眼部气血经络；光明为足少阳经之络穴，可养肝明目；风池可疏导头面气血，加强眼区穴位的疏通作用。故艾灸睛明、光明、风池、太阳、阳白可以治疗小儿近视。

**【注意事项】**

1. 注意科学用眼，坚持做眼保健操。

2. 避免长时间看手机、电视，看书 1 个小时后，建议远眺，以缓解视疲劳。

## 小儿疳积灸四缝

**【概述】**

小儿疳证是以小儿面黄肌瘦、毛发稀疏、腹部膨隆、精神萎靡为主症的病证。一般多见于 5 岁以下的幼儿。

**【取穴】**

主穴：四缝。

配穴：中脘、足三里、太白。

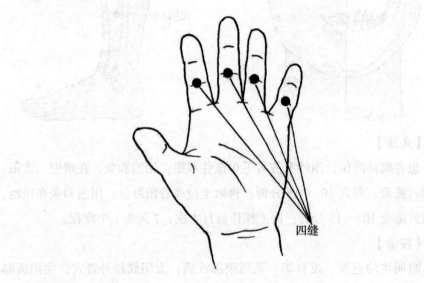

四缝

**【灸法】**

患者取坐位，用雀啄灸，在四缝穴施灸，每穴 10 ～ 15 分钟；用温和灸，在足三里穴施灸 10 ～ 15 分钟；用温和灸，在中脘、太白穴施灸 10 ～ 15 分钟；以上操作每日 1 次，7 天为 1 个疗程，可根据病情选择疗程数。

**【按语】**

中脘为胃之募穴，可调理脾胃，脾胃为后天之本，若脾胃旺盛，则气血生化之源可复，配足阳明合穴、胃之下合穴之足三里以扶土而补中气；四缝为经外奇穴，是治疗疳积的经验穴；太白为脾经原穴。故艾灸四缝、中脘、足三里、太白对小儿疳证有很好的疗效。

**【注意事项】**

1.提倡母乳喂养，乳食应定时定量，不宜过饱，勿过食肥甘油腻、生冷。

2.可沿患儿背部脊柱及其两侧由下而上用拇指、食指捏起皮肤，一捏一提，交替向上 3 ～ 5 次，可增强患儿抵抗力。

## 小儿流涎灸地仓

**【概述】**

小儿流涎也就是流口水，是指小儿口中唾液不自觉从口内流出的一种疾病。本病 3 岁以下的幼儿较为多见。中医学认为是脾胃虚弱造成的水湿运化不利，中土不固而致小儿流涎。

**【取穴】**

主穴：地仓。

配穴：脾胃虚弱加足三里、气海；肾气不足加涌泉。

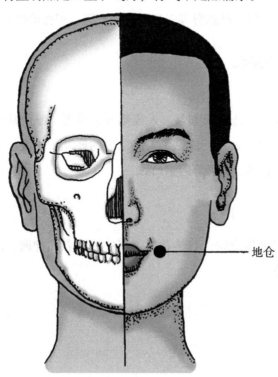

地仓

**【灸法】**

患者取仰卧位，用雀啄灸在地仓施灸 10 ～ 15 分钟；用隔姜灸在气海施灸 15 ～ 20 分钟；用温和灸，在足三里、涌泉穴施灸，每穴 15 ～ 20 分钟；以上操作每日 1 次，7 天为 1 个疗程。

**【按语】**

小儿口角流涎多为脾胃虚弱，选局部腧穴地仓，同时配足三里、气海以调理脾胃气机；足三里是足阳明胃经的合穴，为强壮要穴，中医学认为，按摩足三里有调节机体免疫力、增强机体抗病能力、调理脾胃、补中益气、通经活络、疏风化湿、扶正祛邪的作用；气海属任脉腧穴，为先天元气汇聚之处，《针灸资生经·卷一》云"气海者，盖人之元气所生也"，灸之可补益一身之气；小儿先天肾气不足，后天喂养不当，故先后天同调，涌泉穴为肾经五输穴，配涌泉以补益肾气。

**【注意事项】**

1. 注意口腔卫生，养成良好的卫生习惯。

2. 若由脑炎、面神经麻痹等引起的口角流涎，积极治疗原发病。

## 小儿夜啼灸身柱

**【概述】**

小儿夜啼是指小儿白天如常，入夜则经常啼哭不眠的疾病。本病持续时间少则数日，多则数月，常见于 1 岁以内的婴儿。中医学认为，本病是由脾虚、伤神、心热、惊恐等因素所致。

**【取穴】**

主穴：身柱。

配穴：脾寒者加中脘；心热者加劳宫；惊骇者加神阙、涌泉；食积者加足三里、中脘。

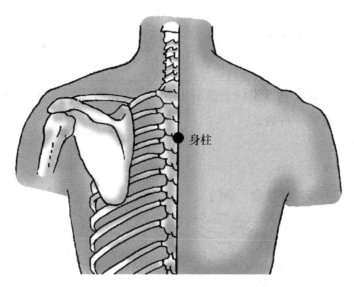

身柱

【灸法】

患者取俯卧位，用雀啄灸在身柱穴施灸 10 ～ 15 分钟；再取仰卧位，用温和灸在神阙、中脘、劳宫、足三里、涌泉穴施灸，每穴 10 ～ 15 分钟；以上操作每日 1 次，7 天为 1 个疗程。

【按语】

身柱穴出自《针灸甲乙经》，属督脉腧穴，可宁神镇咳、镇静安神；小儿夜啼常因脾寒、心热、惊骇、食积而发病，《素问·逆调论》云"胃不和则卧不安"，故需健运脾胃，中脘为胃之募穴，又是八会穴之腑会，具有健脾和胃、行气化滞、升清降浊的作用，因此脾寒者加灸中脘以温脾暖胃；心热者灸劳宫，劳宫属手厥阴心包经，为心包经之荥穴，五行属火，善于清心泄热，《针灸甲乙经》云"风热善怒，中心喜悲，思慕嘘唏，善笑不休，劳宫主之"；惊骇者灸神阙、涌泉；食积者灸足三里、中脘以健运脾胃。

【注意事项】

1. 养成良好的睡眠习惯，注意保持周围环境的安静祥和。

2. 注意小儿的衣被有无浸湿或异物。

3. 无故啼哭不止，注意寻找原因，如饥饿、虫咬、闷热等。

## 小儿遗尿灸关元

### 【概述】

小儿遗尿症是指 5 岁以上的小儿不能自主控制排尿，经常睡中小便自遗，醒后方觉的一种病证。

### 【取穴】

主穴：关元。

配穴：中极、膀胱俞、命门。

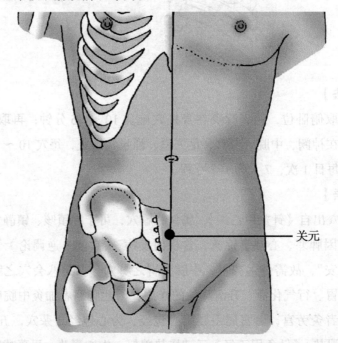

关元

### 【灸法】

患者取仰卧位，用隔姜灸或温和灸，在关元、中极穴施灸，每穴10～15分钟；再取俯卧位，用隔姜灸在膀胱俞、命门穴施灸，每穴10～15分钟；以上操作每日 1 次，7 天为 1 个疗程。

### 【按语】

关元为任脉与足三阴经交会穴，且为强身健体要穴之一，可培补元气，固摄下元；中极、膀胱俞均可主治遗尿类疾病，两者相配为俞募配穴，可振奋膀胱气化功能；肾气不足者可加灸命门以补益肾气。故艾灸关元、中级、膀胱俞、命门可以治疗小儿遗尿。

**【注意事项】**

1.选择在下午或睡前做灸法治疗。

2.消除患儿心理负担和紧张情绪，培养患儿睡前按时排便的习惯。

## 疲劳综合征灸肩井、涌泉

**【概述】**

疲劳综合征，是以持续或反复发作的严重疲劳为主要特征的症候群，是亚健康状态的一种特殊表现，常见的伴随症状有记忆力减退、头痛、咽喉痛、关节痛、睡眠紊乱及抑郁等多种躯体及精神神经症状。疲劳综合征是指患者自觉极度疲劳为主要特征的综合征，本病原因不明，中医学认为其是由肝气郁结、脾气虚弱或心肾不交所致。

**【取穴】**

主穴：肩井、涌泉。

配穴：百会、关元、足三里。

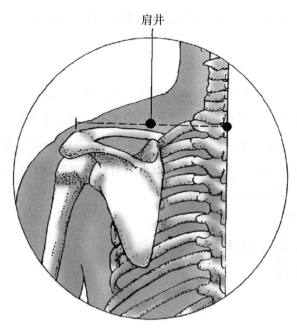

肩井

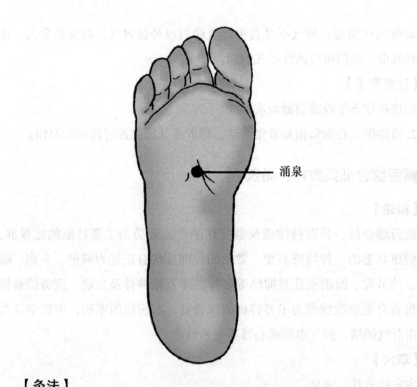

涌泉

【灸法】

患者取俯仰卧位，用温和灸或隔姜灸，在百会、关元、肩井、涌泉、足三里穴施灸，每穴 10 ～ 15 分钟；以上操作每日 1 次，5 ～ 7 日为 1 个疗程。

【按语】

肩井穴与涌泉穴分别位于人体上部和下部，两穴形成了一条直线上下呼应，有水则能生气，涌泉如山环水抱中的水抱之源，给人体形成了一个强大的气场，可扶助正气；百会穴居于颠顶，人体各经的阳气均汇聚于此，可治疗气虚之证；关元穴为先天之气海，具有补益元气的作用；足三里穴为保健的要穴，有强生壮体的作用。

【注意事项】

1. 日常生活规律，保证适当的体育锻炼。

2. 保持情绪乐观。

## 骨质疏松灸悬钟

【概述】

骨质疏松是一种以骨量降低和骨组织微结构损坏为特征，导致骨脆性增加的代谢性骨病。轻者无明显临床症状，仅在 X 线摄片或骨密度测定时被发现。较重患者常表现为腰背疼痛、乏力或全身弥漫性骨痛，并可因轻微外伤而出现骨折。骨质疏松症可发生于不同性别和任何年龄，但多见于绝经后女性和老年男性。

【取穴】

主穴：悬钟。

配穴：肾俞、关元、气海、血海。

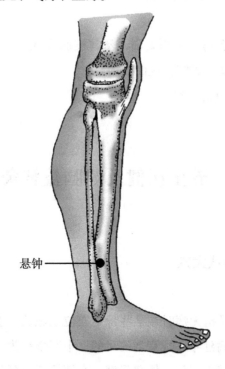

悬钟

【灸法】

患者取坐位，用温和灸，在血海、悬钟穴施灸，每穴 10 ～ 15 分钟；用温和灸在肾俞穴施灸 15 ～ 20 分钟；再取仰卧位，用温和灸或隔姜灸，

在关元、气海穴施灸，每穴 15 ～ 20 分钟；以上操作每天 1 次，10 天为 1
个疗程，可连续灸多个疗程，每个疗程间隔 2 天。

【按语】

悬钟为足少阳经脉穴，乃髓气聚者之处，又名"髓会"，温和灸此穴可
利筋骨，养髓补血；"肾主骨，生髓"，中医学认为肾为先天之本，肾虚是骨
质疏松发生的重要原因，故选肾俞补肾填精；肝主藏血，主筋，精血同源，
肝血不足亦影响肾精化生，故配血海，以补血生髓；脾为后天之本，气血
生化之源，脾虚则后天之精不能充养先天之肾精，从而加重肾精亏虚，故
选关元、气海以培补元气。

【注意事项】

1. 注意饮食调理，多食富含钙、维生素 D、维生素 C 及蛋白质的食物，
也可口服钙片。

2. 增加室外活动，多晒太阳，暴露皮肤在太阳下直晒 15 ～ 30 分钟 /
天，促进维生素 D 的吸收，从而补钙。

3. 防止摔倒，以免骨折。

# 养生保健及健脑益智灸

## 养生保健灸八大穴

【概述】

养生保健灸是指无病时在某些特定穴位上施灸，能增强身体的抗病能
力，从而达到祛病延年、抗衰老的目的。中医学认为，无病自灸一些特定
的穴位，能使人精力充沛、体魄强健、心情愉悦、延年益寿，起到防病保
健的作用。

【取穴】

主穴：足三里。

配穴：三阴交、血海、关元、气海、中极、命门、肾俞。

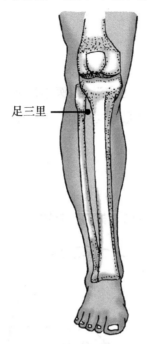

足三里

**【灸法】**

患者取俯卧位，用温和灸或隔姜灸，在足三里、三阴交、血海、关元、气海、中极穴施灸，每穴 10～15 分钟；再取仰卧位，用温和灸或雀啄灸，在命门、肾俞穴施灸，每穴 10～15 分钟；以上操作每日 1 次，5～7 日为1 个疗程。

**【按语】**

足三里穴为强壮保健的要穴，《通玄指要赋》云"三里却五劳之羸瘦""冷痹肾败，取足阳明之上"；三阴交穴具有健脾益气、调补肝肾、疏通经络的作用；血海穴可活血化瘀，有化血为气、运化脾血之功能；关元为先天之气海，与中极、气海穴相配可培补元气；孙一奎提出"命门为肾间动气"，命门被认为是先天之太极，阴阳之根蒂，脏腑之根本，生命之源；肾俞为肾之俞穴，与命门相配可补益元阳。

**【注意事项】**

1.饮食清淡，心情舒畅，避风寒。

2.坚持锻炼。

## 健脑益智灸四神聪

【概述】

中医学认为脑为"元神之府"。西医学认为，脑为人体的"中枢"，特别是大脑皮层，是人体的"最高司令部"，人的感觉、思维、记忆等，都是由脑的功能决定的。

【取穴】

主穴：四神聪。

配穴：百会、心俞、肾俞、神门、悬钟。

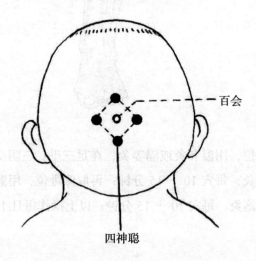

百会

四神聪

【灸法】

患者取坐位，用温和灸，在四神聪、百会、神门、心俞、肾俞、悬钟穴施灸，每穴 10 ~ 15 分钟；以上操作每日 1 次，7 ~ 10 日为 1 个疗程。

【按语】

四神聪为经外奇穴，位居头顶部，在百会穴前后左右各旁开 1 寸处，内应于脑，具有健脑益智之功；百会穴位于颠顶部，属督脉腧穴，督脉"入络于脑"，与脑和脊髓联系密切，能健脑调神；心藏神，主神志，神门为手少阴心之原穴，心俞为心的背俞穴，相配灸之具有安神益智之功；悬钟又名绝骨，属八会穴之髓会，有生骨髓的功用，脑为髓海，髓海充盈，则耳聪目明、精力充沛、思维清晰、记忆力强；肾俞为肾的背俞穴，肾主骨，生髓，配合悬钟穴可补益生髓。诸穴相配共奏健脑益智之功。

**【注意事项】**

1. 加强锻炼，平时可用十指梳头或者轻轻叩击头部以疏通经络。

2. 保证充足的睡眠。

3. 饮食可选择牛肉、蛋类、鱼类、核桃等，可健脑。

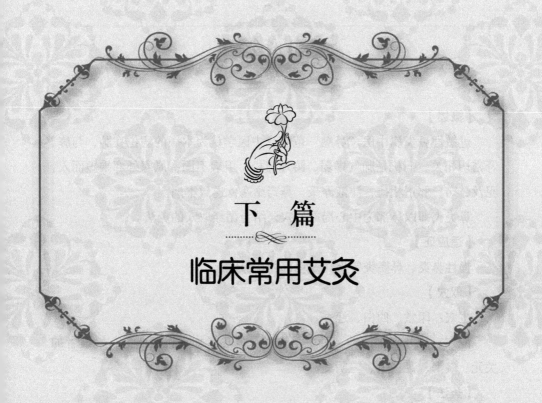

# 下 篇

## 临床常用艾灸

# 鼻炎灸

【概述】

过敏性鼻炎属中医"鼻鼽"范畴。中医学认为本病的病位在肺，与脾、肾密切相关。病机是肺气虚弱，腠理疏松，卫表不固，风寒外邪乘虚而入，犯及鼻窍，邪正相搏，津液停聚，鼻窍壅塞，遂致本病。

鼻炎灸即以鼻部为中心局部选穴，结合循经取穴的灸法。

【适应证】

慢性鼻炎、鼻窦炎等疾病及鼻部养生保健。

【取穴】

主穴：印堂、四白、迎香。

配穴：风寒者加风池、外关、合谷；风热者加大椎、曲池；气虚者加关元、气海、足三里、三阴交。

【灸法】

1. 在患者印堂、四白、迎香穴处涂抹"鼻炎通窍散"或者"艾灸通络增效膏"，其上放置姜饼或姜片，再放置塔形艾炷进行施灸。

2. 鼻部循经灸，操作者手持艾条，从患者印堂穴开始，经上迎香、迎香、人中穴，从左至右为1圈，每穴灸2～3分钟。

【按语】

"肺开窍于鼻"，中医学认为鼻为肺窍，故鼻的养生保健以肺为主。迎香、四白、印堂穴均在鼻部周围，诸穴合用，对鼻有保健和防病的作用。其中印堂属于督脉腧穴，按照"经脉所过，适应证所及"的循经取穴原则，选印堂以达腧穴的近治之效；迎香属手阳明大肠经腧穴，为手足阳明之会，手阳明经上挟鼻孔，《针灸甲乙经》云"鼻鼽不利，窒洞气塞……迎香主之"，且迎香位于鼻旁，属局部取穴法范畴，故选穴迎香；四白是足阳明胃经的腧穴，足阳明胃经"起于鼻之交中……下循鼻外"，且四白位于鼻子周围，也属于局部取穴法范围。诸穴合用可以很好地达到祛风散寒、宣通鼻窍、调和气血、调畅气机、振奋清阳的作用。

# 稳心灸

【概述】

心律失常在中医当归属"心悸""怔忡"的范畴，其病名最早见于《金匮要略》，是心系病证中常见的病证之一。主要是指自觉心中跳动不宁，惊惕不安，甚则不能自主的一类证候。中医文献中根据心悸的临床表现可以分为惊悸和怔忡，病情较轻者为惊悸，病情较重者为怔忡。心悸的临床表现一般呈阵发性，也有持续性心悸，但临床少见。除上述临床表现外，可伴有胸闷、胸痛、气短、喘息、耳鸣，或者头晕、失眠、恶心、呕吐、面色苍白、突然昏倒等症状。惊悸多因外界因素触动所发，如感受惊恐、恼怒而发，起病急剧，但病情较轻，一般全身情况良好；怔忡则无外因触动，多因心脏或他脏疾病所引发，表现为自觉心中惕惕，稍劳即发，发作较频繁或持续，病情较重。

稳心灸是应用于心律失常一类心脏疾病的灸法。

【适应证】

心动过速、心律不齐等心律失常疾病及心血管的养生保健。

【取穴】

主穴：膻中、稳心。

配穴：心虚胆怯者加胆俞、灵道、通里；心脾两虚者加脾俞、胃俞、中脘、天枢、关元；阴虚火旺者加太溪、太冲、肾俞；心阳虚弱型加脾俞、中脘、关元、气海、至阳、肾俞、命门、腰阳关；心血瘀阻者加膈俞、血海、丰隆；水气凌心者加水道、大巨、水分、建里、阴陵泉。

**【灸法】**

1.在患者膻中、稳心穴涂抹"艾灸通络增效膏"，其上放置姜饼或姜片，再放置塔形艾炷进行施灸；对膻中、稳心穴及相应配穴进行悬灸，每穴5～10分钟。

2.对手少阴心经进行循经灸，从少冲起至极泉穴，每次循经灸3～5圈，7天为1个疗程，休息2～3日，开始下1个疗程。

**【按语】**

稳心穴为何天有教授治疗心悸病的经验用穴，位于乳头下两寸（即虚里位置，为宗气汇聚之处），在临床治疗心悸有良好效果。《素问·生气通天论》曰："阳气者，若天与日，失其所，则折寿而不彰。故天运当以日光明。"心属上焦，在上为阳，心主血脉而藏神，为阳中之阳，故心阳不足会引发心脏疾病，其病机是心阳不振，经脉闭阻，血行不畅，病因主要为寒邪客于经脉。《素问·举痛论》云："经脉流行不止，环周不休，寒气入经而稽迟，泣而不行，客于脉外则血少，客于脉中则气不通，故卒然而痛。"《黄帝内经》云："阴阳皆虚，火自当之。"《医学入门》云："虚者灸之，使火气以助元阳也。"故心气不足，心阳衰惫是本病发病的病理机制，因此补心阳，养心脉为本病的治疗大法。艾灸有温通与温补的效用，温通则宣通经络，气血调和；温补则扶阳益气，阴生阳长，对于心阳（胸阳）不振为病机所致的心脏疾病效果较好。《黄帝内经》云："膻中者，心主之宫城也。""膻中"为气会，可用于心悸、胸痹心痛的治疗。

# 胸痹灸

**【概述】**

胸痹是指胸前区或心前区疼痛。胸前区痛可因胸骨、筋膜、神经的病变而致；心前区痛者，可因冠心病而致，可见胸闷疼痛如塞，心痛彻背如绞，中医称"真心痛"，西医学谓之"心绞痛"。

胸痹灸是指治疗胸痹的一种灸法。

【适应证】

胸痛、心绞痛（冠心病）。

【取穴】

主穴：膻中、心俞、厥阴俞、内关。

配穴：胸阳不振者加紫宫、中庭、身柱、至阳、阳陵泉；心血瘀阻者加膈俞、极泉、血海；气滞血瘀者加肝俞、督俞、膈俞、三阳络、血海、合谷；痰湿阻络者加肺俞、脾俞、丰隆、三阴交；气血虚弱者加脾俞、气海、血海、足三里、三阴交等。

【灸法】

1.患者先取仰卧位，对膻中、内关穴同时进行隔姜灸，每穴 10～15 分钟；后取俯卧位，对心俞、厥阴俞穴同时进行隔姜灸，或隔附子灸，每穴 10～15 分钟；再取不同的适宜体位，分别对配穴进行温和灸，每穴 5～10 分钟。

2.取膻中穴区、背脊上穴区、背俞上穴区，并根据不同的病证配相关穴区进行药物铺灸，可参照《何氏药物铺灸疗法》施灸。

【按语】

胸痹者，病虽有不同，但都在胸部。膻中在胸部正中，上通咽喉，中部近心肺，下通胃口，乃人体宗气所在，灸之可开胸理气，温通胸阳，活血通络而止痛，为治胸痹之要穴；心俞、厥阴俞为心之背俞穴，可活血化瘀，益气通脉，为治心系疾病之要穴；内关为心包经穴，可宽胸理气，"心胸内关谋"，为治疗胸痹之要穴。

真心痛（心绞痛）发作时应重灸，稳定期可轻灸，以巩固疗效。如有气喘、胸闷憋、汗出等症状时，应中西医结合治疗，即"急则治其标，缓则治其本"。

# 助眠灸

## 【概述】

失眠是以经常不能获得正常睡眠，或入睡困难，睡眠时间不足，严重者甚至彻夜不眠为特征的病证，亦称"不寐""不得卧"。中医学从整体观念出发，以阴阳为纲领，认为失眠的根本原因是阳不入于阴。睡眠的产生与阴阳盛衰有直接的关系，阴气盛方能寐，阳气旺始可寤。

助眠灸是指应用艾灸以防治失眠的一种方法。

## 【适应证】

失眠、神经衰弱、健忘、心悸等。

## 【取穴】

主穴：百会、神庭、安眠、神门、三阴交、照海、申脉。

配穴：心脾两虚者加心俞、脾俞；心肾不交者加心俞、肾俞；阴虚火旺者加涌泉、太溪；脾胃不和者加中脘、足三里。

## 【灸法】

1. 患者取俯卧位或仰卧位，对主穴进行悬灸或隔姜灸，灸至皮肤发红为度，14 天为 1 个疗程。

2. 对手少阴心经进行循经灸，从少冲起至极泉穴，以局部有温热感而无灼痛为宜，每次约 30 分钟，早、晚各 2 次。睡前 1 小时施灸疗效更佳。

3. 每次取 3 ～ 5 穴进行温针灸，针刺入腧穴得气后留针，将艾绒或艾条插在针柄上，点燃施灸，待艾绒或艾条烧完后，除去灰烬，取针。每日 1 次，7 次为 1 个疗程。

## 【按语】

《黄帝内经》曰："阳气尽，阴气盛则目瞑；阴气尽而阳气盛则寤矣。"《黄帝内经》提出："阳气尽则卧，阴气尽则寤。"睡眠与卫气的循行有关，卫气昼行于阳则寤，夜行于阴则寐，阳入于阴，是睡眠发生的关键。因此失眠的病理变化总属阳盛阴衰，阳不入阴，其发病与心、脾、肝、肾及阴血不足有关，临床辨证以虚证为主。

手少阴心经"起于心中"，足太阴脾经"注心中"，足少阴肾经"络心注胸中"，而"心者，五脏六腑之大主也，精神之所舍也"，故选择手少阴心经原穴神门以补益心神；百会位居颠顶，属督脉腧穴，而督脉循行于脊里，是五脏六腑气血所注之处，入络于脑，与脑和脊髓有密切的联系，而脑为髓海、元神之府，故失眠取百会穴进行艾灸，以调督温髓而安神。

《针灸甲乙经》云："病而不得卧者，阳气满则阳跷脉盛，不得入于阴则阴气虚，故目不瞑……病目而不得视者，阴气盛则阴跷脉满，不得入于阳则阳气虚，故目闭。"可知失眠同阴阳跷脉功能失调有关，而"阳跷脉出于足太阳之申脉，阴跷脉出于足少阴之照海"，故选取申脉、照海穴以调理阴阳平衡而治疗失眠，同时配合神庭、三阴交、安眠穴共同协调阴阳平衡，使脑府元神得以充养。

# 头痛灸

【概述】

头痛，是临床常见的症状之一，指整个头部或头部某一部分的疼痛。本病既可单独出现，亦可与其他疾病相伴出现，表现复杂，可见于多种急慢性疾病。引起头痛的原因较多，例如头面部炎症、神经病变、血管病变、失眠、劳累等因素。

头痛灸就是改善头部疼痛，缓解及预防头部症状的一种灸法。

【适应证】

紧张性头痛、中枢性颜面痛、神经性头痛、偏头痛等。

【取穴】

主穴：印堂、百会、四神聪、头维、太阳。

配穴：外感头痛者加风府、列缺；肝阳头痛者加行间、太溪；血虚头痛者加三阴交、足三里；痰浊头痛者加丰隆、中脘；瘀血头痛者加血海、膈俞；阳明经头痛者加合谷、内庭；少阳头痛者加外关、侠溪；太阳头痛者加后溪、申脉；厥阴头痛者加太冲、中冲。

【灸法】

1. 患者取坐位或仰卧位，对主穴进行悬灸或雀啄灸，每穴 5 ～ 10 分钟；后取不同的适宜体位，分别对配穴进行悬灸或雀啄灸，每穴 5 ～ 10 分钟。实证用泻法，虚证用补法。

2. 对督脉进行循经灸，操作者手持艾条，从患者印堂穴开始向上至神庭，沿头顶正中线至百会，经脑户至大椎，下行神道、中枢至长强穴为 1 圈，循回灸 2 ～ 3 次。虚证用顺经灸（补法），实证用逆经灸（泻法）。

【按语】

本病常因外感六淫、内伤七情、饮食失调、外伤瘀血等因素，导致头部经络功能失常、气血失调、脉络不通或脑窍失养而痛。外感多以风邪为主，伤于风者，上先受之，故头面部易于遭受风邪侵袭，兼夹寒、湿邪气，阻滞经脉气血，不通则通。《黄帝内经》曰："十二经脉，三百六十五络，其血气皆上于面而走空窍。"头面部与五脏六腑、十二经脉有密切联系，故脏腑功能失调也会引起头痛症状。十二经脉中手足三阳经、足厥阴肝经和督脉均循行于头面，且头为诸阳之会，故头痛的发生又与手足三阳经、肝经、督脉密切相关。

本病病位在于头，与心、肝、脾、肾生理功能失调关系密切，病证多为虚实夹杂，治疗宜通经活络止痛。选穴以局部选穴配合循经远端取穴为主，从而达到标本兼治的效果。其中百会穴位于颠顶，为"诸阳之会"，是治疗头痛的要穴；四神聪、头维、太阳、印堂穴，可调和气血、通络止痛；合谷与内庭、外关与侠溪、后溪与申脉、太冲与中冲分属于手足阳明经、手足少阳经、手足太阳经、手足厥阴经，为同名经穴相配，一上一下，同气相求，可疏导阳明、少阳、太阳、厥阴经气血。

【注意事项】

1. 艾灸治疗功能性头痛有较好的疗效，对于多次治疗无效或逐渐加重者，要查明原因，尤其要排除颅内占位性病变。

2.头痛患者在治疗期间，应禁烟酒，适当参加体育锻炼，避免过劳和精神刺激，注意休息。

# 顶天立地灸

【概述】
是指取人体最上部的腧穴百会与最下部的腧穴涌泉施灸的一种灸法。

【适应证】
头痛、眩晕、高血压及阴阳失衡的病证。

【取穴】
主穴：百会、涌泉。

配穴：头痛、眩晕者加太阳、率谷；高血压者加曲池、太冲；阴阳失调者加关元、三阴交。

【灸法】
患者先取坐位，对百会穴进行隔姜灸，后取俯卧位，脚心朝上，对涌泉穴进行隔姜灸，每穴15分钟；对配穴施悬灸，每穴10分钟。

【按语】
百会在头顶与天阳相通谓之天，涌泉穴在脚底与地阴相连谓之地。灸之可使清阳上升，浊阴下降，阴阳平衡，对阴虚阳亢而致的头痛、眩晕、高血压等病证有良好的效果。顶天立地灸对阴虚阳虚、阴盛阳衰、阳虚阴盛等阴阳失调的病证均有治疗作用。更有"善补阴者，阳中求阴；善补阳者，阴中求阳"之意。加灸配穴，更能针对病情提高疗效。可在应用其他灸法中同时配合应用本法，相辅相成，增加疗效。

# 百会卫星灸

**【概述】**

《黄帝内经》云："清阳出上窍，浊阴出下窍。"脑为清空之府，清阳汇聚之处。清阳不升，脑府失养，故脑部疾病，病机可概括为"清阳不升，浊阴不降"。百会为诸阳之会，位于颠顶，灸之可升清气，降浊气，百会卫星灸是以百会为中心，辐射头部穴位，以治疗脑部疾病的一种灸法。

**【适应证】**

头晕、头痛、脑血管、脏器下垂等疾病及头部养生保健。

**【取穴】**

主穴：百会、四神聪。

配穴：预防脑萎缩、老年性痴呆加神庭、肾俞；头痛者加太阳、率谷、头维、风池；癫痫者加肝俞、丰隆、太冲；脾虚，中气下陷者加中脘、足三里；震颤者加内关、太冲、三阴交及平衡区相关腧穴；中风者加感觉区、运动区及肢体的相关腧穴。

**【灸法】**

在患者百会穴涂抹"艾灸通络增效膏"，其上放置姜片，再放置塔形艾炷进行施灸；对四神聪穴顺时针进行回旋灸，每穴5～10分钟；根据病情分别对配穴进行悬灸，每穴5～10分钟。

**【按语】**

百会穴属于督脉，与手足三阳经、足厥阴经相交，古人称它为"三阳五会"之所，能贯通各条经脉之气，且与五脉相通。头是诸阳之会，脑为"元神之府"，百会穴位于头顶正中，内应于脑，与脑的联系密切，是调节大脑功能的要穴，凡与头部相关的疾病，如头痛、高血压、癫痫、震颤、老年性痴呆、中风后遗症都可应用。

# 十三鬼穴灸

【概述】

是指应用十三鬼穴治疗癫狂等精神疾病的一种灸法。

【适应证】

一切精神类疾病，如癫狂、癔症、精神分裂症等。

【取穴】

主穴：人中（鬼宫）、少商（鬼信）、隐白（鬼垒）、大陵（鬼心）、申脉（鬼路）、风池（鬼枕）、颊车（鬼床）、承浆（鬼市）、劳宫（鬼窟）、上星（鬼堂）、会阴（鬼藏）、曲池（鬼腿）、海泉（鬼封，在舌下中缝处即舌下系带的中点处）。

【灸法】

患者先取仰卧位，对人中穴用毫针点刺不灸，再根据不同腧穴取适宜体位，依次对以下鬼穴进行雀啄灸，少商→隐白→大陵→申脉→风池→颊车→承浆→劳宫→上星→会阴→曲池→海泉，每穴1分钟。最后用三棱针对海泉穴进行刺络放血（适量），每日1次，7次为1个疗程，休息2日后再行下1个疗程。另外，有记载"男子先针左，女子先针右。单日为阳，双日为阴。阳日阳时针右转，阴日阴时针左转"，施灸时可做参考。

【按语】

十三鬼穴为古代治疗癫狂等精神类疾病的13个经验效穴。古人认为精神疾病是由鬼邪作祟所致，故把治疗此类疾病的腧穴称为"十三鬼穴"。十三鬼穴为战国时期扁鹊所创，唐代孙思邈又在此穴的基础上再加间使、后溪，拓展为十五鬼穴。

本组腧穴具有疏通经络、平衡阴阳、调整脏腑、醒脑开窍的功效，对神志病有良好的疗效，临床也常用针刺或灸法治疗此类疾病，取得独特效果。

# 中风灸

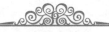

【概述】

中风是一种中年以上人群易患的脑血管意外疾病，多数和动脉硬化有关。临床上表现为突然的意识障碍和肢体瘫痪。本病包括脑出血、蛛网膜下腔出血、脑血栓形成、脑梗死、脑血管痉挛及其后遗症。中医学将中风分为中脏腑（闭证、脱证）、中经络（口眼㖞斜，半身不遂）两大类。

中风灸是指治疗中风的一种灸法。

【适应证】

蛛网膜下腔出血、脑血栓形成、脑出血、脑梗死、脑血管痉挛、脑中风后遗症等。

【取穴】

**1. 中脏腑之闭证**

主穴：百会、水沟、十宣、极泉。

配穴：痰盛风动者加丰隆、太冲；牙关紧闭者加颊车、合谷；舌强不语者加廉泉、通里。

**2. 中脏腑之脱证**

主穴：百会、水沟、神阙、关元。

配穴：命门、肾俞、足三里、三阴交、涌泉。

**3. 中经络之口眼㖞斜**

主穴：水沟、风池、承浆、地仓、颊车。

配穴：阳白、四白、合谷、足三里、三阴交、太冲。舌强语謇者加廉泉、通里；目张不合者加睛明、丝竹空、承泣等。

**4. 中经络之半身不遂**

主穴：上肢不遂者加肩髃、曲池、外关、合谷；下肢不遂者加环跳、风市、阳陵泉、足三里、三阴交。

配穴：上肢加臂臑、手三里、手五里、三阳络；下肢加伏兔、血海、梁丘、丰隆、解溪、太冲等。

**【灸法】**

1. 中脏腑之闭证，先对主穴与配穴进行针刺或刺络放血，待患者神志清醒后对主穴与配穴进行悬灸，用泻法，每穴 1 分钟。

2. 中脏腑之脱证，先对百会、水沟进行悬灸，用补法，每穴 5 分钟；后对神阙、关元同时进行隔姜灸或隔附子灸，每穴 20 ～ 30 分钟，用补法，宜重灸。

3. 中经络之口眼㖞斜者，先对主穴进行悬灸或雀啄灸，后对配穴进行温和灸，每穴 5 ～ 10 分钟。

4. 中经络之半身不遂者，先对主穴进行隔姜灸，每穴 5 ～ 10 分钟；后对配穴进行温和灸，每穴 5 分钟。

5. 口眼㖞斜者，可配足阳明胃经，对面部进行循经灸；上肢不遂者，可对手阳明大肠经进行循经灸；下肢不遂者，可配足阳明胃经，对下肢进行循经灸。

**【按语】**

中风病之中脏腑，分为闭证与脱证。闭证者，因气火冲逆、肝风内动、痰浊壅盛而致，症见突然跌倒，昏迷不醒，牙关紧闭，两手握固，无汗，面红耳赤，呼吸喘促，喉间痰鸣，二便闭阻，脉弦滑有力而数。取百会、水沟、十宣、极泉，以醒脑开窍，平肝息风，清热豁痰；应急用针刺施泻法，不宜用灸法，特别是对脑出血者，应中西医结合抢救治疗，待病情稳定后，才可适量灸之。

脱证者，因真气衰微、元阳暴脱而致，症见昏迷不醒，呼吸无力，目合口张，面色苍白，手撒遗尿，四肢厥逆，脉细无力。如见汗出如油，面赤如妆，脉微欲绝或浮大无根，为真阳外越，乃凶险之证，应中西结合急救之。灸取百会、水沟穴，以醒脑开窍；重灸神阙穴可救重危之阳；关元穴是任脉与足三阴经的交会穴，可联系命门真阳，有取阴以救阳之功；待病情稳定后，配命门、肾俞、足三里、三阴交、涌泉穴，可温阳补肾，引火归原，补益气血，通经活络。

中经络是病在经络，病情较缓，末及脏腑，或脏腑功能恢复，而经络气血仍形成阻滞的状态。轻者出现口眼㖞斜或某肢体运动不利；重则部分肢体麻木不仁，或半身不遂、舌强语謇。口眼㖞斜者，以祛风通络为主，取风池穴以祛风；承浆、水沟、阳白、地仓、颊车、四白穴可疏通面部经气，是治疗口眼㖞斜之要穴；配廉泉、通里，可治舌强语謇；配睛明、丝竹空、承泣穴可治目张不合；配合谷、太冲、足三里、三阴交穴可通阳明之经，补益气血。半身不遂者，以通经活络、调和气血为主，取上、下肢的主穴与配穴，以通经活络；并配上、下肢有补益气血的腧穴，以扶正祛邪。

《黄帝内经》曰："治痿独取阳明。"取手足阳明经之腧穴，对手足阳明经进行循经灸，可加强治疗作用。

# 癫痫灸

## 【概述】

癫痫是一种慢性反复发作性的短暂脑功能失调综合征，以患者突然意识丧失，口吐白沫，肌肉强直性收缩等为特征。癫证和痫病症状有所不同，癫证是指患者表情淡漠，沉默痴呆，语无伦次，以静处居多；痫病是患者突然昏仆，口吐涎沫，两目上视，四肢强直抽搐，或伴有口中号叫，醒后神志如常，具有突然性、反复性、短暂性等发病特点，相当于西医学的癫痫。

癫痫灸是防治癫痫病证的一种保健灸法。

## 【适应证】

发作期癫痫、间歇期癫痫。

## 【取穴】

### 1. 常规艾灸取穴

主穴：发作期取水沟、百会、内关、太冲、后溪、涌泉；间歇期取印堂、鸠尾、间使、太冲、丰隆、腰奇。

配穴：大发作加十宣穴点刺；小发作加神门、神庭；风痰闭阻者加风池、合谷、内关；痰火扰神者加曲池、神门、内庭；瘀阻脑络者加百会、膈俞；心脾两虚者加心俞、脾俞、足三里；肝肾亏虚者加肝俞、肾俞、三阴交。

**2. 药物铺灸取穴**

主穴：枕中穴区（由枕上正中线与枕上旁线组成）、背俞下穴区（由三焦俞、肾俞、气海俞、大肠俞、关元俞、小肠俞、膀胱俞穴组成）。

铺灸药方：镇痫散。石菖蒲、半夏、天麻各100g，全蝎、胆南星各60g，磁石150g，朱砂30g，上药共研细末。

【灸法】

1. 发作期和间歇期分别对主穴进行回旋灸，实证用泻法，虚证用补法，每穴5～10分钟，每日1次。

2. 患者取俯卧位进行药物铺灸，穴区常规消毒后，蘸姜汁擦拭穴区施灸部位，均匀撒铺镇痫散灸药粉覆盖在姜汁擦拭过的皮肤上，再将姜泥制作成饼置于药粉之上，厚约0.5cm，长度和宽度与药粉同，然后将艾绒制成高、宽各约5cm，上窄下宽的艾炷，将艾炷置于姜饼上分多点位点燃，令其自然燃烧，待患者有灼热感时，去掉燃烧的艾炷，更换新艾炷，最后保留药粉与姜饼，以纱布及胶布固定，待患者没有温热感时，去掉所有铺灸材料，灸疗完成。每日1次，每穴区2壮，留灸1小时，治疗7天为1个疗程，每个疗程间休息2天。

【按语】

癫痫发生多与先天、精神、脑外伤等因素有关，病位在脑，与肝、心、脾、肾功能失调相关，病机为风、痰、火、瘀导致气机逆乱，蒙蔽清窍，扰乱神明，神失所司，从而引发一系列不同常人的病症表现。癫痫灸可改善该病的症状，减少其发作次数，对癫痫持续发作伴有高热神昏等危重病例，需采用综合疗法，不可妄自施灸延误最佳治疗时机。

治疗癫痫发作期以开窍醒神、息风止痉为治则，选取督脉及手足厥阴经腧穴为主。脑为元神之府，督脉入络脑，故取督脉之水沟、百会穴以醒脑开窍、宁心定志；内关穴为心包之络穴，可调畅气机，宁心安神；太冲穴为肝之原穴，可息风止痉；后溪穴为八脉交会穴，通督脉，为治疗痫病的要穴；涌泉穴为肾经井穴，可开窍醒神。

间歇期以化痰通络为主，印堂穴可调神开窍；鸠尾穴为任脉络穴，是治疗痫病的要穴；间使穴为心包经腧穴，可调心神、理气血；太冲穴为肝之原穴，可平肝息风；丰隆穴为豁痰化浊的要穴；腰奇穴为治疗痫病的经验效穴。

铺灸药方中天麻、全蝎镇肝息风而定痫；石菖蒲、半夏、胆南星化痰开窍而醒神；磁石、朱砂镇静安神而镇痉。诸药合用，可调整脏腑功能，平肝镇心，息风化痰，以治根本。

# 疏肝利胆灸

【概述】

肝主疏泄情志，胆主疏泄胆汁，若肝胆疏泄不利，可引起肝郁气滞，胆汁排泄不利而致多种肝胆疾患。

疏肝利胆灸是治疗肝胆相关疾患的一种灸法。

【适应证】

肝胆不利而致的胁痛、肋间神经痛、抑郁症、慢性肝炎、脂肪肝、肝血管瘤、慢性胆囊炎、胆结石、胆汁反流性胃炎、黄疸等。

【取穴】

主穴：肝俞、胆俞。

配穴：胁痛与肋间神经痛者加期门、阳陵泉、三阳络、合谷；抑郁症者加心俞、膻中、内关、太冲；脂肪肝者加期门、膈俞、丰隆、三阴交；肝血管瘤者加膈俞、血海、三阴交、丰隆、太冲；慢性肝炎者加期门、脾俞、气海、三阴交、太冲；慢性胆囊炎者加章门、阳陵泉、胆囊、足临泣、侠溪；胆汁返流性胃炎者加期门、中脘、足三里、内庭、太冲；黄疸者加膈俞、阳陵泉、胆囊、阴陵泉、阳辅、足临泣。

【灸法】

1. 患者取俯卧位，对肝俞、胆俞穴同时施隔姜灸或温和灸，每穴 20 分钟；后取适宜体位，对配穴进行温和灸，实证用泻法，虚证用补法，每穴 5 ~ 10 分钟。

2. 对足厥阴肝经或足少阳胆经进行循经灸，虚证用顺经灸，实证用逆经灸，虚实夹杂者顺经灸与逆经灸各 1 次。

【按语】

肝与胆互为表里，在生理上相互联系，病理上相互影响。如肝主疏泄的功能正常，则胆汁才能正常的分泌与排泄，下降于胃，参与消化，特别是油脂的消化与吸收，反之则会发生胆病。胆汁的正常排泄有助于肝疏泄功能的发挥，反之则会发生肝病。临床上，肝胆同时发病，会引起如黄疸型肝炎等疾病。施灸时，也应肝胆同治。

肝胆疾患，以肝俞、胆俞穴为主穴，根据不同病证辨证配穴。如肝胆郁结而致的胁痛、肋间神经痛者配期门、阳陵泉、三阳络、合谷穴，以疏利肝胆而通络止痛；抑郁症者配膻中、心俞、内关、太冲穴，以疏肝解郁，养心安神；脂肪肝者配膈俞、期门、丰隆、三阴交穴，以疏肝降脂；肝血管瘤者配膈俞、血海、三阴交、丰隆、太冲穴，以疏肝解郁，活血化瘀，利湿化痰；慢性肝炎者配期门、脾俞、气海、三阴交、太冲穴，以疏肝健脾，扶正祛邪；慢性胆囊炎者配章门、阳陵泉、胆囊、足临泣、侠溪穴，以疏肝利胆通络；胆汁返流性胃炎者配期门、中脘、足三里、内庭、太冲穴，以利胆和胃；黄疸者配膈俞、阳陵泉、胆囊、曲池、阳辅、足临泣穴，以利胆清热利湿。

施灸时应辨别寒、热、虚、实，"实则泻之，虚则补之"，可配合循经灸法，对足厥阴肝经与足少阳胆经进行补泻施灸。

# 上热下寒灸

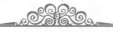

## 【概述】

"寒则热之，热则寒之"是中医的治疗法则，单纯的寒证与热证易治，若寒热错杂则难治。最常见的寒热错杂是上热下寒证，患者有发热，怕热，潮热，面色潮红，心烦易怒，面生痤疮，两眼红赤干涩，口干舌燥，舌质红苔黄腻，脉洪数或细数等表现；又有肢寒，胃腹部与腰膝怕冷，受寒时加重，大便稀溏，小便清长，舌质淡苔薄白，脉沉迟等表现。

上热下寒证的治疗是艾灸工作中常遇到的难题。因艾灸具温热之性，用艾灸治疗热证，灸后可能加重上热症状，运用泻热的艾法与腧穴又恐伤及阳气，加重下寒之证。艾灸治疗寒证疗效显著，但运用不当又会上火加重上热症状。如何应用艾灸治疗上热下寒证，常应用以下方法。

## 【适应证】

上热下寒证。

## 【取穴】

### 1. 上热

主穴：大椎、曲池、尺泽、外关、合谷、委中、太冲、行间、大敦、十宣、阴郄、太溪、阴陵泉、三阴交。

配穴：肺热者加肺俞、鱼际等；心热者加心俞、阴郄等；肝热者加肝俞、太冲等；脾胃寒者加脾俞、胃俞、阴都、中脘、梁丘等。

### 2. 下寒

主穴：关元、气海、命门、肾俞、至阳、三阳络、阳池、阳溪、阳谷、阳陵泉、解溪、昆仑。

配穴：肠寒者加大肠俞、小肠俞、关元俞、上巨虚、下巨虚等；肾阳虚寒者加肾俞、膀胱俞、三阴交、太溪等。

注：上热下寒同时灸，补泻兼施同时用。

**【灸法】**

1.运用提降补泻法进行艾条灸。艾条点燃后，对准患者腧穴持续施灸，然后慢慢上提，灸完后紧按腧穴为补法，适用于虚寒证；对准腧穴慢慢下降，待有温热感时迅速上提，离灸穴的距离较补法稍远，灸完后不按腧穴为泻法，适用于实热证。

2.运用回旋补泻法进行艾条灸。将艾条一端点燃，对准患者腧穴，待有温热感时，艾条以腧穴为中心向右移动，顺时针旋转为补法，适应于虚寒证；艾条以腧穴为中心向左移动，逆时针旋转为泻法，适应于实热证。

**【按语】**

针有针法，灸有灸法，针有补泻，灸亦有补泻。现在医者大多只重视针法补泻，其实关于灸法的补泻早在《黄帝内经》中就有论述，"以火补者，毋吹其火，须自灭也；以火泻者，疾吹其火，传其艾，须其火灭也"。

上热下寒病证，寒热同时存在，也必须寒热同治。单灸上热用泻法清热，会损伤阳气而致下寒更盛；单灸下寒用补法会助热，使上热更增。故需上下同治，治上热选具有清热的腧穴用泻法，配滋阴的腧穴用平补平泻法；下寒取具有温阳散寒的腧穴用补法，配通阳活络的腧穴用平补平泻法，以求热清寒温，上下通达，阴阳平衡。

病有先后、治有顺序、灸有偏重，对上热下寒证，灸时应分清寒热先后。先得上热者，先灸热证，再灸寒证；先患寒证者，先灸寒证，再灸热证。虽同时施灸，但先后有序，同时还要判断寒热的轻重，热重者则重用泻法；寒重者则重用补法；寒热均匀者，则灸量与补泻均衡。

寒热错杂时，施灸还应辨别寒热真假。病有真寒假热者，发热不退，面色潮红或两颧发红，心烦口干，同时精神不振、疲乏无力、胸腹与腰腿发凉，甚至血压下降，脉象细弱而浮，此乃正气不足，浮阳上越之真寒假热也。此证应重灸神阙、关元、命门等穴，以引火归原。

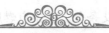

# 固尿灸

【概述】

遗尿俗称"尿床"，因其发于夜间，又称"夜尿症"，是指年龄在3周岁以上的人夜间睡眠时不自觉的排尿的疾病。尿失禁是指不自主排尿而不能制约的疾病，多发于中老年、产后或手术后体弱者。夜尿多是指夜间排尿次数过多的疾病，多发于老年或慢性前列腺疾病者。

固尿灸是治疗遗尿、尿失禁、夜尿多的一种灸法。

【适应证】

遗尿、尿失禁、夜尿多、慢性前列腺炎。

【取穴】

**1. 常规艾灸取穴**

主穴：关元、气海、肾俞、膀胱俞。

配穴：小儿遗尿者加百会、中极、神门；尿失禁者加命门、关元俞、三阴交、太溪；夜尿多者加命门、腰阳关、中极、脾俞、三阴交、太溪；因慢性前列腺而致夜尿多者加曲骨、夹阴、重阴、八髎。

**2. 药物铺灸取穴**

主穴：关元穴区（由气海、石门、关元、中极、曲骨穴组成）、腰脊穴区（由腰1～5督脉线、悬枢、命门、腰阳关、腰1～5夹脊穴组成）、背俞下穴区（由三焦俞、肾俞、气海俞、大肠俞、关元俞、小肠俞、膀胱俞穴组成）。

铺灸药方：遗尿散。黄芪、山药、益智仁、金樱子、桑螵蛸、五味子各100g，肉桂、覆盆子各60g，甘草梢30g，共研细末备用。肾阳亏虚者加补骨脂、乌药各100g；脾肺气虚者加党参、白术各100g。

【灸法】

1.患者先取仰卧位，对关元、气海穴同时进行隔姜灸，每穴15分钟；

后取俯卧位，对肾俞、膀胱俞穴进行隔姜灸，每穴 15 分钟，每日 1 次；取不同的适宜体位，分别对配穴进行温和灸，每穴 5～10 分钟，每日 1 次。

2.患者取仰卧位进行药物铺灸，穴区常规消毒后，蘸姜汁擦拭穴区施灸部位，均匀撒铺遗尿散灸药粉覆盖在姜汁擦拭过的皮肤上，再将姜泥制作成饼置于药粉之上，厚约 0.5cm，长度和宽度与药粉同，然后将艾绒制成高、宽各约 5cm 上窄下宽的艾炷，将艾炷置于姜饼之上分多点位点燃，令其自然燃烧，待患者有灼热感时，去掉燃烧的艾炷，更换新艾炷，最后保留药粉与姜饼，以纱布及胶布固定，待患者没有温热感时，去掉所有铺灸材料，灸疗完成。后取俯卧位进行腰脊穴区、背俞下穴区等灸法，亦可先仰卧位治疗，再进行俯卧位灸疗。每日 1 次，每穴区 2 壮，留灸 1 小时，治疗 7 天为 1 个疗程，疗程间休息 2 天。

**【按语】**

中医学认为肾虚则遗尿，引起本病的病因主要为肾气虚与肾阳虚。肾主封藏，司气化，膀胱为津液之腑，依靠肾阳温养气化，具有贮尿和排泄小便的功能。若肾气不足，下元虚寒，可致膀胱约束无权，发为遗尿、尿失禁、夜尿多。关元、气海穴可温阳益气；肾俞，膀胱俞穴可补肾固尿，为治本之要穴。

小儿遗尿者配百会、中极穴以升阳益气，配神门穴可安神止遗；尿失禁者配命门、关元俞穴以温补肾阳，配三阴交、太溪穴可补益脾肾之气以固涩；夜尿多者配命门、腰阳关穴以温阳补肾；配脾俞、三阴交、太溪穴可健脾益肾；因慢性前列腺疾病而致夜尿症者配曲骨、夹阴、重阴穴，可清利寒湿，活血化瘀，通经活络，达到标本兼治的目的。

药物铺灸疗法所选腰脊穴区温补肾阳；背俞下穴区补肾固本；关元穴区位于病变部位附近，下系膀胱，施灸部位下有相应的神经与动静脉分布，艾灸此穴区可调神经血管的功能，改善血液循环，促进膀胱括约肌、逼尿肌、后尿道括约肌的功能恢复，故能有效地治疗遗尿与改善临床症状。

铺灸药方以补肾健脾、固涩止遗为主，方中黄芪、山药、党参、白术补益肺脾肾之气，益气摄水；配益智仁、金樱子、桑螵蛸、五味子以固涩止遗；肉桂、覆盆子、补骨脂、乌药可温肾阳，促气化，增强膀胱控尿功能；甘草梢善走前阴，可利尿解毒。

# 活精灸

【概述】

精液由睾丸生成的精子与前列腺分泌的前列腺液组成，是维持男性性功能的重要物质，精子为生殖之本，精子异常，可导致男性不育。

活精灸是提高精子活力与治疗男性不育的一种灸法。

【适应证】

精子不液化、精子活动力低下、精子成活率力低、无精症、死精症、不射精症等。

【取穴】

**1.常规艾灸取穴**

主穴：关元、命门、肾俞、太溪。

配穴：精子不液化者加肝俞、中极、血海、阴陵泉、委中、太冲；精子活动力低下与成活率低下者加肝俞、脾俞、关元俞、气海、足三里、三阴交；无精症与死精症者加志室、腰阳关、八髎、太溪；本身无精者加肝俞、三焦俞、夹阴、三阴交、太冲。

**2.药物铺灸取穴**

主穴：关元穴区（由气海、石门、关元、中极、曲骨穴组成）、腹股穴区（由气冲、夹阴、冲门穴组成）、腰脊穴区（由腰1～5督脉线、悬枢、命门、腰阳关、腰1～5夹脊穴组成）。

铺灸药方：活精散。仙茅、淫羊藿、旱莲草、女贞子、菟丝子、覆盆子、枸杞子、五味子、黄芪、山药、牛膝各10g，九香虫30g，共研细末备用。不射精者加路路通、皂角刺各100g；精液不液化者加地龙、水蛭各50g。

**【灸法】**

1. 患者取仰卧位，对关元、太溪穴行悬灸或隔姜灸，每穴 15 分钟；取俯卧位，对命门、肾俞穴行悬灸或隔姜灸，悬灸用补法，每穴 15 分钟；取适宜体位对配穴进行温和灸，湿热下注者用泻法，其余用平补平泻法，每穴 10 ～ 15 分钟。

2. 患者取俯卧位进行药物铺灸，穴区常规消毒后，蘸姜汁擦拭穴区施灸部位，均匀撒铺活精散灸药粉覆盖在姜汁擦拭过的皮肤上，再将姜泥制作成饼置于药粉之上，厚约 0.5cm，长度和宽度与药粉同，然后将艾绒制成高、宽各约 5cm 上窄下宽的艾炷，将艾炷置于姜饼之上分多点位点燃，令其自然燃烧，待患者有灼热感时，去掉燃烧的艾炷，更换新艾炷，最后保留药粉与姜饼，以纱布及胶布固定，待患者没有温热感时，去掉所有铺灸材料，灸疗完成。取仰卧位进行关元穴区、腹股穴区等灸法，亦可先仰卧位治疗，再进行俯卧位灸疗。每日 1 次，每穴区 2 壮，留灸 1 小时，治疗 7 天为 1 个疗程，疗程间休息 2 天。

**【按语】**

精子乃肾精所化生，后天之精为补充，为男性生殖之本。肾精的化生与活动依赖肾气与肾阳的推动，灸关元、命门穴以温补肾阳与肾气；"善补阴者，阳中求阴""阳生而阴长"，肾精化生的物质基础为肾精与肾阳，灸肾俞、太溪穴以滋阴生精。阴阳双补，相辅相成，可提高精子的活动力。

精子的异常有不同类型，灸疗时应与中医辨证相结合配穴，如精子不液化者，多为肝郁或湿热下注而致，配肝俞、血海、太冲穴以疏肝解郁，中极、阴陵泉、委中穴以清化湿热；精子活动力低下与成活率低者，多为肝肾阳虚或脾肾气虚，配肝俞、腰俞、关元俞、气海、足三里、三阴交穴以补益肝肾，健脾益气；无精症与死精者，多为肾精亏虚与肾阳不足，配精宫、志室、腰阳关、八髎、太溪穴以补益肾精，温阳化精；不射精者，多为肝郁不能疏泄或精道不通，配肝俞、三焦俞、阴陵泉、夹阴、三阴交、太冲穴以疏肝解郁，通利精道。

铺灸药方选择活精散，方中仙茅、淫羊藿补益肾阳，可促进精子的生成与运动；肾精的生成，以肾阴为物质基础，用旱莲草、女贞子补肾滋阴，阴盛则阳长；菟丝子、枸杞子、五味子、覆盆子补肾填精；黄芪、山药益气健脾，使精子生化有源，并可提高精子的成活率与运动率；牛膝、九香虫引药入肾，可治精瘀之症。如精液不液化、不能射精者，加路路通、皂角刺以疏通精道，使精液射出。

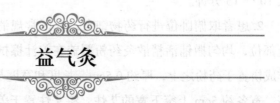

# 益气灸

## 【概述】

气是人体生命活动的动力，人体的精、气、血、津液等营养物质有赖气的推动才能布散周身，维持脏腑与组织器官的功能活动，从而人体生命力旺盛，形体健壮不衰。气虚则人体的生理功能衰退或形体衰老，也会导致各种疾病，如肺气虚、心气虚、肝气虚、脾气虚、中气虚、肾气虚、气血两虚等。

补气灸是补益正气，治疗各种气虚病证的灸法。

## 【适应证】

气的养生保健及气虚所致的各种病证。

## 【取穴】

主穴：膻中、中脘、关元、气海。

配穴：肺气虚者加肺俞、大肠俞、养老、太渊；心气虚者加心俞、小肠俞、内关、阴郄、神门；肝气虚者加肝俞、胆俞、三阴交、中封；脾气虚者加脾俞、胃俞、足三里、三阴交；肾气虚者加肾俞、关元、三阴交、太溪；气血两虚者加脾俞、心俞、血海、足三里、三阴交。

## 【灸法】

1.患者先取仰卧位，对膻中、中脘、关元、气海穴同时进行隔姜灸，用补法，每穴灸3～5壮，20～30分钟；取适宜体位，对配穴进行温和灸，用补法，每穴5～10分钟，灸至皮肤发红为度。

2.对任脉与膀胱经进行循经灸，用平补平泻法。

3.对患者进行药物铺灸，取膻中穴区、中脘穴区、关元穴区施灸，心肺气虚者，取背俞上穴区；肝脾气虚者，取背俞中穴区；肾气虚与肾不固者，取背俞下穴区、腰脊穴区进行施灸，方法可参照《何氏药物铺灸疗法》。

**【按语】**

气是人体生命活动的物质基础，对人体起推动与滋养的作用。俗话说"人活一口气"，若人体正气不足，人体的功能活动就会衰退，还会因气虚而产生各种病证，故养生先养气，气虚要补气。

主穴中的膻中穴为宗气的发源地，将自然界吸入的清阳之气与脾胃吸收的水谷之气在胸中合为宗气，并输布到脏腑成为正气，从而维持各脏腑与组织器官的生理功能，故膻中为补气之要穴；中脘穴为水谷之海，气血生化之源，故中脘穴可补气；关元穴为元气之所，又是孕育生命之贵地，灸关元可补气血；气海穴为气聚之处，故为"气海"，为补气之要穴。

气虚之证，还有心、肺、肝、脾、肾等气虚之不同，取脏所对应的背俞穴可补益各脏正气，又取与之相表里之腑的背俞穴，脏腑同治，益气效果更佳；再根据辨证与经络配穴，对气虚而致的病证可加强治疗效果。

益气灸在脏腑之气尚未虚时施灸，可补养正气，增强脏腑功能，延年益寿；在脏腑气虚有发病先兆时，要尽早进行施灸，有防治作用；在脏腑气虚时，应加重灸量，起治疗作用；脏腑气虚治愈后，应续灸，以防复发。

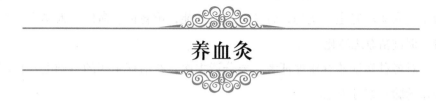

# 养血灸

**【概述】**

养血灸是指治疗血虚病证的一种灸法，本法可用于血虚病证的防治与养生保健。

**【适应证】**

贫血、血小板减少、白细胞减少症及因血管病变所致的各种病证。

**【取穴】**

主穴：心俞、脾俞、膈俞。

配穴：贫血者加气海、血海、足三里、三阴交；血小板减少者加厥阴俞、膻中、中脘、肾俞、太溪；白细胞减少者加气海、关元、肾俞、命门、血海、三阴交；其他病证有血虚证者加膻中、中脘、关元、血海、足三里、太溪。

**【灸法】**

患者取俯卧位，对心俞、脾俞、膈俞穴同时进行隔姜灸，每穴20分钟；后取适宜体位，对配穴进行温和灸，每穴5～10分钟。

**【按语】**

血为生命之本，对脏腑与各个组织器官均有滋养作用，如果血虚就会产生相关疾病。血的化生主要依赖于脾胃的运化功能，即"中焦受气取汁，变化而赤是谓血"，与心、肝、肾密切相关，"心主血""肝藏血"，肾精可转化为血，血经过肺的输布而含氧色红。故治疗血虚，首先要辨清是哪一脏腑出了问题，有针对性地调理脏腑功能，才能做到辨证取穴与配穴，做到"治病求本"。

心主血，故主穴取心俞；脾为后天之本而化生血，取脾俞以滋生化；膈俞为血会，是治血之要穴。配穴主要根据不同病证而取，配气海、膻中、关元穴以补气；瘀血不去而新血不生，配血海穴以活血化瘀；气是化生血的动力，气虚需益气生血，故配中脘、足三里、三阴交穴使脾胃得健，气血生化有源；肾主骨生髓，骨髓有造血功能，配肾俞、命门、太溪穴以补肾、促进精血之转化。

对各种病证兼有血虚证者，要分清主次，在治疗主病的基础上，再配补血的腧穴方可灸之。

# 升白促红益髓灸

【概述】

升白促红益髓灸是指应用艾灸疗法，防治放化疗后骨髓抑制所致的白细胞降低的方法。化疗和放疗均易导致骨髓细胞受抑，出现骨髓抑制。放化疗所致的骨髓抑制属中医学"虚劳""血虚""气血虚"范畴。

【适应证】

癌症放化疗后引起的恶心、呕吐、头晕、疲乏、失眠、便秘、腹泻、四肢麻木等。

【取穴】

**1. 常规艾灸取穴**

主穴：神阙、足三里、中脘、大椎、脾俞、肾俞、膈俞。

配穴：心脾两虚者加心俞、神门、太白；肝肾亏虚者加肝俞、关元、太溪；气滞血瘀者加血海、太冲；外感湿热者加曲池、阴陵泉。

**2. 药物铺灸取穴**

主穴：背俞中穴区、背俞下穴区、腰脊穴区、胃肠穴区、三阴交穴区。

配穴：心脾两虚、肝肾亏虚者加关元穴区；气滞血瘀者加血海穴区、膻中穴区、背俞上穴区；外感湿热者加背俞上穴区、曲池穴区。

铺灸药方：扶正补血散。黄芪、当归、补骨脂、肉桂、地龙各100g，没药、木香各50g，冰片10g，共研细末备用。心脾两虚者加党参、白术各100g；肝肾亏虚者加旱莲草、杜仲各100g；气滞血瘀者加丹参、莪术、枳壳各100g；外感湿热者去肉桂，加白花蛇舌草、知母各100g。

【灸法】

1. 患者取仰卧位，对神阙、中脘、神门、太白、关元、血海、足三里、阴陵泉、太冲、太溪穴进行温和灸；取俯卧位灸肾俞、肝俞、脾俞、心俞、大椎、膈俞穴，其中外感湿热者对曲池进行雀啄灸，用泻法，每穴灸

15～20分钟；以上操作每日1次，以灸至局部稍有红晕为度，14天为1个疗程。

2.患者取俯卧位进行药物铺灸，穴区常规消毒后，蘸姜汁擦拭穴区施灸部位，均匀撒铺扶正补血散灸药粉覆盖在姜汁擦拭过的皮肤上，再将姜泥制作成饼置于药粉之上，厚约0.5cm，长度和宽度与药粉同，然后将艾绒制成高、宽各约5cm上窄下宽的艾炷，将艾炷置于姜饼上分多点位点燃，令其自然燃烧，待患者有灼热感时，去掉燃烧的艾炷，更换新艾炷，最后保留药粉与姜饼，以纱布及胶布固定，待患者没有温热感时，去掉所有铺灸材料，灸疗完成。背部穴区灸疗结束后患者取仰卧位进行胃肠穴区等灸法，亦可先仰卧位治疗，再进行俯卧位灸疗。每日1次，每穴区2壮，留灸1小时，治疗7天为1个疗程，疗程间休息2天。

**【按语】**

本病病变涉及五脏，但以脾肾为主。脾为后天之本，饮食失节、五味偏嗜均可导致五脏精气的虚乏；肾为先天之本，肾主骨生髓，主生长发育，髓化精血。五脏有相互滋生和制约的整体关系，在病理情况下可以相互转化影响。艾灸治疗能健运脾胃，温养肾精，促进骨髓造血功能的恢复，同时减轻放化疗的不良反应，提高患者生活质量，延长生存期，是辅助治疗放化疗所致白细胞降低的有效方法。

艾灸治疗从脾肾论治，治则重点是健脾补肾、益气生血。神阙穴位于脐中央，为神气出入之门户，《扁鹊心书·黄帝灸法》提到"男妇虚劳，灸脐下百壮"，艾灸本穴可益气生血；足三里穴为足阳明胃经的合穴，是治疗脾胃疾患的要穴，中脘穴为胃之募穴，两穴相配可补益脾胃之气；肾俞穴为肾之经气输注于背部的腧穴，可直接补益肾精；膈俞穴为血会，善于补血行血；大椎穴为诸阳之会，灸之有温阳扶正固本之功，以上穴位合用可达到升白促红益髓的作用。

铺灸药方选择扶正补血散，药用黄芪、当归、补骨脂、肉桂、地龙、没药、木香、冰片。该散剂以当归补血汤为基础方，以补气生血，气血相生。肾主骨生髓化血，以肉桂、补骨脂补肾壮骨生髓；冰片引药入里。铺灸部位以背部督脉、膀胱经第一侧线为主，督脉为阳脉之海，统领诸阳经之经气。肾主骨生髓，肾藏精，精生髓，髓化血，肾虚则肾精不足，骨髓生化乏源，而致髓海空虚，骨髓减少。脾胃为后天之本，肾为先天之本，脾肾相互资助，促进机体生长发育。脊柱是督脉循行之处，脊柱旁为足太阳膀胱经第一侧线，特别是背俞中穴区、胃肠穴区补益脾胃，背俞下穴区、腰脊穴区益肾，三阴交穴区调理肝、脾、肾，诸穴区共用则先后天兼顾，共同促进气血化生。

**【注意事项】**

1. 多吃鱼类、蛋类及含铁较多的食物，多吃新鲜蔬菜、水果，多饮水，少吃多餐，注意营养搭配均衡，忌食油腻煎炸的食物。饭前饭后漱口，避免感染。

2. 患者应坚持治疗，耐心施灸，配合药物内服治疗，可获较好的疗效。

3. 施灸期间保持充足睡眠时间，适度运动，增强脾胃功能，改善机体造血功能。

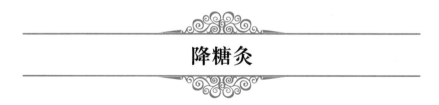

# 降糖灸

**【概述】**

糖尿病属中医学消渴病范畴，是由于先天禀赋不足，复因情志失调、饮食不节等原因所导致的以阴虚燥热为基本病机，以多尿、多饮、多食、乏力、消瘦，或尿有甜味为典型临床表现的一种疾病。

降糖灸是根据消渴病的发病脏腑、病因病机、临床证候，辨证选取有降糖作用的经络和腧穴施灸以达降糖目的的灸法。

**【适应证】**

糖尿病预防保健。

**【取穴】**

主穴：中脘、关元、胃俞、肺俞，肾俞、胃脘下俞。

配穴：上消者加手太阴肺经；中消者加足阳明胃经；下消者加足太阴

脾经与足少阴肾经。

**【灸法】**

1.在患者中脘、关元、胃俞、肺俞，肾俞、胃脘下俞涂抹"艾灸通络增效膏"，其上放置姜饼或姜片，再放置塔形艾炷进行施灸。

2.上消者对手太阴肺经进行循经灸；中消者对足阳明胃经进行循经灸；下消者对足太阴脾经与足少阴肾经进行循经灸。

**【按语】**

消渴病的病机主要为阴津亏损，燥热偏盛，且以阴虚为本，燥热为标，两者互为因果，阴愈虚则燥热愈盛，燥热愈盛则阴愈虚。消渴病变的脏腑主要在肺、胃、肾，尤以肾为关键。三脏之中，有所偏重又互相影响。故在艾灸选穴上，以培补肺、胃、肾之元气为治则，因此选穴为肺俞、胃俞、肾俞穴以调节脏腑功能；中脘穴养后天之本；关元穴补先天之本；胃脘下俞为消渴病之经验用穴，以上腧穴共奏培补元气、滋阴润燥之功。

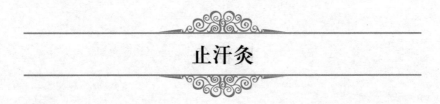

# 止汗灸

**【概述】**

汗证，是指人体阴阳失调，营卫不和，腠理不固引起汗液外泄失常的一类病证，包括自汗及盗汗。不因外部环境影响，稍活动则大汗淋漓者，称为自汗；夜寐时出汗如洗，醒来汗止者，称为盗汗。

应用艾灸以防治汗证的方法称为止汗灸。

**【适应证】**

自汗、盗汗。

**【取穴】**

主穴：合谷、复溜、心俞。

配穴：阴虚盗汗者加阴郄、太溪、三阴交；阳虚自汗者加关元、命门、气海；气虚易感冒、易出汗者加肺俞、气海、外关、脾俞。

【灸法】

患者俯卧位或仰卧位，对合谷、复溜、心俞穴进行隔姜灸，灸至皮肤发红为度；对相应配穴进行温和灸，以局部有温热感而无灼痛为宜，每穴30分钟；每日1次，14天为1个疗程。

【按语】

自汗与盗汗，都是由于人体阴阳偏盛或偏衰，腠理不固，毛窍疏松，致汗液外泄失常所致。中医学认为，自汗证多属阳气虚衰，卫外不固；盗汗证多属阴虚内热，蒸汗外泄。合谷穴有双向调节作用，既能发汗又可止汗；复溜为止汗之要穴；因汗为心之液，配合艾灸心俞穴，可补心气，益心阳，有助于调节汗液的代谢。阴虚加阴郄、太溪、三阴交穴，可滋阴止汗；阳虚加关元、命门、气海穴，可温阳止汗；气虚加肺俞、气海、外关、脾俞穴，可益气止汗。

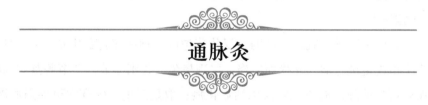

# 通脉灸

【概述】

血栓闭塞性脉管炎是一种原因不明，以侵犯四肢血管为主的非化脓性的动、静脉炎性疾病。多在寒冷的情况下发生，病程长而反复，病变常从下肢趾端开始，逐步向足部和小腿发展。单独发生在下肢者较多。初期因局部缺血，常见下肢冰滑、麻木、疼痛、酸胀、无力等；中期因营养障碍进一步加重，出现患肢麻木，怕冷或疼痛，夜间较甚，指甲生长缓慢或增厚变形，肌肉萎缩，足背动脉消失等；晚期为坏疽期，动脉完全闭塞，皮肤呈暗红或黑褐色，逐渐向远端扩展，可发生经久不愈的溃疡，患者疼痛加剧，彻夜难眠，屈膝抱足而坐，消瘦乏力等。本病还可因继发感染而出现溃烂、贫血等症状。

通脉灸是治血栓闭塞性脉管炎的一种灸法。

**【适应证】**

血栓闭塞性脉管炎，亦可用于糖尿病足、末梢神经炎等。

**【取穴】**

主穴：血海、足三里、冲阳、内庭。

配穴：血脉瘀阻者加膈俞、解溪、陷谷、足临泣、太冲；寒湿阻络者加关元、命门、阴陵泉、侠溪；湿热瘀阻者加膀胱俞、委中、申脉、太冲；气血两虚者加气海、足三里、悬钟、三阴交、公孙、地五会。

**【灸法】**

灸法一：患者取仰卧，对血海、足三里、冲阳、内庭穴同时进行隔姜灸或隔附子灸，每穴 15 ~ 20 分钟；后取不同的适宜体位，对配穴进行温和灸，每穴 5 ~ 10 分钟，湿热瘀阻者用泻法。

灸法二：取关元穴区、血海穴区、足三里穴区、足背穴区，用通脉散进行药物铺灸，方法参照《何氏药物铺灸疗法》施灸。

**【按语】**

本病属中医学"脱疽"范畴，汉代华佗的《神医秘传》中指出："此症发于手指或足趾之端，先痒而后痛，甲现黑色，久则溃败，节节脱落。"此乃血脉痹阻而致，故取血穴海以活血化瘀；取足三里、内庭穴可加强血液运行以营养肢体；冲阳穴在足背病位处，可温通经脉以治本。

根据不同辨证而配穴，血脉瘀阻者，配膈俞、解溪、陷谷、足临泣、太冲穴以活血化瘀而通脉；寒湿阻络者，配关元、命门、阴陵泉、侠溪穴以温补阳气，散寒利湿而通脉；湿热瘀阻者，配膀胱俞、委中、申脉、太冲以清热利湿而通脉；气血两虚者，配气海、足三里、悬钟、三阴交、公孙、地五会穴以补益气血，扶正祛邪而通脉。

本法针对不同的证型施灸，总以温通为主，但湿热者，以泻法为主；瘀血严重者，先行刺络放血，然后施灸，疏通与温通相结合，其效显著；对溃烂感染者，则需外用换药，中西医结合治疗。

# 减肥灸

【概述】

肥胖症是指机体脂肪总含量过多或局部含量增多及分布异常，是由遗传和环境等多种因素共同作用而导致的慢性代谢性疾病。肥胖主要包括3个特征：脂肪细胞的数量增多、体脂分布的失调及局部脂肪沉积。中医学认为肥胖主要与暴饮暴食、过食肥甘、安逸少动、情志不舒、先天禀赋等因素有关。本病与胃、肠、脾、肾关系密切。

【适应证】

单纯性肥胖症。

【取穴】

主穴：丰隆、大横、中脘、天枢。

配穴：胃肠炽热者加上巨虚、内庭；脾胃虚弱者加脾俞、足三里；嗜睡者加照海、申脉。

【灸法】

患者取仰卧位，对丰隆、大横、中脘、天枢穴进行温和灸，每穴15～20分钟；分别对配穴进行温和灸，每穴15～20分钟；以上操作每日1次，以灸至局部稍有红晕为度，10天为1个疗程。

【按语】

本病病位主要在脾，多为本虚标实，本虚以气虚为主，标实主要为痰浊、水湿、膏脂等。基本病机是痰浊积聚于胃肠，或者脾虚不能运化痰湿，而致痰湿浊脂滞留。故治疗以健脾利湿化痰为主，中脘穴为胃之募穴，天枢穴为大肠之募穴，两穴相配，可通利肠腑，降浊消脂；丰隆穴为足阳明胃经之络穴，也是治痰要穴，可健脾利湿，化痰消脂；大横穴为足太阴脾经、阴维脉之会，能促进腹部气血的运行，调理脾胃，是治疗胃肠道疾病的常用穴。

【注意事项】

1.针灸对于单纯性肥胖效果较好。

2.在治疗的同时要嘱患者加强锻炼。

3.注意合理饮食，控制饮食。

# 肿瘤扶正祛邪灸

【概述】

肿瘤又称新生物，是机体在各种致病因素的长期作用下发生的细胞过度增殖。中医学认为肿瘤乃阳虚阴盛寒凝而成，其症状表现为正虚邪实，用艾灸扶正祛邪法，可辅助肿瘤的治疗。

【适应证】

各种肿瘤如肺癌、食道癌、胃癌、肝癌、肠癌、肾癌、膀胱癌、子宫癌、前列腺癌等，也适用于肿瘤放疗化疗后及术后的康复与治疗。

【取穴】

主穴：膻中、中脘、关元、气海、膏肓。

配穴：肺癌者加肺俞、中府、风门、尺泽、丰隆；食道癌者加天突、华盖、玉堂、膈俞、丰隆、太冲；胃癌者加上脘、下脘、脾俞、胃俞、膈俞、足三里、梁丘、丰隆；肝癌者加肝俞、胆俞、期门、血海、太冲、行间；肠癌者加大肠俞、小肠俞、关元俞、天枢、曲池、合谷、上巨虚、下巨虚；子宫癌者加关元俞、子宫、曲骨、夹阴穴（平耻骨联合两侧腹股沟处）、血海、阴陵泉、三阴交、太冲；肾癌者加肾俞、命门、膀胱俞、关元俞、血海、三阴交、太溪、涌泉；膀胱癌者加膀胱俞、八髎、曲骨、水道、三阴交、血海、委中、昆仑；前列腺癌患者加肾俞、膀胱俞、水道、夹阴、八髎、秩边、血海、阴陵泉、三阴交、太溪。

【灸法】

患者先取仰卧位，对膻中、中脘、关元、气海穴进行隔姜灸，每穴20

分钟；后取俯卧位，对膏肓穴进行隔姜灸 20 分钟；再根据不同的病证取不同的体位，对配穴行进行温和灸，每穴 5 ～ 10 分钟；10 次为 1 个疗程，休息 2 日后再行下 1 个疗程。

【作用】

### 1. 灸法治疗放化疗引起的不良反应

（1）消化道反应

消化道反应为放化疗引起的常见不良反应，通常表现为厌食、呕吐等。隔姜灸或直接灸治疗放化疗引起的消化道不良反应取得了较好的效果，具体用法如下。

中脘、脾俞、胃俞采用隔姜灸。足三里、合谷、大椎采用艾条灸。每穴 5 ～ 10 分钟，10 次为 1 个疗程，休息 2 日后再行下 1 个疗程。

（2）白细胞减少症

化学抗癌药物作为一种治疗肿瘤的有效手段，已被广泛应用于临床，但其有抑制骨髓造血功能的毒性作用，造成患者白细胞减少，免疫力下降等。近年来艾灸已被证实具有提高机体免疫功能和升高白细胞的功效，具体操作如下。

取大椎、身柱、至阳、命门穴施太乙神针。每天 1 次，5 次为 1 个疗程，一般治疗 3 个疗程。取大椎、合谷、足三里、三阴交穴施温和灸。每日 1 次，灸毕按摩各穴 3 ～ 5 分钟。

### 2. 灸法对肿瘤并发症的作用

（1）癌性疼痛

癌性疼痛是癌症直接或间接引起的疼痛，60% ～ 80% 的晚期癌症患者伴有剧烈疼痛，其持续时间长，进行性加重，严重影响患者的生活质量。灸法止痛具有无成瘾性、无依赖性及无不良反应的特点，同时又能够提高机体的免疫力，在临床上取得了良好的治疗效果，具体用法如下。

取阿是穴、中脘穴、神阙穴、关元穴进行艾条灸，每天两次，每穴约 30 分钟，10 次为 1 个疗程。

（2）癌因性疲乏

癌因性疲乏是肿瘤患者常见的伴随症状，主要见于晚期胃癌、乳腺癌、胃肠道肿瘤等，其发生快程度重，持续时间长，严重影响患者的生活质量。艾灸可以减轻患者疲乏症状，增强机体免疫功能，具体操作如下。

取神阙、关元、气海、中脘穴进行隔姜灸，每穴 10 ~ 20 分钟，每日 1 次，1 个月为 1 个疗程。

【按语】

肿瘤乃阳虚阴盛寒凝而致，即"阳化气，阴成形"，艾灸补阳，为天下扶阳第一法，阳气为生命之本，灸之可固本，阳气充足了，肿瘤也失去赖以生存的"土壤"，体质得到了改善，从根源上阻止了肿瘤的发展，故艾灸不但能防癌又能治癌。肿瘤消耗人体正气，正虚使人体免疫功能下降，肿瘤得以滋生与发展，故防治肿瘤最主要的是扶正气，正气足亦可扶正而驱邪，故防治肿瘤的主穴以扶正为主，如膻中穴补益中气；关元、气海穴补元气元阳；膏肓穴扶正而驱邪，共奏扶正治本之效。

灸能化阴，祛除病邪，抑制肿瘤生长。肿瘤还与气滞、血瘀、痰凝、毒聚湿停有关，进而产生病理变化与病理产物，成为一个复杂的难治之症。艾灸善治阴寒之邪，同时根据不同的肿瘤与部位，和肿瘤与脏腑经络的关系进行配穴，可调理脏腑疏通经络，理气行气、活血化瘀、化痰除湿、软坚散结、除瘀排毒等多法并举，多渠道防治肿瘤。

艾灸防治肿瘤贵在坚持，要打好持久战，树立患者信心才能力克顽疾。临床常用艾灸治疗一些肿瘤复发转移，或无钱防治的患者，坚持艾灸可以达到延长寿命与减少痛苦之目的，对一些肿瘤化疗与放疗后的患者，艾灸可以提高免疫力，减少不良反应。

艾灸防治肿瘤确实有效，也可与中药等其他疗法联合应用，获相辅相成之效。如何氏药物铺灸疗法，灸药结合疗效显著，可参考《何氏药物铺灸疗法》进行反季节灸（冬病夏治）。

# 痹证灸

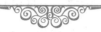

【概述】

痹证者风、寒、湿三气杂至，合而为痹，痹有闭塞不通之意。外邪侵入肌体的经络、肌肉、关节、筋骨，引起肢体关节疼痛、肿大、重着、变形或麻木，甚至影响肢体功能运动的病证，统称痹证。中医有风痹、寒痹、湿痹、热痹、尪痹之分。

痹证灸是指治疗各类痹证的一种灸法。

【适应证】

风湿性关节炎、类风湿关节炎、肌纤维组织炎、坐骨神经痛等。

【取穴】

主穴：风池、风门、风市、身柱、腰阳关、血海、阳陵泉。

配穴：颈部者加颈夹脊、大椎；肩部者加肩髃、肩贞、肩髎、臂臑；肘部者加曲池、肘髎、少海、手三里；腕部者加阳池、阳溪、阳谷、腕骨、外关；手指部者加合谷、八邪、中渚；腰部者加腰俞、肾俞、八髎；股部者加夹阴、气冲、秩边；髋部者加环跳、居髎、承扶；膝部者加犊鼻、梁丘、膝阳关、阴陵泉；踝部者加申脉、昆仑、照海、丘墟；足趾部者加八风、冲阳、陷谷、太冲、足窍阴；风痹者加风府、八风、八邪；寒痹者加关元、命门、阴陵泉、三阴交；湿痹者加脾俞、阴陵泉、丰隆、内庭；热痹者加大椎、曲池、委中、太冲；尪痹者加肝俞、肾俞、命门、关元、八风、八邪、阿是穴。

【灸法】

1.患者取不同的适宜体位对风池、风门、风市、身柱、腰阳关、血海、阳陵泉穴进行隔姜灸或温和灸，每穴 5 ～ 10 分钟，风痹与热痹用泻法，湿痹、寒痹用平补平泻法，尪痹用补法；分别对配穴进行隔姜灸或温和灸，每穴 5 ～ 10 分钟，补泻同上。

2. 患者取俯卧位进行药物铺灸，药用风湿痹痛散，对督脉进行长蛇灸。方法可参照《何氏药物铺灸疗法》。

【按语】

《类证治裁·痹证》云："诸痹……良由营卫先虚，腠理不密，风寒湿乘虚内袭。"认为本病主要由于人体正气不足，卫外不固，又受风、寒、湿、热等外邪，致使气不能贯通，血不能畅行，痹阻经络，瘀结而发为痹痛。

"风为百病之长""治风先治血，血行风自灭"，风邪善行而数变，易夹湿、夹寒、夹热、夹痰阻滞经脉而发病，寒邪借风力内攻，收引凝聚；湿邪则借风内侵；同时风邪又借湿邪黏着、胶固之性，造成经络壅塞，气血运行不畅，导致筋脉失养，绌急而痛。所以在治疗痹证时，祛除风邪尤为重要，故取风池、风门、风市穴，以祛风散邪；督脉为阳脉之海，统督阳经，灸之可壮督阳，使阳气得布，寒湿自散，筋骨得濡，功能得复，身柱、腰阳关穴为督脉之要穴，可通督脉，以祛风、散寒、利湿；痹者，闭塞不通之意，取血海、阳陵泉穴，可活血化瘀通络止痛。

同时也要注重辨证配穴。风痹者以祛风为治则，配风府、八风、八邪穴，可加强祛风散邪之功；寒痹者以温经散寒为治则，配关元、命门、阴陵泉、三阴交穴，以加强温阳散寒、通络之力；湿痹者以健脾利湿为治则，配脾俞、阴陵泉、丰隆、内庭穴；热痹者以清热通痹为治则，配大椎、曲池、委中、太冲穴；尫痹者（类风湿）以补益肝肾为治则，配肝俞、肾俞、命门、关元、八风、八邪、阿是穴。

本病为全身性疾病，但有时病变表现以某部位为主。在灸疗主穴的同时，可根据不同部位施灸，如颈部、肩部、肘部、腕部、髋部、膝部、踝部等。发挥整体与局部的治疗作用，从而达到治病求本，标本同治的目的。

药物铺灸对本病有良好的治疗作用，从胸脊至骶脊及背俞穴，扶正祛邪之力强大而持久，且药物借助艾炷燃烧之力，透过皮肤直至经络及病所，发挥散寒逐湿、通络止痛之功。这样既可以消除局部的寒凝、湿阻、瘀血，以改善局部血液循环，促进新陈代谢，又可以提高机体的免疫能力和抗病能力。

# 痿证灸

【概述】

痿证是指肢体筋脉弛缓，痿弱无力，或不能随意运动，伴有麻木，肌肉萎缩，甚至运动功能丧失而成瘫痪的病证。

痿证灸是治疗痿证的一种灸法。

【适应证】

多发性神经炎、急性脊髓炎、重症肌无力、中风后遗症、截瘫、小儿麻痹后遗症、癔症性瘫痪等。

【取穴】

主穴：脾俞、肝俞、足三里、三阴交。

配穴：肺胃热盛者加肺俞、胃俞、大椎、曲池；湿热浸淫者加脾俞、梁丘、委中、阴陵泉、尺泽、内庭；肝肾阴虚者加肾俞、内庭、阴郄、太溪；气血虚弱者加关元、气海、血海、解溪。

【灸法】

1.患者先取俯卧位，对脾俞、肝俞穴同时进行隔姜灸，每穴 10 分钟；后取仰卧与侧卧位，对足三里与三阴交穴进行温和灸，每穴 5 ～ 10 分钟；再取不同的适宜体位，对配穴进行温和灸，每穴 5 分钟，肺胃热盛与湿热浸淫者用泻法，肺肾阴虚与气血虚弱者用补法。

2.对足阳明胃经与足太阴脾经进行循经灸，实证用泻法，虚证用补法。

3.患者取关元穴区、背俞中穴区、背俞下穴位，足三里穴区与相关穴区进行药物铺灸，药用痿证散，方法可参照《何氏药物铺灸疗法》。

【按语】

痿证者，表现为肢体筋肉弛缓，肌肉善缩，运动无力甚至瘫痪，与肝、脾关系密切。因肝主筋，脾主肌肉，取肝俞穴以养肝益筋，取脾俞穴以健脾滋养肌肉；足三里穴为足阳明胃经之下合穴，可补阳明之气血，健脾益胃；三阴交穴为肝、脾、肾之交会穴，可补益肝、脾、肾，为治痿之要穴。

痿证初期多为肺胃热盛与湿热浸淫，配肺俞、胃俞穴用泻法，可清肺胃之热，益肺胃之阴津；配尺泽、大椎、曲池穴以增强清热通络之效；湿热浸淫者配脾俞、梁丘、委中、阴陵泉、内庭穴以健脾运湿，清利湿热而通络。后期多为肝肾阴虚与气血亏虚，配肾俞、阴郄、太溪穴以补益肝肾而养阴；配关元、气海、血海、解溪穴以补益气血，通经活络。

《黄帝内经》有"治痿独取阳明"之说，循经灸足阳明胃经，可补阳明气血，通阳明之络，祛阳明之邪；阳明与太阴相表里，灸足太阴脾经，脾主肌肉，并与阳明相通，表里相合，实为治本之法。

药物铺灸用肌痿散，取关元穴区、背俞穴区、足三里穴区，以补气血，健脾胃、补肝肾、通经络，灸药结合，其效显著。

# 震颤灸

【概述】

震颤是由于脑髓失充，筋脉、肢体失控，引起的以有节律、不自主的身体某一部分震动、颤抖为主要临床表现的病证。

震颤灸就是通过施灸减少肢体震颤，使机体恢复正常的一种灸法。

【适应证】

生理性震颤、特发性震颤、帕金森病性震颤等。

【取穴】

主穴：印堂、百会、头维、完骨、风池、震颤区（前神聪到悬厘连线）、阳陵泉、太冲。

配穴：肝肾亏虚者加肝俞、肾俞；痰瘀内阻者加膈俞、脾俞、丰隆；气血两虚者加气海、关元、足三里。

【灸法】

1.患者取不同的适宜体位，对印堂、百会、头维、完骨、风池、震颤区、阳陵泉、太冲穴进行悬灸或雀啄灸，每穴 5～10 分钟；后取不同的适宜体位，分别对配穴进行悬灸或雀啄灸，每穴 5～10 分钟。实证用泻法，虚证用补法。

2. 患者取不同的适宜体位进行隔姜灸，每穴灸 3～5 壮，以皮肤出现红晕为度，每天 1 次，连续灸 20～30 天为 1 个疗程。

【按语】

震颤是临床上中老年患者的常见病、多发病及疑难病。《素问·至真要大论》曰："诸风掉眩，皆属于肝。"肝为刚脏，易亢而化风，出现肢体颤动，活动受阻等表现，其基本病机是肝风内动，筋脉失养。其中又有肝阳化风、血虚生风、阴虚风动、痰热生风、血瘀生风等不同，同时又与肾、脾有密切联系，《素问·脉要精微论》曰："骨者髓之府，不能久立，行则振掉，骨将惫矣。"脾失健运，不能运化水谷，气血虚少，不能荣于四末，或痰浊内生，阻遏气血，筋脉失荣，而见震颤。临证时要详辨虚证与实证，辨证用药，辨证施灸，方能奏效。

本病病位在脑，病变脏腑主要在肝，涉及肾、脾。筋肉肢体失养为其主要病机，治疗应以滋补肝肾、益气养血、息风通络为治则。百会穴位于头顶正中，内应于脑，与脑的联系密切，是调节大脑功能的要穴；风池穴为手足少阳、阳维脉的交会穴，具有平肝息风、疏风解表、清利头目的功效，为祛风之要穴；阳陵泉穴为八会穴之筋会，可舒筋活络；太冲穴为足厥阴肝经原穴，灸之可滋补肝肾，平肝息风；配头维、印堂、完骨穴及震颤区共同达到息风止颤之效。

【注意事项】

1. 临床研究表明，艾灸对本病有一定效果，可以联合针刺综合治疗。

2. 由于会出现震颤的症状，施灸时注意高度，避免肢体震颤烫伤皮肤。

# 三阳开泰灸

【概述】

三阳开泰灸是指应用于腕部三阳穴、足部通阳三穴，治疗手足冰凉及其相关疾病的一种灸法。

【适应证】

适用于四肢冰凉及其相关疾病者。

【取穴】

**1. 上肢冰凉**

主穴：阳溪、阳池、阳谷。

配穴：外关、合谷。

**2. 下肢冰凉**

主穴：冲阳、太溪、昆仑。

配穴：解溪、足通谷、足临泣。

【灸法】

1. 上肢冰凉者，先对阳池穴进行隔姜灸，然后操作者左右手各持1根雷火灸艾条，分左右对阳溪、阳谷穴同时进行雷火灸，每穴20分钟；对配穴进行雷火灸，每穴20分钟；每日1次，7次为1个疗程，休息2日后再行下1个疗程。

2. 下肢冰凉者，先对冲阳穴进行隔姜灸，然后操作者左右手各持一根雷火灸艾条，分左右对昆仑、太溪穴同时进行悬灸，每穴20分钟；对配穴进行雷火灸，每穴20分钟；每日1次，7次为1个疗程，休息2日后再行下1个疗程。

3. 根据病情与经络的关系，选取手足的相关经脉进行循经灸。

4. 进行药物铺灸，方法可参照《何氏药物铺灸疗法》。

注：以上灸法可单独施灸，亦可分先后进行或联合应用。

## 【按语】

手足冰凉或四肢寒冷为常见的一种症状，多为阳虚寒盛而致。腕部三阳穴、足部通阳三穴承接上下、直通阳气，相当于阳气的"开关"。阳溪为手阳明大肠经经穴，位于腕背侧远端横纹桡侧，功擅通利关节；阳池为手少阳三焦经原穴，位于腕背横纹中，可振奋阳气，调理三焦气机；阳谷属手太阳小肠经经穴，位于腕部尺侧，《针灸甲乙经》认为"阳谷者，火也"，阳谷具有通行阳气，疏利关节的作用。因此，手部通阳三穴选择大肠经经穴阳溪、三焦经原穴阳池、小肠经经穴阳谷。太溪穴为肾经原穴，可导肾间动气敷布于全身，具有壮元阳，补命火，补肝肾，强腰膝之功，《扁鹊心书》认为"夫脾为五脏之母，肾为一身之根。故伤寒必诊太溪、冲阳，二脉者，即脾肾之脉也。此脉若存则人不死，故尚可灸"；昆仑为足太阳膀胱经经穴，与太溪相对，灸之可调节一身之阴阳。因此，足部通阳三穴选择肾经原穴太溪、胃经原穴冲阳、膀胱经经穴昆仑。上肢配外关，养老、合谷穴，下肢配解溪、足通谷、足临泣穴，以扶正祛邪、温通经脉、散寒除湿；再配循经灸使整条经脉畅通无阻，有相辅相成之效。

# 开四关穴灸

## 【概述】

四关穴主要是指合谷、太冲两穴，其名称出自金元时期针灸医家窦汉卿的《标幽赋》"寒热痹痛，开四关而已之"。明代徐凤在《针灸大全》注："十二原出于四关，太冲、合谷是也。"合谷、太冲两穴相配具有祛风散寒、镇肝息风、醒脑开窍、镇心安神、行气活血、解郁止痛等作用，临床应用广泛。

开四关穴灸是艾灸"四关穴"治疗疾病的一种灸法。

## 【适应证】

各种痹证，风湿性关节炎、类风湿关节炎及四肢关节病（肩、肘、腰、膝）如四肢屈伸不利、手足寒冷或发热麻木等。

**【取穴】**

主穴：合谷、太冲。

配穴：风痹者加风池、风市；寒痹者加关元、命门；湿痹者加脾俞、阴陵泉；热痹者加大椎、曲池；骨关节病者加肩髃、肩贞、肩髎；肘关节病者加曲池、肘髎、手五里；腰关节病者加膝阳关、腰俞；膝关节病者加鹤顶、膝眼、委中；上肢屈伸不利者加曲泽、少海；下肢屈伸不利者加委中、阳陵泉；四肢麻木者加血海、三阳络；四肢寒冷者加阳池、解溪；四肢发热者加大椎、曲池、委中。

**【灸法】**

患者先取仰卧位，同时对合谷、太冲穴进行隔姜灸或温和灸，每穴 20 分钟；然后根据不同的疾病取适宜体位对配穴进行悬灸，每穴 5 分钟；7 次为 1 个疗程，休息 2 日后再行下 1 个疗程。

**【按语】**

合谷与太冲相配伍，一气一血，一阴一阳，一升一降，相互为用，是生命之关口。四关是气血阴阳内外出入之要道，应畅通无阻，若外邪侵袭则四关闭合，通道阻塞，气血运行不畅，痹阻不通而为痹。灸四关穴以通经活络，消瘀止痛，又分别配以治风、散寒、祛湿、清热的腧穴，对行痹、寒痹、着痹、热痹均有很好的治疗效果。

四关穴分布于四肢，善治四肢关节疾患，施灸时配以肩、肘、腰、膝部腧穴，其效更佳；四肢麻木者配三阳络、血海穴以养血通经活络；四肢屈伸不利者，配曲泽、少海、委中、阳陵泉以通利经脉；四肢寒冷者，配阳池、解溪以温阳通脉；四肢发热者配大椎、曲池、委中穴以清热通络。

# 刺络放血灸法

【概述】

刺络放血是在中医基本理论指导下，用三棱针或采血针在相关部位进行点刺，通过放血祛除邪气而达到调和气血、平衡阴阳的一种外治法。

刺络放血灸是刺络放血之后在相应部位进行施灸的一种灸法。

【适应证】

静脉曲张、血栓闭塞性脉管炎、腱鞘囊肿、痛风、滑膜炎、股骨头坏死等。

【取穴】

**1. 静脉曲张**

主穴：曲张的小静脉处、血海、委中。

配穴：湿热阻络者加阴陵泉、三阴交；气滞血瘀者加合谷、太冲；热毒蕴结者加曲池、大椎、委中。

**2. 血栓闭塞性脉管炎**

主穴：血海、阴陵泉、三阴交、膈俞。

配穴：寒湿阻络者加商丘；气滞血瘀者加合谷、太冲；热毒蕴结者加曲池、大椎、委中。

**3. 腱鞘囊肿**

主穴：囊肿局部腧穴或阿是穴。

配穴：发于腕背者加外关、阳池；发于足背者加解溪。

**4. 痛风**

主穴：病变部位的腧穴或阿是穴。

配穴：外邪侵袭者加风市、血海、阳陵泉、阳池；湿热瘀阻者加阴陵泉、三阴交、太冲。

**5. 滑膜炎**

主穴：鹤顶、膝眼、阳陵泉、委中。

配穴：寒湿阻络者加阴陵泉、太冲；气滞血瘀者加血海、三阴交。

**6. 股骨头坏死**

主穴：居髎、环跳、承扶、阿是穴。

配穴：气滞血瘀者加血海、三阴交；痰瘀阻络者加阴陵泉、丰隆；经脉痹阻者加膈俞、肝俞；肝肾亏虚者加肝俞、肾俞。

【灸法】

先根据不同的疾病选取适宜的体位，比如痛风、膝关节滑膜炎取仰卧位，股骨头坏死、静脉曲张等选侧卧位，腱鞘囊肿选坐位；然后将患者病变部位暴露，用三棱针点刺出血后，拔罐吸出瘀血 5～20mL，再进行隔姜灸；对配穴进行温和灸，每穴 10～15 分钟；每隔 3 天 1 次，3 次为 1 个疗程。

【按语】

本灸法是在单一刺络放血或艾灸疗法的基础上，本着继承不泥古，创新不离宗的治疗原则，通过反复的临床实践，对两者进行了完美的结合，不仅有刺络放血疗法疏通经络、去瘀生新的作用，还具有艾灸疗法温通经脉、活血化瘀、祛寒化湿的作用。中医学认为"血得寒则凝，得温则行"，本疗法改变了人体内环境，让瘀血不再生，从根本上解决了问题，达到了治病求本的目的。在治疗瘀证、痹证、痛证等疾病方面有明显的优势。

【禁忌证】

1. 过饥、过饱、过劳、大惊、大恐、大怒、大汗、大渴时不宜操作。

2. 心脏搏动处、大血管处，以及妇女妊娠期等不宜操作。

3. 高热抽风期、高血压晚期、糖尿病晚期、心肺功能衰竭者及部分恶性肿瘤患者不宜操作。

【注意事项】

1. 初次接受治疗的患者，或者体弱患者应该防止晕针、晕血等现象，若有发生要立即停止施针，并采取相应的治疗措施。

2. 对当天治疗的患者，应告知禁食辛辣刺激的食物，当天不要洗澡以防感染，并注意保暖。

# 艾眼灸

【概述】

艾眼灸是指应用艾灸防治眼病的方法。如多种眼病引起的目赤肿痛、眼球胀痛、迎风流泪、胬肉攀睛、视力模糊、视力下降或失明等症。

【适应证】

急慢性结膜炎、泪道炎、青光眼、翳状胬肉、近视、视网膜病变、视神经萎缩、视神经炎、白内障等。

【取穴】

主穴：睛明、丝竹空、承泣、肝俞。

配穴：风热外袭者加风池、太阳、外关、合谷；肝火上炎者加胆俞、大椎、少商、太冲；肝肾亏虚者加肾俞、光明、养老、三阴交、太溪；气滞血瘀者加期门、血海、膈俞、足三里、三阴交、光明、太冲；气血亏虚者加气海、关元、脾俞、足三里、三阴交、光明。

【灸法】

1.患者取适宜体位，对睛明、丝竹空、承泣、肝俞穴进行悬灸或雀啄灸，每穴 5～10 分钟；风热外袭与肝火上炎者，可予刺络放血后再施灸，用泻法，其他用补法或平补平泻法；后取不同的适宜体位，分别对配穴进行温和灸，实证用泻法，虚证用补法，每穴 5～10 分钟。

2.对患者眼部进行循经灸，操作者手持艾条，从睛明穴开始向上至攒竹，沿眉前行至鱼腰、丝竹空，经太阳至承泣、睛明穴为 1 圈，循回灸 2～3 次。后对足厥阴肝经进行循经灸，虚证用顺经灸（补法），实证用逆经灸（泻法）。

3.用艾眼仪进行艾眼灸，先以润目滴眼液滴眼，后将眼贴敷于眼部，再点燃艾炷，点燃部位朝上放入艾灸给药器内，待艾灸给药器产生适当的温感时，佩戴于眼部艾灸 15 ～ 20 分钟，待艾炷或艾棒燃烧完毕后，摘下艾灸给药器和眼贴即可；每日或隔日 1 次，10 次为 1 个疗程，休息 2 日后再行下 1 个疗程。

**【按语】**

肝开窍于目，故取肝俞穴以治本；睛明、丝竹空、承泣穴均在眼部，可祛风散邪而明目，为治眼疾之要穴。实证者（风热外袭、肝火上炎）先刺络放血以祛除火热之邪，后再灸之，可防火热上炎。

根据不同病证而辨证配穴。风热外袭者，配风池、太阳、外关、合谷穴，用泻法以祛风清热；肝火上炎者，配胆俞、大椎、少商、太冲穴，用泻法以清泻肝胆火热；气滞血瘀者，配期门、膈俞、血海、足三里、三阴交、光明、太冲穴，用平补平泻法以行气活血，通经明目；肝肾亏虚者，配肾俞、光明、养老、三阴交、太溪穴，用补法以补益肝肾而明目；气血虚弱者，配气海、关元、脾俞、足三里、三阴交、光明穴，用补法以补益气血，扶正祛邪而明目。

眼部循经灸，可祛风散邪，疏通眼部经脉，改善眼部症状；足厥阴肝经"上入颃颡，连目系"，与目联系密切，故取足厥阴肝经进行循经灸，可对眼部疾病发挥良好的调节与治疗作用。

艾眼仪使用方便，对各种眼疾都有一定的治疗作用，可用于眼部的养生保健。

# 耳鸣耳聋靶向灸

**【概述】**

耳鸣是一种常见症状，为听觉机能紊乱所致。耳鸣持续时间较长，往往会伴有听力下降，继而发展成耳聋。耳聋按照病变部位分为两种，由外耳、中耳疾病引起的为传导性耳聋；由内耳听觉器官或听神经病变引起的为神经性耳聋。老年人因内耳退化而致的耳聋，称为老年性耳聋。

耳鸣耳聋靶向灸是何天有教授为治疗耳鸣耳聋所创的一种灸疗方法，此灸法以耳为中心，直面病灶，将耳部各个穴位覆盖起来，由点到线，再到面，贯通耳部经脉，使耳部经脉气血流畅，耳脉有所养，针对耳鸣耳聋疾病有较好的临床疗效。

**【适应证】**

耳鸣耳聋疾病及耳部的养生保健。

**【取穴】**

主穴：耳门、听宫、听会。

配穴：外邪侵袭者加风池、风门；肝胆火盛者加行间、太冲；痰火郁结者加丰隆、阴陵泉；肾精亏损者加三阴交、肾俞、太溪；脾胃虚弱者加气海、中脘、上脘、脾俞、胃俞、足三里。

**【灸法】**

1.在患者耳前三穴（耳门、听宫、听会）涂抹"耳聋通窍散"或者"艾灸通络增效膏"，其上放置姜饼或姜片，再放置塔形艾炷进行施灸。

2.耳部循经灸，操作者手持艾条，从患者率谷开始，至瘈脉、翳风、听会、听宫、耳门，再到率谷为1圈，每穴2～3分钟。

3.用温和灸在风池、外关、中渚、阳陵泉、血海、丰隆、三阴交、太溪、太冲穴施灸，每穴2～3分钟。

**【按语】**

中医学对耳鸣、耳聋早有认识，其认为，耳为肾之窍，赖肾精上供及气血津液之濡润得耳聪听明。耳聋之发生，多因肾精匮乏，心脾气虚，肝郁气滞，痰瘀互阻致津血失濡，诱因常因风、火、痰、瘀之邪内蓄于脏腑，累及经络，邪毒壅盛，循经上扰耳络，清阳被蒙，脑窍郁闭，血脉痹阻，耳窍闭塞而致，乃本虚为主、邪实为标之疾。耳部为经脉气血汇聚之地，如《黄帝内经》云："耳者，宗脉之所聚也。"手足六阳经皆与耳有直接或间接的联系，足少阳胆经，手少阳三焦经均从耳后入耳中，走耳前；手太阳小肠经由目锐眦入耳中；足太阳膀胱经在头顶部的支脉过头顶到耳上角；足阳明胃经循颊车上行走耳前；手阳明大肠经虽不过耳，但其别络则"入耳合于宗脉"；手足六阴经则由于表里两经脉气相通，特别是阴经经别在头面部合于阳经，故与耳也有联系。故治疗耳聋耳鸣选择围绕耳部的腧穴，耳门、听宫、听会穴分别属手少阳三焦经、手太阳小肠经、足少阳胆经，配合耳部循经灸，可激发耳部经脉气血，贯通耳脉，使气血流通，耳有所养。

# 面瘫灸

## 【概述】

面瘫又称口眼㖞斜，西医学称之为面神经麻痹，是以口眼㖞斜为主要症状的一种疾病。成年人较多见，以春秋之季发病较多。面神经麻痹可分为中枢性和周围性两种，这里重点介绍周围性面神经麻痹。面瘫灸是治疗面神经麻痹的一种灸法。

## 【适应证】

面神经麻痹、面肌痉挛、三叉神经痛等。

## 【取穴】

主穴：风池、地仓、颊车、合谷。

配穴：面瘫初期者加外关、牵正；面瘫中期者加外关、牵正、足三里、三阴交；面瘫后期者加足三里、三阴交、太冲；额纹消失，不能皱眉者加阳白；眼睑闭合不全者加攒竹、丝竹空；口鼻㖞斜者加迎香、颊车、牵正、翳风。

## 【灸法】

患者取适宜体位，对风池、地仓、颊车、合谷穴进行悬灸，每穴5分钟；沿患者颧髎、迎香、地仓、颊车、头维穴进行循经灸，至面部潮红为度；后取患者适宜体位，对配穴进行温和灸，每穴5分钟。面瘫初期灸量少，灸法轻，配外关、牵正穴，用泻法；中期灸量与灸法适中，配外关、牵正、足三里、三阴交穴，用平补平泻法；后期灸量与灸法相对大一些，配足三里、三阴交、太冲穴，用补法。

**【按语】**

面瘫主因风中经络，气血痹阻，经筋功能失调所致，故取风池以祛风散邪，取地仓、颊车、合谷，以通阳明经络，纠正口眼㖞斜。

面瘫初期因面部神经、血管、耳后乳突处于炎性水肿状态，应取穴少，轻刺激，以祛风散邪为主，用泻法；中期的取穴数量与灸量适中，以通络为主，用平补平泻法，是纠正面瘫的关键期；恢复期的取穴应相对多一些，以扶正祛邪为主，灸量可适当放大，以防面瘫后遗症。

面部足阳明循经灸，可祛风散邪，以增强阳明气血流通；对病情较重者，可对手阳明大肠经与足阳明胃经进行循经灸，对局部与整体起综合调理作用。

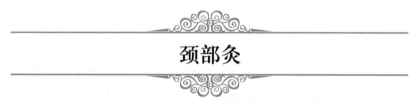

# 颈部灸

**【概述】**

颈部最常见的颈椎病，它是由于颈椎骨质增生性病变刺激或压迫神经根、颈部脊髓、椎动脉或交感神经而引起的综合征。临床多发生于中老年人，多为颈椎慢性损伤及自身结构的退行性变。常见有颈部疼痛、头痛、头晕、颈肩僵硬不适、上肢沉重或麻木无力等。

颈部灸是治疗颈部病证的一种灸法。

**【适应证】**

各型颈椎病、痉挛性斜颈、落枕等。

**【取穴】**

主穴：颈夹脊、风门、风池、大椎。

配穴：邪阻经络者加三阳络、外关、合谷；气滞血瘀者加膈俞、血海、外关、合谷；痰湿阻络者加脾俞、丰隆、曲池、三阴交；肝肾亏虚者加肝俞、肾俞、足三里、三阴交；痉挛性斜颈者加大杼、外关、三阳络、合谷；落枕者加天窗、落枕穴、肩井。

**【灸法】**

1.患者先取俯伏坐位,将覆盖颈椎部位的姜饼放置于颈部,在姜饼之上放置上窄下宽的三棱形艾炷,将艾炷点燃施灸,1次灸2壮,每日1次;同时操作者双手各持一根艾条,分别对左右风池穴进行悬灸,对风门穴进行温和灸,每穴10分钟;后取不同的适宜体位,对配穴进行温和灸,每穴5~10分钟,实证用泻法,虚证用补法或平补平泻法。

2.用中药颈痛散,取患者颈部与相关穴区进行药物铺灸,方法可参照《何氏药物铺灸疗法》。

**【按语】**

本病属中医学"痹证""骨痹"的范畴,《黄帝内经》曰:"邪在肾,则病骨痛阴痹,阴痹者,按之而不得……肩背颈项痛,时眩。"本病临床分为邪阻络型、气滞血瘀型、痰湿阻络型、肝肾亏虚型;西医学分为神经根型、椎动脉型、脊髓型、交感神经型。

艾灸治疗本病取颈部的颈夹脊、风门、风池、大椎为主穴,分属督脉与膀胱经,有祛风散寒,通络止痛的作用,对本病疗效显著。

施灸主穴后,根据辨证分型论治,邪阻经络配三阳络、外关、合谷穴,以祛风散寒,利湿通脉;气滞血瘀配膈俞、血海、外关、合谷穴,以行气活血,通经活络;痰湿阻络配脾俞、曲池、丰隆、三阴交穴,以健脾化痰,利湿舒筋;肝肾亏虚配肝俞、肾俞、足三里、三阴交穴,以补益肝肾与气血可治本。

# 肩周灸

**【概述】**

肩周炎是指肩周围筋肉疼痛,功能活动障碍的病证。其名称较多,如本病好发于50岁左右的患者而称五十肩;因肩部常畏寒怕冷,且功能活动明显受限,形同冰冷而固结,故称"冻结肩"。此外,还有漏肩风、肩凝症等名称。

肩周灸是治疗肩周炎的一种灸法。

**【适应证】**

肩周炎而致的肩周疼痛、功能活动障碍等。

**【取穴】**

主穴：肩髃、肩前、肩后、臂臑。

配穴：风寒侵袭者加风池、曲池、外关、合谷；气滞血瘀者加膈俞、血海、阳陵泉、阿是穴；气血虚弱者加气海、血海、足三里、三阴交等；颈肩痛者加颈夹脊、风池、大椎；病证日久者加肝俞、肾俞、阳陵泉、大杼。

**【灸法】**

1.患者先取适宜体位，对肩髃、肩前、肩后、臂臑穴进行隔姜灸或隔附子饼灸，每穴 10 分钟；后取适宜体位，对配穴进行隔姜灸或温和灸；病情严重者，施雷火灸，每穴 5 ~ 10 分钟。

2.取患者肩上穴区、肩前穴区、肩后穴区、肩臂穴区进行药物铺灸，方法可参照《何氏药物铺灸疗法》。

**【按语】**

本病取肩髃、肩前、肩后、臂臑为主穴，四穴分布在肩部上、下、前、后，灸之有祛风散寒、舒筋通络之功，对肩周疼痛、肩周粘连、功能活动受限有良好的治疗作用。

本病分风寒侵袭、气滞血瘀、气血亏虚等证型，施灸时可辨证施灸，分型论治。风寒侵袭配风池、曲池、外关、合谷穴，有祛风散寒、利湿通络之功；气滞血瘀配膈俞、血海、阳陵泉、阿是穴，有行气活血之效；气血虚弱配气海、血海、足三里、三阴交穴，有补益气血、通络止痛的作用；颈肩综合征者，配颈夹脊可颈肩同治；病久者，累及筋骨，肝肾不足，因肝主筋，肾主骨，配肝俞、肾俞、阳陵泉、大杼穴，以补益肝肾而益筋壮骨。

对本病的治疗，可先针后灸，针灸结合，亦可与其他疗法配合应用，如刺络放血后再灸，疗效更佳。

# 肘部灸

**【概述】**

肘部疾病有多种，常见症状有肘部疼痛、变形、屈伸不利、功能活动障碍等。

肘部灸是治疗肘部疾病的一种灸法。

**【适应证】**

肘部风湿关节病、矿工肘、网球肘、肘关节疼痛、中风后肘部无力与痉挛等。

**【取穴】**

主穴：曲池、尺泽、少海、小海。

配穴：风寒阻络者加肘髎、手三里、手五里、内关、合谷；气滞血瘀者加膻中、期门、膈俞、三阳络；肝肾亏虚者加肝俞、肾俞、阳陵泉、悬钟。

**【灸法】**

患者取适宜体位，对曲池、尺泽、少海、小海穴进行雀啄灸，每穴5分钟，后进行隔姜灸或温和灸，每穴5～15分钟；患者取适宜体位，对配穴进行温和灸，每穴5～10分钟。

**【按语】**

肘部病证可局部取穴，选取肘部的曲池、尺泽、少海、小海为主穴，其分布在肘关节周围，分属于手阳明大肠经、手太阴肺经、手少阴心经、手太阳小肠经，有祛风散寒、活血通络之功，对肘部病证有良好的治疗作用。

治疗时应辨证施灸、分型论治。对于风寒阻络者，配肘髎、手三里、手五里、内关、合谷穴以祛寒通络；气滞血瘀者，配膻中、期门、膈俞、三阳络穴以活血化瘀通络；肝肾亏虚者，配肝俞、肾俞、阳陵泉、悬钟穴以补益肝肾。

【注意事项】

1. 避免受凉。

2. 避免提重物，适宜活动肘关节。

# 腰部灸

【概述】

腰部疾病，包括腰椎间盘突出症、腰椎骨质增生、腰肌劳损等。腰椎间盘突出症是由于腰椎纤维环破裂，髓核突出刺激或压迫神经根而引起腰痛，并伴有坐骨神经放射性疼痛等表现的一种综合征。腰椎骨质增生是常见的退行性骨关节病，主要表现为腰痛、腰部僵硬、下肢麻木等。腰肌劳损是指腰背部肌肉的软组织慢性损伤，以腰部疼痛、反复发作、劳累加重为主要特征，多发于 30 ～ 45 岁人群，尤以体力劳动者多发，使患者工作耐力和工作能力受到一定的影响。

腰部灸是治疗腰部疾病的一种灸法。

【适应证】

腰椎间盘突出症、腰椎骨质增生、腰肌劳损、腰扭伤等。

【取穴】

主穴：肾俞、肝俞、命门、腰阳关。

配穴：腰椎间盘突出症者加腰俞、腰 2 ～ 5 夹脊穴，如伴发坐骨神经痛属足太阳膀胱经者加环跳、承扶、殷门、委中、承山、昆仑；足少阳胆经者加环跳、风市、阳陵泉、光明、足窍阴；腰椎骨质增生者加腰俞、膀胱俞、腰 2 ～ 5 夹脊穴、委中、悬钟、太溪；腰肌劳损者加膀胱俞、关元俞、大肠俞、小肠俞、委中、太溪；肾虚者加膀胱俞、三阴交、太溪；血瘀者加膈俞、血海、三阴交；风寒者加关元、风门、风市；湿热者加阴陵泉、委中、太冲。

**【灸法】**

1.患者取俯卧位，对肾俞、肝俞、命门、腰阳关穴同时进行隔姜灸，每穴 20 分钟，腰椎间盘突出症、腰椎骨质增生者可用姜饼覆盖整个腰椎部进行施灸，腰肌劳损者，用姜饼覆盖腰肌处进行施灸，每穴 20 分钟；取适宜体位，对相应配穴进行温和灸，每穴 5 ~ 10 分钟。

2.对督脉与膀胱经进行循经灸，先循经灸督脉，后循经灸膀胱经，循经灸时可在主穴与配穴适当停留进行温和灸。

3.取腰脊穴区、背脊下穴区与相关穴区进行药物铺灸，应用骨质增生散或腰损散，方法可参照《何氏药物铺灸疗法》。

**【按语】**

腰椎病、腰肌劳损与肝肾不足密切相关，因肝主筋、肾主骨，腰为肾之府。取肾俞、肝俞、命门、腰阳关穴为主穴，其均位于腰椎与腰肌处，灸之可直达病所，具有壮腰补肾，疏通腰络之功。

施灸时，针对不同的病证，选择相应的配穴可取得良好的疗效。一是针对病情，如腰椎间盘突出者，配腰俞、腰夹脊穴，可缓解神经根的压迫；坐骨神经痛属膀胱型者，配膀胱经的腧穴，属胆经型者，配胆经的腧穴，可舒筋通络，治疗坐骨神经痛；腰椎骨质增生者，配腰俞、膀胱俞、腰夹脊穴、委中、悬钟、太溪穴，可防治骨质增生而引起的诸症；腰肌劳损者，配腰肌处的膀胱俞、关元俞、大肠俞、小肠俞、委中、太溪穴，可有效缓解劳损。二是辨证施灸，如肾虚者，取膀胱俞、委中、太溪穴，以加强主穴的补肾作用；血瘀者，配膈俞、血海、三阴交、太冲穴，以活血化瘀通络止痛；风寒者，配关元、风市、阳陵泉穴，以祛风散寒；湿热者，配阴陵泉、委中、太冲穴，以清利湿热。

# 膝部灸

【概述】

膝部疾病有多种，常见表现有膝关节疼痛、肿胀、变形、屈伸不利、功能活动受限、麻木、冰冷等。

膝部灸是治疗膝部病证的一种灸法。

【适应证】

风湿性膝关节炎、半月板损伤、滑膜炎、退行性膝关节炎、膝韧带损伤、膝软组织损伤等。

【取穴】

主穴：鹤顶、膝眼、委中、阳陵泉。

配穴：风寒痹阻者加风市、血海、梁丘；寒湿凝聚者加阴陵泉、三阴交；气滞血瘀者加血海、三阴交、太冲；肝肾亏虚者加肝俞、肾俞、三阴交、太溪。

【灸法】

1.患者取适宜体位，对鹤顶、膝眼、委中、阳陵泉穴进行隔姜灸或温和灸，每穴 5 ~ 10 分钟；取适宜体位，对配穴进行温和灸，每穴 5 ~ 10 分钟。

2.取膝前穴区、膝内穴区、膝外穴区、膝后穴区进行药物铺灸，方法参照《何氏药物铺灸疗法》进行。

注：滑膜炎有积液者，先对膝眼或肿胀处刺络放血，后进行施灸。

【按语】

膝部病证，取膝部鹤顶、膝眼、委中、阳陵泉为主穴。其分布于膝关节部位，分属于膝部各经脉，有祛风散寒、活血通络之功，对膝部病证有很好的治疗作用。

本病在施灸时应辨证施灸，分型论治。风寒痹阻者，配风市、血海、梁丘穴，以祛风散寒，活血通络；寒湿凝聚者，配阴陵泉、三阴交穴，以散寒利湿，温通经脉；气滞血瘀者，配血海、三阴交、太冲穴，以行气活血，通络止痛；肝肾亏虚者，配肝俞、肾俞、三阴交、太溪穴，以补益肝肾，强筋骨而治本。

# 臀疗灸

【概述】

臀疗灸是在臀部施行艾灸治疗臀部疾病的一种灸法。

【适应证】

梨状肌综合征、股骨头坏死、坐骨神经痛、骶髂关节炎及与臀部相关的疾病。

【取穴】

主穴：环跳、居髎、臀髎（臀部，髂前上棘后侧）。

配穴：梨状肌综合征者加秩边、殷门、风市；股骨头坏死者加承扶、阳陵泉、血海；坐骨神经痛属于足少阳胆经者（沿足少阳胆经疼痛）加风市、阳陵泉、光明穴；足坐骨神经痛属于太阳膀胱经者（沿足太阳膀胱疼痛）加承山、昆仑、承扶、殷门、委中；骶髂关节炎者加八髎、夹阴、阳陵泉。

【灸法】

1.患者侧卧位，对环跳、居髎、臀髎穴进行隔姜灸，每穴 30 分钟；同时对配穴进行雷火灸或温和灸，每穴 5 分钟，每日 1 次，7 次为 1 个疗程，休息 2 日后再行下 1 个疗程。

2.对患者环跳、居髎、臀髎穴进行回旋灸或雀啄灸，每穴 20 分钟；后对足少阳胆经和足太阳膀胱经进行循经灸、顺经灸与逆经灸各 1 次，每日 1 次，7 次为 1 个疗程，休息 2 日后再行下 1 个疗程。

3.进行药物铺灸，方法可参照《何氏药物铺灸疗法》。

**【按语】**

人的体温为36.5度，而臀部的温度只有35.5度，阳气表现不足，加之久坐等影响气血运行，寒湿等病邪容易积聚此处，故称它是一个"大寒窑""大毒窝"，也是疾病的多发之处。如梨状肌综合征、股骨头坏死、坐骨神经痛、骶髂关节炎等。臀部疾病还会影响附近的组织而发病，如女子的慢性盆腔炎、宫寒、痛经等。

艾灸臀部主穴可温阳散寒、活血化瘀、通络止痛，治疗臀部疾病使之直达病所，取得佳效，根据其病因病机配相关腧穴可增强治疗作用。本病配合循经取穴与循经灸，则疗效更佳。臀髎穴为何老师经验用穴，具体定位为臀部，髂前上棘后侧，和居髎穴、环跳穴组成臀三角，可加强臀部相关疾病的治疗作用。

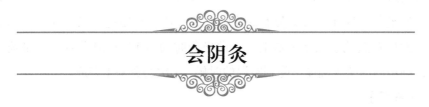

# 会阴灸

**【概述】**

会阴穴起源于《素问·气府论》，其曰"任脉之气所发者二十八穴……下阴别一"。该名称首见于《针灸甲乙经》，其曰"会阴，一名屏翳，在大便前，小便后，两阴之间，任脉别络，挟督脉冲脉之会，刺入二寸，留三呼，灸三壮"。会阴穴又名下极、金门、海底、下阴，但在腧穴归类中皆称为会阴。不同的著作中其归经有所差别，《千金翼方》将其归入足少阴肾经，《针灸经穴图考》将其归入督脉，其他针灸专著均归任脉。会阴穴在会阴区，男性在阴囊根部与肛门连线的中点；女性位于大阴唇后联合与肛门连线的中点。

会阴灸是艾灸会阴穴以治疗会阴相关疾病的一种灸法。

**【适应证】**

女性外阴炎、阴道、宫颈炎、子宫内膜炎、附件炎、痛经和经期紊乱、子宫脱垂、会阴下垂综合征、外阴营养不良等妇科疾病、分娩会阴侧切后感染；男性前列腺炎；昏迷、癫痫等神志病。

【取穴】

主穴：会阴。

配穴：子宫脱垂者加百会、关元、气海；痛经和经期紊乱者实证加太冲、血海，虚证加关元、命门；外阴营养不良者加地机、蠡沟、三阴交、风市、血海、足三里、太溪；前列腺炎湿热者加委中、阴陵泉，肾虚配肾俞、命门；神志病者实证加百会、印堂、中脘、丰隆，虚证加心俞、脾俞、肾俞。

【灸法】

1.患者取仰卧位，屈膝，暴露阴部，将臀部稍垫起，用艾灸架固定艾条，对会阴穴进行温和灸，注意艾条与会阴穴的距离，避免烫伤皮肤；分别对配穴进行温和灸；每日1次，每穴15分钟。

2.坐灸，打开个人艾灸器的旋转开关，让装有燃烧艾条的托盘转动起来，然后自然地坐在坐灸器上，正常坐灸时间为15～20分钟，当坐灸器主控制箱内的艾火温度下降到室温的时候，1次艾灸基本完成。

【按语】

会阴穴是任脉要穴，位于前后阴之间，男性在阴囊根部与肛门连线的中点，为任、督、冲三脉之会，任脉为阴脉之海，督脉为阳脉之海，上通脑海，冲脉为十二经脉之海、血海，且冲任二脉同主胞宫，故艾灸会阴穴可一穴贯三经。

会阴灸除了发挥会阴穴本身具有的主治功能外，还能利用艾灸的温热效应改善外阴局部血循环，改善神经末梢和微血管的营养状况，使冲、任、督脉的阻滞及阴部气血的瘀阻得到疏通，同时艾烟作用于局部具有抗炎作用。

【注意事项】

1.在坐灸过程中，打开坐灸器旁边的排烟机开关，把排烟软管出口放到室外，可以排掉多余的艾烟，以避免艾烟污染周围的环境，还可以确保里面托盘上的艾条持续地、完全地燃烧。

2.在温和灸时注意避免烫伤会阴部，保持适当的距离。

3. 艾灸过程中有任何不适应及时停止。

4. 会阴灸后临床症状未改善者，应及时告知医师调整治疗方案。

# 痔疮灸

【概述】

痔疮是以肛门内外出现小肉状突出物，排便时突出物出血、脱出、肿痛为主症的病证，成年人多发。历代中医文献都有针灸治疗痔病的记载，如《玉龙赋》记载"长强、承山，灸痔最妙"，《备急千金要方》云"久冷五痔便血，灸脊中百壮"，《扁鹊神应针灸玉龙经》云"痔漏之疾亦可针，里急后重最难禁；或痒或痛或下血，二白穴从掌后寻。二白在掌后横纹上四寸，两穴对并，一穴在筋中间，一穴在大筋外……灸二七壮，泻之"。

痔疮灸是运用艾灸疗法治疗痔疮的特殊方法。

【适应证】

痔疮：内痔、外痔、混合痔。

内痔的4个分期：

Ⅰ期内痔：痔核较小，不脱出，以便血为主。（属风伤肠络证）

Ⅱ期内痔：痔核较大，大便时可脱出肛外，便后自行回纳，便血或多或少。（属湿热下注证）

Ⅲ期内痔：痔核更大，大便时痔核脱出肛外，甚至行走、咳嗽、喷嚏、站立时也会脱出。不能自行回纳，须用手推回，或平卧、热敷后才能回纳，便血不多或不出血。（属脾虚气陷证）

Ⅳ期内痔：痔核脱出，不能及时回纳，嵌顿于外，因充血、水肿和血栓形成，以致肿痛、糜烂和坏死。（属气滞血瘀证）

【取穴】

主穴：长强、二白、承山、肛周。

配穴：风伤肠络者加风池、曲池；湿热下注者加中极、阴陵泉；脾虚气陷者加神阙、百会；气滞血瘀者加太冲、血海；便秘者加支沟、天枢；便后出血者加孔最、膈俞。

**【灸法】**

1.患者取适宜体位，对长强、二白、承山穴及肛周进行悬灸；取适宜体位，对相应配穴进行悬灸，注意艾条与皮肤的距离，避免烫伤皮肤；每穴施灸 5～10 分钟，每日 1 次，10 天为 1 个疗程。

2.热敏灸，对长强、二白、承山穴及肛周进行回旋灸、雀啄灸、温和灸，直至皮肤有少许潮红，便开始寻找热敏腧穴，探查热敏感。患者可出现透热、传热、扩热、表皮不（微）热深部热、局部不（微）热远部热、其他非热感觉 6 种热敏现象中的一种及以上。施艾时间 15～20 分钟，每日 1 次，以肛周有扩热或传热为宜。10 天为 1 个疗程。

**【按语】**

长强为近部取穴，艾灸长强，可使肛周产生温热刺激效应，对局部痛觉神经冲动发生抑制，以减轻对肛门末梢神经的外来刺激，此穴对肛门括约肌有明显的调节作用，从而促进局部气血运行，改善血液循环，缓解肛门外括约肌，配肛周局部施灸以疏导肛周瘀滞之气血；承山为足太阳膀胱经腧穴，膀胱经经别循行"别入肛中"，能清泻肛肠湿热，消肿止痛，凉血止血；二白为治疗痔疮经验效穴。

**【注意事项】**

1.在艾灸治疗无效，疾病发展严重后应及时手术治疗，避免耽误病情。

2.本病应与直肠癌、直肠息肉相鉴别。

3.忌食辛辣刺激性食物，保持大便通畅，防止诱发。

# 定向透药灸法

**【概述】**

定向透药灸是在中医基础理论指导下，将定向透药膏涂抹在病变部位，用医用膜盖住，然后用艾条进行回旋灸，或将艾条置于艾灸架上对准透药部位进行施灸的一种灸法。

**【适应证】**

乳腺增生、子宫肌瘤、甲状腺肿大等。

**【取穴】**

主穴：以病变部位腧穴为主。

配穴：乳腺增生者加血海、三阴交、阴陵泉；子宫肌瘤者加血海、曲骨、关元；甲状腺肿大者加扶突、合谷、天突。

**【灸法】**

患者根据不同的疾病选取适宜的体位，如乳腺增生和子宫肌瘤取仰卧位，甲状腺肿大取侧卧位等。患者暴露病变部位，将配制好的定向透药膏涂抹于病变部位后，用医用膜盖住，防止药物外流。最后用雷火灸在相应部位施灸 10～15 分钟，再对配穴进行温和灸，每穴 5～10 分钟；每天 1 次，7 天为 1 个疗程，休息 2 日后再行下 1 个疗程。

**【按语】**

本疗法是定向透药与艾灸结合的一种独特疗法，通过定向透药可以使药物直接迅速地发挥其治疗作用，再配合艾灸疗法可以达到温中散寒、活血化瘀、软坚散结的作用，且无不良反应，弥补了其他给药途径的不足，不管在疾病的治疗还是养生保健方面都有着良好的效果，达到良药不再苦口、治病变成一种享受的目的。

**【禁忌证】**

1. 心脏搏动处、大血管处禁用，妇女妊娠期及哺乳期禁用。

2. 皮肤红肿、溃烂、破损处禁用。

3. 对定向透药膏过敏者禁用。

**【注意事项】**

1. 使用过程中，若有过敏现象应停止使用。

2. 对当天治疗的患者，应告知尽量禁食辛辣刺激的食物，当天不要洗澡以防感染，并注意保暖。

# 美容祛斑灸

【概述】

妇女以气血为主，若气血不足，面部经络瘀阻，可出现面容不华、容颜衰老、面部色斑等问题。黄褐斑多困扰中青年女性，又名"黧黑斑""肝斑""蝴蝶斑"，是一种颜面部出现的局限性黄褐色或淡黑色皮肤色素改变的皮肤病，多发于孕妇及经血不调的妇女，日晒后加重。灸法有良好的美容祛斑效果。

美容祛斑灸是以局部与整体相结合，对面部穴位或斑块明显处进行隔姜灸与循经灸的灸法。

【适应证】

女性面部肌肤不华、黄褐斑、妊娠斑、老年斑等。

【取穴】

主穴：病灶局部、四白、面部阳明经穴。

配穴：冲任不调者加灸关元、气海、中极、曲骨、三阴交；脏腑不调者加中脘，章门、心俞、肺俞、肝俞、脾俞、肾俞。

【灸法】

1.在患者四白穴或色斑明显的部位，涂抹"斑丽霏美容祛斑霜"，其上放置姜饼，再放置塔形艾炷施灸。

2.操作者手持美容祛斑专用艾条，对准色斑或面部衰老部位进行雀啄灸。

3.操作者手持美容祛斑专用艾条，对面部的足阳明胃经进行循经灸（从承泣穴开始，经四白、颧髎、地仓、颊车至头维）。

【按语】

《诸病源候论》有言："五脏六腑十二经血，皆上于面。夫血之行，俱荣表里……气血不和，或涩或浊，不能荣于皮肤，故变生黑皯。"说明血脉空虚，不能荣养颜面则生黑斑，气虚不能行血，瘀血停滞于面部，发为黄褐斑；精血同源，精充气足神旺，则面部荣润光泽，反之则晦暗不泽。黄褐斑好发于中青年女性，此年龄段正是女子经、孕、产、乳等一系列生理变化发生活跃的时期。经、胎、产、乳等生理功能都以血为本，以气为用。《素问·上古通天论》云："女子……五七，阳明脉衰，面始焦，发始堕。"面部经络非常丰富，头面部为"诸阳之会"，而阳明经又为多气多血之脉，故选择四白穴和面部阳明经为主穴，通过艾灸温阳散寒，疏通经络的功能，激发面部阳明经气血，调整相关脏腑、经络、气血，进而改善面部血液循环，促进皮肤的新陈代谢，从而达到改善面色、延缓面部衰老、抗皱防皱、美容祛斑的作用。采用局部与整体相结合的治法，可从根本上解决颜面部色斑的问题。

# 囊肿瘢痕灸

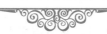

【概述】

中医学认为囊肿、瘢痕是因痰湿聚集，气滞血瘀而产生的一种病理产物，常见于腱鞘囊肿、皮下结节、脂肪瘤、皮肤瘢痕等疾病。

囊肿瘢痕灸是指治疗囊肿、瘢痕的一种灸法。

【适应证】

腱鞘囊肿、皮下结节、脂肪瘤、瘢痕、手术后刀口瘢痕等。

【取穴】

主穴：阿是穴（囊肿、结节、瘢痕处）。

配穴：痰湿凝结者加脾俞、阴陵泉、丰隆、三阴交；气滞血瘀者加膻中、膈俞、血海、太冲。

【灸法】

先对患者阿是穴围刺与刺络放血。即用毫针对囊肿、结节、瘢痕的四周进行围刺，顶部直刺，深达内部，再用刺血针进行刺络放血。对阿是穴进行隔姜灸，每穴 20 分钟；取患者适宜体位，对配穴进行悬灸，每穴 5 ～ 10 分钟；5 天为 1 个疗程。

【按语】

腱鞘囊肿、皮下结节、脂肪瘤、瘢痕多为痰湿凝聚，气滞血瘀而致，对病变处先进行围刺，可通经活络，祛除病邪；后对病变处刺络放血，可排出瘀血和痰湿；中医学认为阳化气、阴成形，对阿是穴进行隔姜灸，可通阳气、化阴结。

痰湿凝结者配脾俞、阴陵泉、丰隆、三阴交穴，以健脾利湿、化痰散结；气滞血瘀者配膻中、膈俞、血海、太冲穴，可行气活血，散瘀消结。

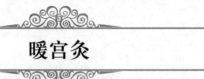

# 暖宫灸

【概述】

宫寒是指妇女子宫温煦不足，它可以引起多种妇科病证，临床表现有少腹寒冷，腰膝冰冷，四肢不温，舌质淡，苔白，脉沉迟等。

暖宫灸是治疗宫寒引起的妇科病证与养生保健的一种灸法。

【适应证】

宫寒而致的痛经、闭经、月经不调、子宫肌瘤、卵巢囊肿、输卵管不通、慢性盆腔炎、卵巢功能早衰、不孕等。

【取穴】

主穴：关元，命门，子宫。

配穴：痛经者加曲骨、夹阴、血海、地机、行间、合谷；闭经者加中极、气冲、夹阴、血海、阴陵泉、三阴交、太冲；月经不调者加气海、中极、血海、漏谷、三阴交、太冲；子宫肌瘤者加膈俞、气海俞、八髎、血海、阳陵泉、地机、丰隆、太冲；卵巢囊肿与卵巢功能衰退者加肾俞、中极、八髎、血海、阴陵泉、夹阴、卵巢、三阴交、太溪；输卵管不通者加曲骨、卵巢、夹阴、血海、阴陵泉、三阴交、太冲；慢性盆腔炎者加肾俞、膀胱俞、八髎、中极、水道、会阴、阴陵泉、行间；宫寒不孕者加肝俞、肾俞、卵巢、三阴交、太溪。

**【灸法】**

1. 患者先取仰卧位，对关元、子宫穴进行隔姜灸，后取俯卧位，对命门穴施隔附子灸，每穴 15 分钟；或者取坐位，操作者双手持艾条，前后同时对关元与命门进行相对灸，每穴 20 分钟；后取不同的适宜体位，分别对配穴进行温和灸或隔姜灸，每穴 5 ～ 10 分钟。

2. 取适宜的体位，对任脉与督脉进行循经灸，如宫寒较重可进行任督二脉循环灸，即从督脉开始沿走行路线至长强穴，绕过会阴沿任脉向上至曲骨穴，再向上至百会穴为一圈。

3. 对关元穴区、腰脊下穴区施穴区进行药物铺灸，方法可参照《何氏药物铺灸疗法》。

**【按语】**

宫寒是因脾肾阳虚，阴寒内生，或寒邪入侵，滞留于胞宫所致。关元穴属任脉，是足少阴肾经与任脉的交会穴，灸之可温阳散寒，直达任脉与胞宫；命门穴属督脉，为真阳真火所在，灸之则宫寒自除；子宫穴为治子宫疾病之要穴，灸之可治宫寒而致的诸病。

根据各病证的病因病机辨证配穴，以标本兼治。如痛经者加曲骨、夹阴、血海、地机、行间、合谷穴，可行气活血，温经止痛；闭经者加中极、气冲、夹阴、血海、阴陵泉、三阴交、太冲穴，可补益冲任，开闭痛经；月经不调者加气海、中极、血海、漏谷、三阴交、太冲穴，可调补气血以调经；子宫肌瘤者加膈俞、气海俞、八髎、血海、阳陵泉、地机、丰隆、太冲穴，可行气活血化瘀；卵巢囊肿与卵巢功能衰退者加肾俞、中极、八髎、血海、阴陵泉、夹阴、卵巢、三阴交、太溪穴，可通冲任化瘀结；输卵管不通者加曲骨、卵巢、夹阴、血海、阴陵泉、三阴交、太冲穴，可活血化瘀，疏通经脉；慢性盆腔炎者加肾俞、膀胱俞、八髎、中极、水道、会阴、阴陵泉、行间穴，可扶正祛邪，清利水湿；宫寒不孕者加肝俞、肾俞、卵巢、三阴交、太溪穴，可补益肝肾，暖宫而助孕。

督脉为阳，灸之可温阳通督，则宫寒自散；任脉为阴，灸之可通冲任，散寒邪。二经循环灸，使任督相通，阴阳相接，阳复而寒去，有相辅相成之功。

# 乳癖灸

【概述】

中医学的"乳癖"同西医学的乳腺增生，是乳腺组织的一种增生性疾病。临床以肿块和疼痛为特点，多于月经周期有关，是因内分泌功能紊乱致使乳腺结构异常的一种妇科常见病，多见于30～45岁女性，多数为单侧发病，少数可呈多发性。

乳癖灸是治疗乳癖的一种灸法。

【适应证】

乳腺增生、乳腺纤维瘤（良性）、乳房发育不良、乳房下垂。

【取穴】

主穴：局部病灶（乳腺包块处）、膻中、肝俞、胃俞。

配穴：肝郁痰凝者加膈俞、期门、丰隆、阴陵泉、太冲；冲任失调者加关元、中极、血海、三阴交、太溪；气滞血瘀者加章门、膈俞、梁丘、太冲；气血两虚者加脾俞、关元、气海、关元俞、足三里、三阴交。

【灸法】

1.患者取仰卧位，对局部病灶、膻中穴同时进行隔姜灸，每穴15分钟；后取俯卧位，对肝俞、胃俞穴同时进行隔姜灸，每穴15分钟；再取适宜体位，对配穴进行温和灸，每穴5～10分钟。

2.定向透药灸，在患者乳房包块处涂抹定向透药膏（乳癖膏），然后对准药膏部位进行悬灸或用艾条仪照射，每穴30分钟。

【按语】

中医学认为"乳房属胃，乳头属肝"，灸肝俞、胃俞穴可疏肝解郁，和胃散结；膻中穴在两乳中间，灸之可补益中气，开胸散邪，疏通乳络；灸肿块处的阿是穴，可温阳气，散阴结。

乳腺增生为肝郁痰凝者加膈俞、期门、丰隆、阴陵泉、太冲穴，可疏肝解郁、行气活血、化痰散结；本病多与冲任失调、内分泌失调有关，配关元、中极、血海穴，以通调冲任，三阴交、太溪穴以调节内分泌；本病日久，气血两虚者配脾俞、关元、气海、关元俞、足三里、三阴交穴，可补益气血而扶正祛邪。

定向透药膏（乳癖膏）有行气活血、化瘀散结、通络止痛之效，可渗透入里，直达病所。透药后施灸，灸药结合，疗效显著。

# 产后灸（月子灸）

【概述】

妇女的产后护理，中国民间叫"坐月子"，西医学称为产褥期护理，是指从分娩结束到恢复至孕前状态的一段时间的护理。产后由于妇女生理发生了一系列的变化，中医学认为此阶段妇女气血亏虚，抵抗力差，容易发生产后疾病，故产后的保养与防病治病非常重要。

产后灸是进行产后保养与防病治病的一种灸法。

【适应证】

产后养生保健，产后病如产后恶露不尽、产后易感冒、产后多汗、产后乳房胀痛与缺乳、产后怕冷、产后肢冷、产后风湿、产后闭经等。

【取穴】

主穴：风池、风市、关元、气海、血海。

配穴：产后恶露不尽者加膈俞、子宫、三阴交、太冲；产后易感冒或感冒者加肺俞、脾俞、外关、合谷；产后汗多者加阴郄、合谷、复溜、三阴交；产后乳房胀痛与缺乳者加肝俞、脾俞、乳根、膻中、期门、少泽；产后怕风肢寒者加风门、命门、阳池、阳陵泉、三阴交、解溪；产后风湿病者加风门、肩髃、手五里、膝阳关、环跳、犊鼻、足三里、三阴交、阴陵泉、昆仑；产后闭经者加膈俞、中极、子宫、卵巢、会阴、足三里、阴陵泉、三阴交、太冲。

**【灸法】**

1.患者取适宜体位，对风池、风市、关元、气海、血海穴进行隔姜灸，风池、风市用平补平补法，气海、关元、血海用补法，每穴5～10分钟；后取适宜体位，分别对配穴进行温和灸，每穴5～10分钟。其中产后怕冷肢寒者用隔附子灸，产后多汗、易感冒者用补法，其他用平补平泻法。

2.药物铺灸，产后恶露不尽者，取关元穴区、背俞下穴区；产后易感冒者，配背俞上穴区、足三里穴区；产后乳房胀痛与乳汁少者，取膻中穴区、期门穴区、足三里穴区；产后怕冷肢寒者，取关元穴区、腰脊穴区；产后风者，取风市穴区、血海穴区、三阴交穴区、手趾穴区、足背穴区；产后闭经者，取关元穴区、血海穴区、三阴交穴区。方法可参照《何氏药物铺灸疗法》。

**【按语】**

产后体虚易受风邪侵袭，取风池、风市穴以祛风散邪；产后冲任二脉空虚，元气不足，取关元穴以调理冲任，补益元气；产后气血相对亏虚，取气海、血海穴以补益气血，有"祛风先养血，血行风自灭"之意。以上主穴共奏扶正祛邪之功，常灸可养生保健，对产后引起的各种病证均有治疗作用。

根据不同的病证辨证配穴，产后恶寒不尽者，配膈俞、子宫、三阴交、太冲穴，可养血生血，活血化瘀，中医学认为"瘀血不去，新血不生"，故每个产后者，均应灸之；产后气虚易感冒者，配肺俞、脾俞穴以补气固表、增强抵抗力，配外关、合谷穴以祛风散邪；产后汗多者，多因气阴两虚，配阴郄、合谷、复溜、三阴交穴以益气滋阴止汗；乳房胀痛与缺乳者，多因肝郁气滞、气血不足所致，配肝俞、脾俞、乳根、膻中、期门、少泽穴以疏肝解郁，补益气血，生乳下奶；肢寒怕风者，因阳虚寒盛，经脉阻滞所致，配风门、命门、阳池、阳陵泉、三阴交、解溪穴以温阳散寒，通经活络；风湿者，因产后气虚，风寒湿邪乘虚而入所致，配风门与各部位的腧穴，以祛风、散寒、利湿而通痹；产后闭经者，因气血亏虚，冲任二脉不通或气滞血淤而致，配膈俞、中极、子宫、卵巢、会阴、足三里、阴陵泉、三阴交、太冲穴，可补气血、通冲任、温胞宫、行气血。

药物铺灸，取不同的穴区，用不同的药方，针对不同的病证，灸药结合，可发挥灸疗与药物的双重的治疗作用。

# 黄金三角灸

## 【概述】

"三角"是由关元、中极、曲骨穴为中线，子宫、卵巢穴为侧线，形成的三角形布局，又因本组腧穴是治疗妇科病与男科病的最佳组合，故称"黄金三角灸"。

黄金三角灸是指治疗妇科与男科疾病的一种灸，也非常适宜男性与女性的养生保健。

## 【适应证】

妇科疾病如痛经、闭经、月经不调、宫寒不孕、子宫肌瘤、卵巢囊肿、输卵管粘连与不通、子宫与卵巢功能衰退、慢性盆腔炎等；男科疾病如慢性前列腺炎、前列腺增生、阳痿、早泄、遗精等。

## 【取穴】

主穴：关元、中极、曲骨、子宫、卵巢。

配穴：妇科配穴可参照暖宫灸。男科慢性前列腺炎者加夹阴、重阴、阴陵泉、三阴交、太溪、太冲；前列腺增生者，在慢性前列腺配穴的基础上，加血海、膀胱俞、八髎；阳痿者加肾俞、命门、足三里、冲阳；早泄与遗精者加肾俞、志室、三阴交、太溪。

## 【灸法】

1.患者取仰卧位，对关元、中极、曲骨、子宫、卵巢穴同时进行隔姜灸，每穴 20 分钟；再取适宜体位，对配穴进行温和灸，每穴 5 ～ 10 分钟。

2.对任脉与督脉进行循经灸，从督脉长强穴沿脊柱的正中线上行，经过颈项至头颅，下达鼻梁，至唇内龈交穴，再从唇下承浆穴向下，沿胸腹部正中线向下至会阴穴，向后至长强穴为一圈。此法也称任督二脉循回灸。

3.取关元穴区，命门穴区，背俞下穴区、足三里穴区、三阴交穴区，进行药物铺灸，方法可参照《何氏药物铺灸疗法》。

**【按语】**

妇科与男科疾病均与冲任脉有着密切关系，《素问·上古天真论》曰："任脉通，太冲脉盛，月事以时下，故有子。"主穴中的关元、中极、曲骨穴均为任脉之要穴，可通任脉，调冲脉而益气血；子宫、卵巢穴，可调节子宫与卵巢的功能，治疗子宫与卵巢病证，亦可调节男性功能，治疗男科诸病。

妇科在灸主穴的基础上，根据不同的病证辨证配穴，可调经、活血化瘀、软坚散结，对妇科病有很好的治疗作用，也可用于子宫、卵巢的养生保健；男科在灸主穴的基础上，配夹阴、重阴、阴陵泉、三阴交等穴，以清利湿热或寒湿，通利经脉，对前列腺疾病的治疗有佳效；配八髎、肾俞、志室等穴，可疏肝兴阳、补益脾肾，对男性功能障碍有很好的疗效。

女性与男性的功能活动与任督二脉有着密切的关系。因任脉主六阴经，督脉主六阳经，阴阳贯通，前后相接，从而维持男女的正常生理功能，任督二脉受损则会产生男、女科疾病。因此，任、督二脉的循经灸，对男、女科的养生保健与治疗有重要的作用。

# 脱垂灸

**【概述】**

常见的脱垂类疾病有胃下垂、子宫脱垂、脱肛、眼睑下垂，多因气虚下陷、升举固摄无力所致。

脱垂灸是治疗脱垂类疾病的一种灸法。

【适应证】

胃下垂、子宫脱垂、脱肛、眼睑下垂等。

【取穴】

主穴：百会、关元、气海、脾俞。

配穴：胃下垂者加胃俞、肝俞、中脘、梁丘、内庭；子宫脱垂者加带脉、中极、肾俞、关元俞、子宫、三阴交；脱肛者加关元俞、大肠俞、长强、承山、会阴；眼睑下垂者加眼肌（在上下眼睑正中处）、丝竹空、肝俞、足三里、三阴交、太冲。

【灸法】

1.患者取坐位，对百会穴进行隔姜灸，再取仰卧位对关元、气海进行隔姜灸，再取俯卧位，对脾俞进行隔姜灸，用补法，每穴10分钟；取适宜体位对配穴灸进行温和灸，用平补平泻法，每穴5～10分钟。

2.药物铺灸，胃下垂者，取中脘穴区、背俞中穴区、足三里穴区；子宫脱垂者，取关元穴区、带脉穴区、三阴交穴区；眼睑下垂者，取阳白穴区、背俞中穴区、足三里穴区、三阴交穴区。方法可参照《何氏药物铺灸疗法》。

【按语】

本病多为阳虚下陷，气虚不能升举而固摄无力所致。百会穴可升阳举陷，关元、气海穴可益气固脱，脾俞穴可健脾（脾主升）益气，为治疗本类疾病之主穴。

根据病位不同辨证配穴，胃下垂者，多为脾胃气虚，肝胃韧带及腹肌韧带松弛无力，不能使胃固定于正常位置所致，配肝俞、胃俞、中脘、梁丘、内庭穴，可舒肝和胃，补中益气；子宫脱垂者，多为肾气不足，冲任不固，胞宫松弛无力而不能系束所致，配肾俞、关元俞、带脉、中极、子宫、三阴交穴，可补益肾气，调理冲任而固脱；脱肛者，多为脾虚气陷，肛肌收缩无力所致，配关元俞、大肠俞、长强、会阴穴，可健脾益气，提肛固脱；眼睑下垂者，多为肝（肝开窍于目，脾主肌肉）脾虚，眼肌无力所致，配眼肌、丝竹空、肝俞、足三里、三阴交、太冲穴，可益肺健脾，使眼肌有力而开合。

本病多为久病虚证，施灸时以补法为主；但在初期（脱肛、子宫脱垂）可能为湿热下注证，可配委中、阴陵泉、太冲穴，施灸时用泻法。

# 补母泻子灸

**【概述】**

补母泻子灸是指运用《难经·六十九难》中"虚则补其母，实则泻其子"的治疗原则，应用五输穴与五行配伍，治疗脏腑虚证与实证的一种灸法。

**【适应证】**

脏腑的虚证、实证。

**【取穴】**

补母泻子灸配穴表

| 经脉 | 虚实 | 本经取穴 | 异经取穴 | 经脉 | 虚实 | 本经取穴 | 异经取穴 |
|---|---|---|---|---|---|---|---|
| 手太阴肺经 | 虚 | 太渊 | 太白 | 足太阴脾经 | 虚 | 大都 | 少府 |
| | 实 | 尺泽 | 阴谷 | | 实 | 商丘 | 经渠 |
| 手少阴心经 | 虚 | 少冲（少海） | 大敦（曲泉） | 足少阴肾经 | 虚 | 复溜 | 经渠 |
| | 实 | 神门 | 太白 | | 实 | 涌泉（然谷） | 大敦（行间） |
| 手厥阴心包经 | 虚 | 中冲（曲泽） | 大敦（曲泉） | 足厥阴肝经 | 虚 | 曲泉 | 阴谷 |
| | 实 | 大陵 | 太白 | | 实 | 行间 | 少府 |
| 手阳明大肠经 | 虚 | 曲池 | 足三里 | 足阳明胃经 | 虚 | 解溪 | 阳谷 |
| | 实 | 二间 | 足通骨 | | 实 | 厉兑（内庭） | 商阳（二间） |

续表

| 经脉 | 虚实 | 本经取穴 | 异经取穴 | 经脉 | 虚实 | 本经取穴 | 异经取穴 |
|---|---|---|---|---|---|---|---|
| 手太阳小肠经 | 虚 | 后溪 | 足临泣 | 足太阳膀胱经 | 虚 | 至阴（委中） | 商阳（二间） |
| | 实 | 小海 | 足三里 | | 实 | 束骨 | 足临泣 |
| 手少阳三焦经 | 虚 | 中渚 | 足临泣 | 足少阳胆经 | 虚 | 侠溪 | 足通谷 |
| | 实 | 天井 | 足三里 | | 实 | 阳辅 | 阳谷 |

## 【灸法】

1. 本经子母补泻法，取所病经脉的母穴施用补法，子穴施用泻法，每穴施灸 20 分钟。

2. 异经子母补泻法，在病变经脉的母经或子经上选穴，分别施用补法或泻法，每穴施灸 20 分钟。

## 【按语】

在临床中，虚者补其母，实者泻其子。虚实夹杂的病证则遵循"扶正祛邪"的原则，补虚泻实并用。例如对胃强脾弱的证候，可以扶脾抑胃，扶脾根据本经取穴法，选取大都穴，异经取少府穴，二穴均用补法。

**1. 本经母子补泻法**

如肝经实热者，取肝经的子穴行间（属火）泻之，肝经虚证，取肝经的母穴曲泉（属水）补之，达到补水养阴之目的；肺经实证，取肺经的子穴尺泽（属水）泻之，肺经虚证，取肺经的母穴太渊（属土）补之。

**2. 异经母子补泻法（子经或母经补泻法）**

肝经实热者，也可取心经的少府穴，心经属火，少府是心经的荥穴，取少府穴是异经及子经子穴的泻子法。脾经虚证可取肾经的阴谷穴，肾经属水，阴谷是肾经的合穴，用阴谷穴是异经，即母经母穴的补母法。又如手太阴肺经属金，肺经实证咳嗽、胸满、喘急、咽痛，治疗可选本经的尺泽（属水）泻之，也可选肾经的阴谷（属水）泻之。肺经虚证则多汗、咳嗽、少气不足以息，治疗可以选本经的太渊（属土）补之，也可以选脾经的太白（属土）补之。一个是用本经母子补泻法，另一个是母经母穴和子经子穴补泻法，其他各经以此类推。

### 3. 五输穴补母泻子法在经脉病中的应用

《黄帝内经》阐述了各经脉的异常表现（即"是动则病"）。

（1）本经病变

《黄帝内经》云："不盛不虚，以经取之。"无论阴经或阳经的本经病变，皆可循经取穴以治之。如阳明经盛，可取本经厉兑（属金）泻之。本经补母泻子法广泛运用于本经病变。

（2）母子经同病

母子经同病多见于阴经之间，可以选用异经补母泻子法，其理由及运用与五输穴补母泻子法类似。

（3）表里经同病

经脉病出现同名经相传，多见于阳经之间，取表里经原络配伍法为宜，取穴以上下配伍为主，不宜依据补母泻子法取穴治疗。

综上所述，无论本经补母泻子还是异经补母泻子，都主要运用于阴经病变和五脏疾病的治疗。本经补母泻子还可运用于治疗阳经病变，但补母泻子法几乎不运用于六腑病证的治疗。

### 4. 五输穴与五行配伍

《难经·六十四难》在《黄帝内经》及阴阳刚柔相济的基础上，提出五输穴配五行理论。即阴经为井木、荥火、输土、经金、合水；阳经为井金、荥水、输木、经火、合土。与十天干相配为：肺属辛金，大肠属庚金；肾属癸水，膀胱属壬水；肝属乙木，胆属甲木；心与心包属丁火，小肠与三焦属丙火；脾属己土，胃属戊土。按照五行的生克关系，每一条经的五行所属与五输之五行相配合，各经均有一个"母穴"和一个"子穴"。如肝经属木，肝经的荥穴行间属火，火为木所生，行间就是肝经的子穴；合穴曲泉属水，木为水所生，曲泉就是肝经的母穴。临床上可按照《难经·六十九难》所载"虚则补其母，实则泻其子"的治则，分别取子母穴以治疗脏腑病的实证或虚证。

# 循经灸

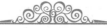

【概述】

循经灸是以经络理论为依据，顺着经络或逆着经络的走行进行施灸的一种灸法，分为整条循经灸与分段循经灸两种。

【适应证】

本经病变或某一部位的疾病、相表里经络的疾病。

【取穴】

主穴：以病变相关经络为主。

配穴：与之相表里的经脉或腧穴。

【灸法】

1. 整条循经灸。根据施灸的经络选取适宜的体位，操作者手持艾条，距离皮肤 2 ～ 5cm，从施灸经络的起点开始，顺着经络走行的路线，慢慢向前移动，灸完整条经络，再逆行经络走形的路线，从终点灸至起点，为 1 圈。如呼吸系统或肺经的病变，进行手太阴经的循行灸，嘱患者仰卧位，从中府穴开始沿着云门、天府、侠白、尺泽、孔最、列缺、经渠、太渊、鱼际至少商穴，再从少商穴开始灸至中府穴，为 1 圈。每次循经灸 3 ～ 5 圈，7 天为 1 个疗程，休息 2 ～ 3 天，开始下 1 个疗程。

2. 分段循经灸。患者取适宜体位，操作者手持艾条，距离皮肤 2 ～ 5cm，对病变部位的经脉进行循经灸。如颜面疾患，选足阳明胃经在面部的经脉循行部分进行循经灸，从承泣穴开始，经四白、颧髎、地仓、颊车至头维穴，再从头维穴开始循经灸至承泣穴，为 1 圈。每次循经灸 3 ～ 5 圈，7 天为 1 个疗程，休息 2 ～ 3 天，开始下 1 个疗程。

注：以上循经灸速度应均匀，以患者感觉周围温热舒服为宜。

【按语】

本灸法可分为整条循经灸与分段循经灸两种，具有温通经络、调和气血、平衡阴阳、扶正祛邪的作用，又能达到中医治病"虚则补之，实则泻之"的目的。如顺经灸具有补益作用，逆经灸具有泻实作用，虚证采用顺经灸，实证采用逆经灸。还可以表里经相配施灸，如脾胃病除进行胃经的循经灸之外，还可进行脾经的循经灸，两种灸法配合应用在临床中获得良好的疗效。

## 【禁忌证】

1. 大血管、皮肤红肿、溃烂、破损处禁灸。

2. 颜面部不宜运用化脓灸。

## 【注意事项】

1. 治疗期间清淡饮食，禁吃冰冷海鲜类食物。

2. 2 小时内禁用凉水洗脸，4 小时内禁止洗澡，灸后注意保暖。

# 俞募配穴灸

## 【概述】

俞募配穴灸是取俞穴与募穴相配伍治疗脏腑疾病的一种灸法。

## 【适应证】

脏腑疾病或与脏腑相关的疾病。

## 【取穴】

### 脏腑配穴对应表

| 俞穴 | 脏 | 募穴 | 俞穴 | 腑 | 募穴 |
| --- | --- | --- | --- | --- | --- |
| 肺俞 | 肺 | 中府 | 胃俞 | 胃 | 中脘 |
| 厥阴俞 | 心包 | 膻中 | 胆俞 | 胆 | 日月 |
| 心俞 | 心 | 巨阙 | 膀胱俞 | 膀胱 | 中极 |
| 肝俞 | 肝 | 期门 | 大肠俞 | 大肠 | 天枢 |
| 脾俞 | 脾 | 章门 | 三焦俞 | 三焦 | 石门 |
| 肾俞 | 肾 | 京门 | 小肠俞 | 小肠 | 关元 |

**【灸法】**

1. 以脏病为主者，先灸俞穴后灸募穴，重灸俞穴轻灸募穴，每穴 15 分钟。

2. 以腑病为主者，先灸募穴后灸俞穴，重灸募穴轻灸俞穴，每穴 15 分钟。

3. 脏腑同病者，俞募穴同时灸，患者取坐位，操作者左右手持艾条同时施灸，每穴 30 分钟。

4. 治疗脏腑相关疾病时，俞募穴灸疗后再配相关腧穴施灸，如肝开窍于目，目疾时配睛明、太阳、光明、太冲等；肾开窍于耳，耳疾时配听宫、听会、太溪等。

**【按语】**

背俞穴位于腰背部，是脏腑经气输注于腰背部的腧穴，称为背俞穴，分布于足太阳膀胱经的第一侧线上。募穴在胸腹部，是脏腑经气结聚于胸腹部的腧穴，故称为腹募穴，其中位于任脉的为单穴，位于两侧的为双穴。俞募穴是治疗五脏六腑疾病的施灸点，脏腑有病时，同取俞募穴灸之，如肺有病（咳嗽等）取肺俞、中府穴；胃有病（恶心、呕吐等）取胃俞、中脘穴，前后同灸，其效显著。

背为阳，腹为阴，脏为阴，腑为阳。古善用灸者，"从阴引阳，从阳引阴"，即五脏有病，取其背俞为"从阳引阴"，六腑有病，取胸腹部的募穴为"从阴引阳"。俞募配穴灸可调整脏腑功能，善治脏腑病变，从而阴阳互通，达到阴阳平衡、治病求本、标本兼治的目的。

一般来讲，俞穴与募穴相配治疗慢性病效果最好，但也可用于急性病的治疗，如胆绞痛时，同时灸胆俞、日月、胆虫穴以缓解痉挛性疼痛，常获立竿见影之功效。

# 原络配穴灸

【概述】

原络配穴灸是原穴与络穴配伍以治疗脏腑与络脉病证的一种灸法。

【适应证】

脏腑病证如咳嗽、心悸、失眠、胃痛、腹痛、泄泻、黄疸等；与脏腑相关组织器官的病证如头痛、头晕、耳鸣、耳聋、鼻衄、牙痛、咽喉肿痛等。

【取穴】

```
            ┌ 太渊——手太阴肺经——列缺 ┐
            │ 神门——手少阴心经——通里 │
            │ 大陵——手厥阴心包经——内关 │
            │ 太白——足太阴脾经——公孙 │
            │ 太溪——足少阴肾经——大钟 │
            │ 太冲——足厥阴肝经——蠡沟 │
            │ 腕骨——手太阳小肠经——支正 │
十二原穴 ┤                      ├ 十五络穴
            │ 阳池——手少阳三焦经——外关 │
            │ 合谷——手阳明大肠经——偏历 │
            │ 京骨——足太阳膀胱经——飞扬 │
            │ 丘墟——足少阳胆经——光明 │
            │ 冲阳——足阳明胃经——丰隆 │
            │     督脉别络——长强 │
            │     任脉别络——鸠尾 │
            └     脾之大络——大包 ┘
```

## 【灸法】

1.单独灸：患者取适宜体位，应用不同的灸法对原穴或络穴进行施灸，实证用泻法，虚证用补法；每穴 30 分钟，每日 1 次，7 次为 1 个疗程，休息 2 日进行下 1 个疗程。

2.同时灸：患者取适宜体位，应用不同的灸法对原穴与络穴同时施灸，操作者双手各持一根艾条，同时对准原穴与络穴进行施灸，每穴 30 分钟。

3.先后灸：根据脏腑先后病的顺序而施灸。脏腑先病者，先灸原穴，后灸络穴；经络先病者，先灸络穴，后灸原穴。每穴 15 分钟。

## 【按语】

脏腑有病取原穴，原穴适应证为脏腑病。五脏有病，当取六阴经之原穴灸之；六腑有病，当取六阳经之原穴灸之，如面瘫取手阳明大肠经原穴合谷。

经络有病取络穴，络穴适应证即络脉病证。如手少阴心经别络，实则胸中支满，虚则不能言语，皆可取通里穴来治疗。络脉能沟通表里两经，灸络穴不仅能治疗本经病，也能治其表里经的病证，如手太阴肺经络穴列缺，既能治疗肺经的咳嗽、喘息，又能治疗手阳明大肠经的牙痛、面瘫、头项等疾病；又如脾经络穴公孙，不仅能治脾病，也可治胃病。

脏腑经络同病者，要分先后，脏腑先病，经络后病者，先灸原穴为主，后灸络穴为客；经络先病，脏腑后病者，先灸络穴为主，后灸原穴为客，此灸法又称主客配穴法或先后灸法。如肺先病而咳嗽、咽喉肿痛等，大肠经后病而身汗、鼻衄、便秘、泄泻等，取肺经之原穴太渊为主，取大肠经的络穴偏历为客；反之，则取大肠经之络穴偏历为主，肺经之原穴太渊为客，其余各经，以此类推。

# 任督灸

【概述】

任脉、督脉均为奇经八脉，皆起于胞中，分别行于身体前正中线和后正中线。任脉对全身阴经气血具有调节作用，故称为"阴脉之海"，督脉具有总督全身阳经的作用，故称为"阳脉之海"。艾灸任督二脉，可调理一身阴阳平衡，从而达到祛病延年益寿的目的。

任督灸是艾灸任督二脉以达祛病养身保健之功的一种灸法。

【适应证】

任脉主治的病证如不孕不育、月经不调、痛经、闭经、带下阴挺、阳痿、早泄、遗精、遗尿、睾丸与前列腺疾病等；督脉主治的病证如头痛、头晕、失眠、癫痫、中风、痴呆、小脑共济失调、小儿脑瘫、颈椎病、胸椎病、腰椎病、骶椎病、脱肛等。

【取穴】

**1. 常规艾灸取穴**

主穴：任脉取关元、气海、中脘、膻中；督脉取命门、腰阳关、至阳、大椎、百会。

配穴：不孕不育者加中极、子宫、卵巢、肾俞、三阴交、太溪；月经不调者加膈俞、血海、脾俞、肾俞；痛经者加子宫、曲骨、血海、地机、太冲；闭经者加膈俞、血海、子宫、曲骨、阴陵泉、合谷、太冲；子宫脱垂者加中极、关元俞、脾俞、带脉、三阴交；慢性盆腔炎者加八髎、夹阴、会阴、环跳、血海；阳痿早泄者加志室、肾俞、三阴交、太溪；睾丸与前列腺疾病者加曲骨、夹阴、重阴、八髎、阴陵泉、三阴交，太溪、太冲；头痛头晕者加头维、率谷、太阳、合谷；失眠者加四神聪、安眠、神庭、内关、神门、心俞；癫痫者加神庭、头维、印堂、水沟、肝俞、丰隆、太冲；痴呆者加四神聪、脑户、心俞、肾俞、太阳、太溪；小脑共济失调者与小儿脑瘫者加四神聪、脑户、哑门、风府、太溪、内关、太阳；脱肛者加中极、肾俞、脾俞、大肠俞、长强；颈椎病者加风池、风府、颈夹脊；强直性脊柱炎者加陶道、身柱、灵台、筋缩、腰俞、长强；腰椎病者加腰俞、腰夹脊、环跳、殷门、委中。

**2. 药物铺灸取穴**

主穴：任脉（取关元、气海、中极、曲骨穴组成铺灸穴区）；督脉（取第一胸椎至第五腰椎段的督脉）。

铺灸药方：中药通督散。补骨脂、肉桂各 50g，地龙各 20g，没药、木香各 15g，冰片 3g，共研细末备用。

**【灸法】**

1. 患者取俯卧位或仰卧位，对主穴进行悬灸或隔姜灸，灸至皮肤发红为度；根据不同证型辨证配穴施灸，实者用泻法，虚者用补法；14 天为 1 个疗程。

2. 循经灸，艾条距离皮肤 2 ～ 3cm，从神阙穴开始，沿着经脉循行向下熏灸至曲骨穴；再从长强穴向后，沿脊柱后正中线向上灸至颠顶，沿前额下行至鼻柱到承浆穴，以局部有温热感而无灼痛为宜，上下循灸；1 次约 30 分钟，早晚各 2 次。

3. 药物铺灸，将鲜生姜捣烂如泥，做成姜饼（直径 4cm、厚 1cm），铺在穴区上，然后将下宽上窄的艾炷置于姜饼上，分上、中、下 3 处点燃艾炷，让其慢慢燃烧，以有温热感而无灼痛为宜，可参照《何氏药物铺灸疗法》施灸。

**【按语】**

任脉起于胞中，为人体生长、发育、生殖之根本，若任脉虚衰或任脉不通，可引起多种妇科、男科疾病。督脉统督一身阳气，若督脉经气不通，清阳不升，则易引发腰脊强痛或痿证、癫痫、小脑病变、脊髓病变等。

任脉的关元、气海穴为元气所聚之处，其气沿腹中线上行至中脘，中脘为水谷之海，中气所聚之处，元气得到中气的补充与推动，又上行至胸部膻中，膻中为宗气之源，可上行而达下，故四穴为任脉之要穴，也是治疗病证之主穴；督脉中的命门穴为真阳所在之处，阳气沿后正中线上行至腰阳关，再至至阳，督脉主六阳经，命门、腰阳关、至阳穴为阳中之要穴，通督而扶阳；大椎穴为督脉之关口，经后项到达头顶百会穴，头为诸阳之会、清阳之府，可使清阳上升，浊阴下降，从而维持了督脉的畅通，也是治疗督脉所主病证之主穴。

针对具体病证，选取不同配穴，如不孕不育者配中极、子宫、卵巢穴，可通冲任，促进子宫与卵巢的功能，肾主人体的生殖发育，如《黄帝内经》所载"任脉通，太冲脉盛，月事以时下，故有子"，配肾俞、三阴交、太溪穴，可补肾益精；月经不调者配膈俞、血海、脾俞、肾俞穴，可补益脾肾、养血调经；痛经者配子宫、曲骨穴可调经通络，配血海、地机、太冲穴以暖宫止痛；闭经者，配膈俞、血海、子宫、曲骨、阴陵泉、合谷、太冲穴，可行气活血而通经；子宫脱垂者配中极、关元俞、脾俞、带脉、三阴交穴，可益气固脱而升提；慢性盆腔炎者配八髎、夹阴、会阴、环跳、血海穴，可扶正祛邪，清理湿热或寒湿，活血化瘀，消除病灶；阳痿早泄者配志室、肾俞、三阴交、太溪穴，可通阳补肾，起痿固精；睾丸与前列腺疾病者，配曲骨、八髎、夹阴、重阴、阴陵泉、三阴交、太溪、太冲穴，可通病变部位，直达病所，行气活血，扶正祛邪，标本兼治。

督脉所主病证，如头痛头晕者，配头维、率谷、太阳、合谷穴，可通窍止痛；失眠者配四神聪、安眠、神庭、内关、神门、心俞穴，可健脑养心安神；癫痫者，配神庭、头维、印堂、水沟、肝俞、丰隆、太冲穴，可醒脑开窍，化痰通络，平肝息风；痴呆与健忘者，配四神聪、脑户、心俞、肾俞、太阳、太溪穴，可健脑益智，补益心肾，清利头目；小脑共济失调与小儿脑瘫者，配四神聪，脑户、风府、哑门、内关、三阴交、太溪穴，可促进小脑发育，补益脾肾，平肝息风；脱肛者，配中极、肾俞、脾俞、大肠俞、长强穴，可补益脾肾，升阳固脱；颈椎病者配风池、风府、颈夹脊穴，可疏通局部气血，活血止痛；强直性脊柱炎者加陶道、身柱、灵台、筋缩、腰俞、长强穴，可通督补阳，祛邪扶正；腰椎病者加腰俞、腰夹脊、环跳、殷门、委中穴以疏筋止痛。

# 八会灸

【概述】

八会穴是指脏、腑、气、血、筋、脉、骨、髓等精气汇聚的 8 个腧穴，脏会章门，腑会中脘，气会膻中，血会膈俞，骨会大杼，髓会悬钟，筋会阴陵泉，脉会太渊。

八会灸是对脏、腑、气、血、筋、脉、骨、髓相关病证施灸的方法。

【适应证】

脏腑病、各类痛证、皮肤病、骨病、筋病、脉病（心血管病）、脑病、智力迟缓等。

【取穴】

主穴：章门、中脘、膻中、膈俞、阳陵泉、太渊、大杼、悬钟。

配穴：腹痛、腹胀、肠鸣、泄泻、呕吐者加足三里、天枢；胸痛、胸闷者加阴郄、内关、期门；黄疸、肝炎、胁痛者加期门、气海、三阴交；腰脊痛者加肾俞、腰阳关、足三里；便秘、便血者加支沟、大肠俞；失眠、惊悸、怔忡、脏躁者加神门、百会；气滞、气郁者加期门、太冲；贫血、出血病者加足三里、血海、膏肓；皮肤病者加血海、足三里；筋脉损伤者加委中、足三里；脉弱、脉急、无脉者加内关、神门、合谷；脊髓炎者加三阴交、天枢、中极。

【灸法】

1. 取不同的适宜体位，分别对章门、中脘、膻中、膈俞、阳陵泉、太渊、大杼、悬钟穴及相应配穴进行温和灸，虚证用补法，实证用泻法；每穴 10 ~ 15 分钟，每日 1 次。

2. 温针灸，选取针刺穴位得气后，施以补泻手法，留针后将一段 2cm 左右的艾条插在针尾上点燃，燃完后去除灰烬，也可再插上一段艾条重新施灸；每次取穴 3 ~ 5 个，每穴 30 分钟，每日 1 次，10 次为 1 个疗程。

3. 药物铺灸，选择相应穴区，制作厚约 0.5cm 姜饼，长度和宽度与穴区相同，然后将艾绒制成高、宽各约 5cm 上窄下宽的艾炷，置于姜饼之上，分多点位点燃，令其自然燃烧，待患者有灼热感时，去掉燃烧的艾炷，更换新艾炷，最后保留姜饼，以纱布及胶布固定，待患者没有温热感时，去掉所有铺灸材料，灸疗完成。每日 1 次，每穴区 2 壮，留灸 1 小时，治疗 7 天为 1 个疗程，疗程间休息 2 天。

【按语】

章门穴为脏会，是脾的募穴，具有调理脾脏的功能，脾为后天之本，气血津液生化之源，"五脏取禀于脾"，故五脏之病取脏会章门为主穴调治，有疏肝解郁、和胃健脾的作用。对于腹痛、腹胀、肠鸣、泄泻、呕吐者临床上常配足三里、天枢穴以健脾和胃。胸痛、胸闷者配阴郄、内关、期门穴以宽胸理气，行气活血。黄疸、肝炎、胁痛者配期门、气海、三阴交穴以疏肝理气解郁。

中脘穴为腑会，为胃之募穴，是治疗胃病的要穴，古人云："此为腑会，故凡腑病者，当治之。"六腑皆禀于胃，胃为六腑之首，脾胃为后天之本，因此艾灸本穴可健运脾胃，通降气机。便秘、便血者加支沟、大肠俞穴以行气通便止血。

膻中穴位于胸部，属气会，为宗气所聚之处，是调气要穴，凡气病所导致的疾患均可选膻中治疗，是胸中之气机疾患的首选穴，具有降气平喘的作用。同时本穴又为心包络募穴，心包代心受邪，艾灸之可调理心包经气血，发挥保护心脏的作用。失眠、惊悸、怔忡、脏躁者加神门、百会穴以安神镇静。气滞、气郁者加期门、太冲穴以疏肝解郁。

膈俞穴为血会，位于心俞与肝俞之间，心主血脉，肝主藏血，为血会。《类经图翼》云："此血会也，诸血病者，皆宜灸之。"灸膈俞有活血补血、养血和营、活血通脉的作用，可治疗一切与血相关的疾病。贫血、出血病者加足三里、血海、膏肓穴以益气补血。膈俞也是治疗皮肤病的常用穴，"治风先治血，血行风自灭"，皮肤病的发生多与风邪侵袭肌肤有关，膈俞有行血活血之功，故临床常配膈俞、血海、足三里穴治疗皮肤病。

大杼穴属八会穴之骨会，交会于足太阳经、督脉及冲脉等，冲脉"其输上在于大杼"，故本穴是血之气、精之气的大会之处，具有强筋骨，通经络之效。艾灸本穴可以治疗肢体关节疼痛及呼吸系统病证，尤其三伏天、三九天应用白芥子、甘遂等敷贴于本穴，同时配肺俞、风门、定喘穴，对支气管哮喘有良好疗效。腰脊痛者加肾俞、腰阳关、足三里穴以补肾通阳止痛。

阳陵泉穴为八会穴之筋会，是筋气会聚之处，《难经》曰："筋会阳陵泉。"足三阳经筋和足三阴经筋均结聚于膝，膝为筋之府，因此本穴临床常应用悬灸、温针灸、隔物灸等方法防治运动系统疾患。筋脉损伤者加委中、足三里穴以疏筋止痛。

太渊穴属八会穴脉会，亦为手太阴肺经之输穴、原穴，位于寸口脉的寸脉处，"肺朝百脉"主一身气血运行，故本穴具有通调血脉、宣肺止咳之功效，临床常应用温和灸法防治无脉证、腕关节疼痛等疾病。脉弱、脉急、无脉者加内关、神门、合谷穴以养心复脉。

悬钟穴为八会穴髓会，属于足少阳胆经腧穴，《黄帝内经》曰："足少阳主骨所生病。"故本穴具有行气补血、益髓壮骨的功效，可选用温和灸、温针灸、药物铺灸等方法应用于痿证、痹证、手足不遂等疾病的治疗。脊髓炎者加三阴交、天枢、中极穴以补精养髓。

# 八脉交会灸

【概述】

八脉交会穴具有调节十二正经及奇经八脉的作用。

八脉交会灸是治疗八脉交会穴所属正经和正经有关脏腑经脉病证，以及奇经病证的一种灸法。

【适应证】

胃肠病、肝胆病、神志病、心肺系病、妇科病、肾膀胱病、五官病等。

【取穴】

主穴：公孙、内关、列缺、照海、外关、足临泣、后溪、申脉。

配穴：胃肠病者加足三里、中脘；肝胆病者加胆俞、阳陵泉；神志病者加心俞、三阴交；心肺系病者加肺俞、神门；妇科病者加三阴交、合谷；肾、膀胱病者加肾俞、太溪。

【灸法】

1. 患者取适宜体位，对公孙、内关、列缺、照海、外关、足临泣、后溪、申脉穴及相应配穴进行温和灸，虚证用补法，实证用泻法；每穴 10 ～ 15 分钟，每日 1 次。

2. 温针灸，选取针刺穴位得气后，施以补泻手法，留针后将一段 2cm 左右的艾条插在针尾上点燃，燃完后去除灰烬，也可再插上一段艾条重新施灸；每次取穴 3 ～ 5 个，每穴 30 分钟，每日 1 次，10 次为 1 个疗程。

3. 药物铺灸，选择相应穴区，制作厚约 0.5cm 姜饼，长度和宽度与穴区相同，然后将艾绒制成高、宽各约 5cm 上窄下宽的艾炷，置于姜饼之上，分多点位点燃，令其自然燃烧，待患者有灼热感时，去掉燃烧的艾炷，更换新艾炷，最后保留姜饼，以纱布及胶布固定，待患者没有温热感时，去掉所有铺灸材料，灸疗完成。每日 1 次，每穴区 2 壮，留灸 1 小时，治疗 7 天为 1 个疗程，疗程间休息 2 天。

【按语】

窦汉卿在《标幽赋》中总结了八脉交会穴的治疗范围："阳跷阳维并督带，主肩背腰腿在表之病；阴跷阴维任冲脉，去心腹胁肋在里之疑。"此处之阳跷是指通于阳跷脉的申脉穴，阳维是指通于阳维脉的外关穴，督是指通于督脉的后溪穴，带是指通于带脉的足临泣穴，此四穴偏于治疗在表的外经病，如肩、背、腰、腿疾患。而分别通于阴跷、阴维、任脉、冲脉的照海、内关、列缺、公孙穴则偏于治疗在里的脏腑病。同样，阴跷是指通于阴跷脉的照海穴，阴维是指通于阴维脉的内关穴，任是指通于任脉的列缺穴，冲是指通于冲脉的公孙穴，此四穴偏于治疗在里的胃、心、胸疾患。

公孙为足太阴脾经络穴，联络足阳明胃经，通冲脉，具有理气健脾、和胃降逆、调畅气机的作用。其主治范围包括足太阴脾经、足阳明胃经、足太阴络脉、冲脉的循行病候及这些经脉相联系的其他经络、脏腑、组织、器官的相关疾病。内关穴为手厥阴心包经络穴，联系手少阳三焦经，通阴维脉，具有和血行气、通经止痛、安神定志的作用。其主治范围包括手厥阴心包经、手少阴心经、手少阳三焦经、手厥阴络脉、阴维脉的循行病候及这些经脉相联系的其他经络、脏腑、组织、器官的相关疾病，是治疗心胸病的要穴。公孙、内关穴可以治疗脾胃肠病、肝胆病、心系病、肺系病、妇女病、五官病等。

列缺穴为手太阴肺经络穴，联络手阳明大肠经，通任脉，具有宣通肺气、通调经脉的作用，其主治范围包括手太阴肺经、手阳明大肠经、任脉循行病候及与这些经脉相联系的其他经络、脏腑、组织、器官的相关疾病，照海穴为足少阴肾经腧穴，通阴跷脉，具有补肾益精、调畅阴跷的作用，其主治范围包括足少阴肾经、阴跷脉的循行病候及这些经脉相联系的其他经络、脏腑、经络、组织、器官的相关疾病。两穴合用可治疗肺系病、神志病、脾胃病、肝胆病、肾膀胱病、妇女病、五官病等。

外关为手少阳三焦经络穴，联络手厥阴心包经，通阳维脉。阳维脉系诸阳而主表，其主治范围包括三焦经、心包经、手少阳络脉、阳维脉的循行病候及与这些经脉相联系的其他经络、脏腑、组织、器官的相关疾病，足临泣为足少阳胆经腧穴，通带脉，其主治范围包括胆经、带脉的循行病候及这些经脉相联系的其他经络、脏腑、组织、器官的相关疾病，可以治疗四肢病、体表病、五官病、妇女病、神志病、肾系病、膀胱病、肝胆病等。

后溪穴属手太阳小肠经腧穴，通督脉。其主治范围包括手太阳小肠经和督脉的循行病候及与之联系的其他经络、脏腑、组织、器官的相关疾病。申脉穴为足太阳膀胱腧穴，通阳跷脉，其主治范围包括此二经的循行病候及与二经相联系的其他经络、脏腑、组织、器官的相关疾病，可以治疗神志病、四肢病、体表病、五官病等。

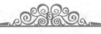

# 下合穴灸

## 【概述】

下合穴，即六腑下合穴，是六腑之气下合于足三阳经上的 6 个腧穴，即上巨虚、下巨虚、委阳、委中、阳陵泉、足三里，主要用于治疗六腑疾病。

下合穴灸是对下合穴进行施灸从而防治六腑病证的一种灸法。

## 【适应证】

胃、大肠、小肠、膀胱、三焦、胆等六腑相关病证。

## 【取穴】

### 1. 胃腑病证

主穴：足三里。

配穴：食积胃腑者加中脘、梁门；胃寒饮停者加上脘、中脘、下脘；胃火炽盛者加曲池、三阴交。

### 2. 肠腑病证

主穴：上巨虚、下巨虚、足三里。

配穴：大肠湿热者加阴陵泉、商丘；大肠热结者加合谷、天枢；大肠瘀热者加天枢、合谷、曲池。

### 3. 膀胱病证

主穴：委中。

配穴：膀胱湿热者加膀胱俞、阴陵泉、水道；膀胱气化无权者加膀胱俞、肾俞、气海。

### 4. 三焦病证

主穴：委阳。

配穴：上焦病证者加肺俞、心俞；中焦病证者加脾俞、胃俞；下焦病证者加肝俞、肾俞。

### 5. 胆腑病证

主穴：阳陵泉。

配穴：胆腑湿热者加肝俞、胆俞、丘墟、太冲。

【灸法】

1. 患者取适宜体位，对相应主穴及配穴进行悬灸或雀啄灸，实证用泻法，虚证用补法。每穴 5 ～ 10 分钟。

2. 虚证、寒证者进行隔姜灸；每穴 30 分钟，每日 1 次，7 ～ 10 天为 1 个疗程。

【按语】

下合穴出自《素问·邪气脏腑病形》，其曰："胃合入于三里，大肠合入于巨虚上廉，小肠合入于巨虚下廉，三焦合入于委阳，膀胱合入于委中，胆合入于阳陵泉。"主要用于治疗六腑疾患。《素问·咳论》曰："治脏者治其俞，治腑者治其合。"直接指出了六腑有病首取其下合穴的基本治疗原则，这一原则到现在一直指导着临床实践。

《素问·邪气脏腑病形》记载："大肠病者，肠中切痛而鸣濯濯……当脐而痛，不能久立……取巨虚上廉。胃病者……胃脘当心而痛……取之三里也。小肠病者，小腹痛，腰脊控睾而痛……取之巨虚下廉。三焦病者，腹气满，小腹尤坚，不得小便……取委阳。膀胱病者，小腹偏肿而痛，以手按之，即欲小便而不得……取委中。"即胃痛、腹胀、呕吐等胃腑病首取足三里穴；腹泻、痢疾、便秘、肠痉挛、肠痈等肠腑疾病取上巨虚、下巨虚穴；胁痛、口苦等胆腑疾病取阳陵泉穴；癃闭取委中穴；水肿等三焦不利之疾取委阳穴。在临床还常根据腹部疼痛的位置选取六腑之下合穴，如以胃脘为中心的疼痛常取足三里穴；以天枢穴为中心的腹痛，常取上巨虚穴；以脐为中心的疼痛常取下巨虚穴；以胁肋部位为中心的疼痛常取阳陵泉穴；膀胱区的疼痛常取委中穴；腹痛无定处、窜行无常者常取三焦下合穴委阳穴。这是下合穴的具体运用规律，临床疗效显著。

# 四海灸

"四海"即髓海、血海、气海、水谷之海的总称,为人体气、血、精、髓等精微物质的汇聚之所。"海"是江河之水归聚之处。经络学说认为十二经脉内流行的气血像大地上的水流一样,如百川归海,故《黄帝内经》指出:"人有髓海、有血海、有气海、有水谷之海,凡此四者,以应四海也。"四海主持人体全身的气血、津液,其中脑部髓海为元神之府,是神气的本源,脏腑经络活动的主宰;胸部为气海,宗气所聚之处,贯心脉而行呼吸;胃为水谷之海,是营气、卫气的化源之地,即气血化生之处;冲脉为十二经之海,起于胞宫,伴足少阴经上行,为十二经之根本,三焦原气之所出,乃人体生命活动的原动力,又称血海。

关于四海的论述,《黄帝内经》提出:"胃者为水谷之海,其腧上在气街,下至三里。冲脉者为十二经之海,其腧上在于大杼,下出于巨虚之上下廉。膻中者为气之海,其腧上在于柱骨之上下,前在于人迎。脑为髓之海,其腧上在于其盖(百会穴),下在风府。"

四海灸是依据此理论防病治病的一种灸法。

## (一)髓海灸

### 【概述】

脑为人体生命的中枢,主管人的精神意识及思维活动。《素问·五脏生成》曰:"诸髓者,皆属于脑。"

髓海灸就是对头区及相关穴位施灸以治疗脑部疾患的一种灸法。

### 【适应证】

脑卒中、脑萎缩、老年性痴呆、神经衰弱、五迟、五软、癫证、狂证、痫证等与脑相关的疾病。

**【取穴】**

主穴：百会、风府、悬钟、太溪。

配穴：脑卒中患者伴有感觉障碍者，取感觉区（督脉百会穴与颞部胆经曲鬓穴之间的连线），伴有运动障碍者加运动区、平衡区；健忘者加伍四神聪；小儿脑瘫者加伍脑户、语言区、四神聪。

**【灸法】**

患者取坐位，对百会、风府穴进行温和灸或者雷火灸，取仰卧位对悬钟、太溪穴进行温和灸；取适宜体位对配穴进行温和灸或者雷火灸；每穴15～20分钟，每日1次，7～10天为1个疗程。

**【按语】**

髓海为四海之一，当髓海有余或不足时就会出现一系列临床病证，即《黄帝内经》中所言："髓海有余，则轻劲多力，自过其度；髓海不足，则脑转耳鸣，胫酸眩冒，目无所见，懈怠安卧。"可选用髓海相应的腧穴调治，其中百会穴属督脉，督脉入络脑，通髓海，灸百会有通督醒脑之效，可疏通经络、祛风潜阳、补髓益血、升清降浊，重灸百会穴还有升阳补虚、清阳醒神之功；风府穴是督脉、足太阳经、阳维脉之交会穴，是髓海之卫气向下输布的关口，卫气大会于风府，风府穴也是邪气进出的重要关口；四神聪穴为经外奇穴，有健脑益智之功；悬钟穴又称绝骨穴，为八会穴之髓会，可益髓补脑、强壮筋骨；肾藏精，主骨生髓，上通于脑，故选取肾经原穴太溪穴以补肾填精；同时根据头部反射区，治疗相应的区域，诸穴合用具有补益脑髓、醒脑开窍、调督通脉之功，对预防脑萎缩、老年性痴呆具有重大的临床意义。

**【注意事项】**

1. 在艾灸操作过程中保持适宜的距离，避免艾灰掉落，烫伤头皮。

2. 脑病患者病程较长，需要长时间治疗，可结合针灸及现代康复治疗，家属要有耐心。

3. 针灸治疗本病有一定疗效，可配合功能训练和智力培训，提倡早期治疗，同时家属要指导患者进行康复锻炼，有利于患者恢复。

### （二）血海灸

【概述】

冲脉起于胞中，上循脊里与十二经脉汇聚，"受纳诸经之灌注，精血于此而蓄藏也"，具有涵蓄十二经气血的作用，故称为血海。《黄帝内经》曰："冲脉者为十二经之海，其腧上在于大杼，下出于巨虚之上下廉。"

血海灸是对冲脉相关穴位施灸以防治疾患的一种灸法。

【适应证】

老年皮肤瘙痒症、瘾疹、湿疹、月经不调、闭经等与血相关疾病。

【取穴】

主穴：大杼、上巨虚、下巨虚、血海、膈俞、三阴交。

配穴：血虚风燥者加风市；血热者加大椎、曲池；月经不调者加关元、足三里；闭经者加足三里、归来。

【灸法】

患者取仰卧位，对上巨虚、下巨虚、血海、三阴交穴进行悬灸，取俯卧位，对膈俞穴进行悬灸；取适宜体位对配穴进行悬灸，其中大椎、曲池穴用泻法，余穴施用温和灸，用补法；每穴 15 ～ 20 分钟，每日 1 次，7 ～ 10 天为 1 个疗程。

【按语】

血海为四海之一，血海有余或不足时就会出现一系列临床病证，即《黄帝内经》所言："血海有余，则常想其身大，怫然不知其所病；血海不足，则常想其身小，狭然不知其所病。"血海相关疾病应取与冲脉相关的腧穴进行调治，其中大杼穴是手、足太阳经交会穴，内连冲脉；上巨虚、下巨虚穴为足阳明经腧穴，阳明多气多血，灸之可补益气血；风市穴可祛风；曲池穴可清泻阳明热邪；大椎穴可泻热；三阴交可活血化瘀；女子以血为本，月经不调、闭经者可从血论治，血会膈俞，故膈俞穴有调和营卫之功；关元穴为任脉与足三阴经交会穴，可补下焦真元而化生精血；足三里穴为足阳明胃经合穴，可健脾胃而化生气血；归来穴位于下腹部，具有活血调经作用，为治疗闭经的效穴。

**【注意事项】**

1. 皮肤瘙痒者注意避风寒，忌食辛辣刺激、鱼蟹等发物，远离变应原。

2. 月经病病因复杂，排除器质性病变或者先天发育不全，在治疗前明确发病原因，采取相应的治疗措施，要注意与早期妊娠相鉴别。

3. 注意情绪调节，保持乐观豁达心态，加强锻炼，保持规律的生活起居。

## （三）气海灸

**【概述】**

《黄帝内经》曰："膻中者为气之海，其腧上在于柱骨之上下，前在于人迎。"膻中是宗气所聚之处，张介宾注："宗气积于上焦，出于肺，由喉咙而为呼吸出入，故曰气海。"

气海灸是对膻中及相关穴位施灸以防治疾患的一种灸法。

**【适应证】**

胸闷、心悸、心烦、气喘、虚脱、瘦弱、体弱乏力、腹泻、痢疾、阳痿、遗精、痛经、闭经、带下、崩漏、恶露不尽等疾病。

**【取穴】**

主穴：膻中、气海、关元。

配穴：气喘者加定喘、肺俞；腹痛、腹泻者加足三里、天枢；阳痿、遗精者加肾俞、太溪；闭经、带下者加足三里、三阴交。

**【灸法】**

患者取仰卧位，对膻中、气海、关元穴进行悬灸；取适宜体位对配穴进行悬灸；每穴 15 ～ 20 分钟，每日 1 次，可随热感随时调整距离，以灸至局部稍有红晕为度，7 ～ 10 天为 1 个疗程。

**【按语】**

气海为四海之一，气海有余或不足时就会出现一系列临床病证，即《黄帝内经》所言："气海有余者，气满胸中，悗息面赤；气海不足，则气少不足以言。"气的虚实是脏腑、经络功能盛衰的标志，也是人体保持健康的重要因素，故张子和曰："诸病皆生于气，诸痛皆因于气。"膻中穴位于人体前正中线与两乳头连线的中点，为脏腑之气汇聚所在，属八会穴之气会，又为心包募穴，在调节人体气机中具有重要作用，故选膻中以理气活血通络，宽胸理气，止咳平喘。西医学研究也证实，膻中穴具有调节神经功能、松弛平滑肌、扩张冠状血管及消化道内腔径等作用，可有效治疗各类"气"病，包括呼吸系统、循环系统、消化系统病证，如哮喘、胸闷、心悸、心烦、心绞痛等。气海穴为先天元气汇聚之处，《针灸资生经第一》云："气海者，盖人之元气所生也。"关元穴属于任脉，是统摄元气之所，为生化之源，也是男子藏精、女子藏血之处，具有通调冲任、调理气血、补肾固精的功效，能调治诸虚百损及泌尿生殖系统各种病证。故选取膻中、气海、关元穴为主穴。

气喘者取肺经的背俞穴肺俞及经验要穴定喘，以定气平喘；腹痛、腹泻者配足三里、天枢穴，以调理肠胃而止痛、止泻；阳痿、遗精者配肾俞、太溪穴，肾俞穴可补肾元气、固精收涩，太溪为肾之原穴，可滋阴补肾；闭经、带下者配足三里、三阴交穴，足三里穴可补益气血，三阴交穴可调理肝、脾、肾，健脾益气养血。

**【注意事项】**

1. 悬灸膻中时注意避免艾火脱落烫伤皮肤。

2. 病情较重的患者建议医院就诊，中西医结合治疗。

3. 对于情志抑郁患者，配合心理治疗，予以精神疏导，以消除紧张情绪，克服悲观情绪。

## （四）水谷之海灸

**【概述】**

胃为水谷之海，是营气、卫气的化源之地，气血化生之处，《黄帝内经》曰："胃者为水谷之海，其腧上在气街，下至三里。"

水谷之海灸是对脾胃相关腧穴进行施灸以防治疾患的一种灸法。

**【适应证】**

胃脘胀满、便秘、恶心、呕吐、呃逆、嗳气等症。

## 【选穴】

主穴：气冲、中脘、足三里、梁门。

配穴：寒邪内积者加神阙、公孙；湿热瘀滞者加阴陵泉、内庭；气滞血瘀者加太冲、血海；脾阳不振者加神阙。

## 【灸法】

患者取仰卧位，对气冲、中脘、足三里、梁门进行温和灸；取适宜体位对配穴进行温和灸；每穴 15 ~ 20 分钟，每日 1 次，可随热感随时调整距离，以灸至局部稍有红晕为度，7 ~ 10 天为 1 个疗程。

## 【按语】

水谷之海为四海之一，水谷之海不足或有余时就会出现一系列临床病证，即《黄帝内经》所言："水谷之海有余，则腹满；水谷之海不足，则饥不受谷食。"脾胃相关疾病应取与水谷之海相关的腧穴进行防治。气冲穴是足阳明胃经与冲脉的交会穴，也是冲脉的起点，冲脉为血海，胃中水谷精微为后天之本，艾灸此穴有补益气血之力；中脘穴为胃腑的募穴，具有调胃补气、化湿和中、降逆止呕的作用；足三里穴为胃经合穴，梁门在中脘穴旁开 2 寸，两者均是治疗胃腑疾患的有效穴。艾灸气冲、中脘、足三里、梁门穴能改善胃痛、腹痛、腹胀、反胃、恶心、呕吐、泛酸、食欲不振、泄泻等消化系统疾病。

## 【注意事项】

1. 艾灸对胃痛有良好的治疗效果，应在明确诊断后再进行艾灸治疗。

2. 急腹症引起的腹痛，在艾灸治疗的同时，应密切观察患者病情变化，必要时医院就诊，或手术治疗。

3. 平时注意饮食，加强调理。

# 壮骨益髓灸

**【概述】**

骨指人体的骨骼，骨骼具有贮藏骨髓的作用，同时骨髓能充养骨骼。骨的生长、发育与骨髓的盈亏有关。骨髓充盈，则骨骼刚健。反之，会出现骨的生长发育障碍和骨质的异常变化，同时骨骼还具有支持形体、完成运动与保护内脏的作用。

壮骨益髓灸是用于骨骼和骨髓的养生保健与防治相关病证的一种灸法。

**【适应证】**

骨骼和骨髓的养生保健；骨骼的病变，如骨骼的软弱无力；骨髓的发育障碍，如小儿囟门迟闭、老年人骨质疏松、骨折、骨髓炎、牙齿松动等。

**【取穴】**

主穴：肾俞、悬钟、大杼。

配穴：骨骼软弱无力者加命门、阳陵泉、三阴交；骨骼发育障碍者加脾俞、肝俞、三阴交、太溪；小儿囟门迟闭者加百会、四神聪、足三里、太溪；骨质疏松者加脾俞、肝俞、足三里、三阴交；骨折者加肝俞、腰阳关、阳陵泉、血海、然谷；骨髓炎者加曲池、委中、阳陵泉、足三里、太溪；牙齿松动者加颊车、地仓、承浆、足三里、三阴交、太溪。

**【灸法】**

1. 患者取俯卧位或仰卧位，对肾俞、悬钟、大杼穴进行悬灸或隔姜灸；取适宜体位对配穴进行悬灸或隔姜灸；灸至皮肤发红为度，14天为1个疗程。

2. 足少阴肾经循经灸，将艾条的一端点燃，距离皮肤2～3cm，从涌泉穴开始，沿着足少阴肾经经脉循行路线向上熏灸至俞府穴，以局部有温热感而无灼痛为宜；1次30分钟，早晚各2次。

3. 骨折者，可对骨折部位进行回旋灸或药物铺灸；小儿囟门迟闭者，对囟门部位进行回旋灸；每穴 10 ～ 15 分钟。

【按语】

中医学认为肾藏精，精生髓，髓养骨，所以骨骼的生理功能与肾精有着密切的关系。肾精具有促进骨髓生长发育和修复的作用，故称"肾主骨"，取肾俞穴可补益肾精；大杼为八会穴之骨会，可壮骨，以促进骨的生长发育；悬钟为八会穴之髓会，可益髓而养骨。故以上三穴为骨骼、骨髓防病治病之要穴。

骨骼软弱无力与骨骼发育不良者，多与肾阳不足、肾精亏虚有关，配命门、脾俞、三阴交、太溪穴，以温补肾阳、补益肾精，配肝俞、阳陵泉以补肝利筋、强壮筋骨；小儿囟门迟闭，骨软无力者，多与先天禀赋不足或后天失养有关，在补肾的基础上，配百会、四神聪、足三里、太溪穴，可升阳举陷、补益气血；骨质疏松者，以肾虚为主，又与肝、脾有关，配脾俞、肝俞、足三里、三阴交穴，补益肝脾以填补肾精；骨折者，配肝俞、腰阳关、阳陵泉、血海、然谷穴，可补肝肾、强筋骨、活血化瘀，以促进骨折的愈合；骨髓炎者，配曲池、委中、阳陵泉、足三里、太溪穴，可扶正祛邪、补益精血、强骨利筋；牙齿松动者，中医学认为"齿为骨之余"，牙齿为骨的附属物，亦从补肾入手，配三阴交、太溪穴，又因齿为阳明经的所过之位，配阳明经地仓、颊车、足三里穴和任脉与阳明经交会之承浆穴，以标本同治。

# 脱发灸

【概述】

脱发，是指头发脱落的现象。正常脱落的头发都是处于退行期及休止期的毛发，由于进入退行期与新进入生长期的毛发处于动态平衡的状态，故能维持头发的正常数量。病理性脱发是指头发异常或过度的脱落。

脱发灸是改善脱发症状，促进生发的一种灸法。

**【适应证】**

脂溢性脱发、神经性脱发等。

**【取穴】**

主穴：脱发区、百会、头维、肝俞、肾俞、风池。

配穴：肾虚者加太溪、命门；血虚者加膈俞、血海；痰湿者加丰隆、阴陵泉。

**【灸法】**

1.患者取适宜体位，对脱发区及百会、头维、肝俞、肾俞、风池穴进行悬灸或雀啄灸，每穴5～10分钟；取不同的适宜体位，分别对配穴进行悬灸或雀啄灸，每穴5～10分钟。实证用泻法，虚证用补法。

2.督脉循经灸，即操作者手持艾条，从印堂穴开始向上至神庭，沿头顶正中线至百会穴，经脑户穴至大椎穴，下行神道、中枢穴至长强穴为1圈，循回2～3次。虚证用顺经灸（补法），实证用逆经灸（泻法）。

3.对脱发区及百会、头维、肝俞、肾俞、风池穴进行隔姜灸，每穴灸3～5壮，以皮肤出现红晕为度，每天1次，连续20～30天为1个疗程。

**【按语】**

发为血之余，肾为先天之本，其华在发。肾藏精，肝藏血，精血共为毛发生长的必需物质，精血充足，则毛发茂盛且润泽，精血不足，则发枯而脱落，《诸病源候论》曰："血气盛发则光润；若虚则血不能养发，故发无润泽也。"《外科正宗》云："血虚不能随气荣养肌肤，故毛发根空，脱落成片。"或肌肤腠理不密，汗出当风，风邪乘虚而入，风盛则血躁，发失所养致脱落。故取肝俞、肾俞穴以补益肝肾、养血祛风；头维穴为足阳明胃经在头部的最后一个穴，善于滋养头部气血；百会穴总督一身之阳气，可提升中气、化生气血；脱发区可疏通局部气血；风池善于祛风通络。通过艾灸温热的特性结合诸穴的治疗作用，可温经通络，促进血液循环，从而达到生发的效果。

**【注意事项】**

1.治疗期间需解除思想顾虑，避免精神刺激。

2.劳逸结合，注意休息，避免熬夜，平时可以食用生发乌发的食物，如黑豆、黑芝麻等。

# 戒断灸

【概述】

戒断综合征是指长期吸烟、吸毒者，在成瘾后，突然中断而出现的烦躁不安、哈欠连作、流泪流涎、全身疲乏、昏昏欲睡、感觉迟钝等临床症候群。

中医学无此病名，但在"郁证""多寐""痫证""虚损"等病证中有类似症状。戒烟综合征与长期吸烟有关，主要与肺、心、脑关系密切；戒毒综合征与长期使用镇静安眠药或吸毒有关，主要与心、脑、肝、脾、肾关系密切。

戒断灸是改善戒断综合征的一种灸法。

【适应证】

戒烟综合征、戒毒综合征。

【取穴】

**1. 戒烟综合征**

主穴：百会、神门、戒烟（列缺与阳溪连线中点）。

配穴：咽部不适者加列缺、照海；烦躁不安者加通里、内关；胸闷、痰多者加膻中、丰隆；精神萎靡者加脾俞、足三里。

**2. 戒毒综合征**

主穴：百会、神门、内关、劳宫、合谷。

配穴：肝风扰动者加太冲、侠溪；心肾不交者加心俞、肾俞；脾肾两虚者加脾俞、肾俞；烦躁惊厥者加中冲、涌泉；毒瘾发作初期者加太冲；肌肉抽搐者加阳陵泉；失眠者加照海、申脉；呕吐者加足三里。

【灸法】

1. 戒烟综合征，患者取仰卧位，对百会、神门、戒烟穴进行温和灸；

取适宜体位对配穴进行温和灸；每穴 15 ~ 20 分钟，每日 1 次，以灸至局部稍有红晕为度，10 天为 1 个疗程。

2.戒毒综合征，患者取仰卧位，对百会、神门、内关、劳宫、合谷穴进行温和灸；取适宜体位对配穴进行温和灸；每穴 15 ~ 20 分钟，每日 1 次，以灸至局部稍有红晕为度，10 天为 1 个疗程。

【按语】

戒烟综合征、戒毒综合征这两者的基本病机均是毒邪久滞、内扰心神，故治疗以宁心安神为主。百会穴属督脉，位居巅顶，是足三阳经、足厥阴经和督脉的交会处，督脉入于脑，脑为髓海，灸之可清利头目、健脑益神；《黄帝内经》提到"凡此十二原者，主治五脏六腑之有疾者也"，心藏神，主神志，故取手少阴心经的原穴神门穴，达到宁心安神的治疗目的；戒烟穴为戒烟经验效穴，灸之可使吸烟者产生口苦、咽干、恶心等感觉，导致对香烟产生厌恶感而戒烟；内关、劳宫穴分别为手厥阴心包络的络穴、荥穴，二穴同用可宁心安神、清心除烦；合谷穴为手阳明经穴，可通行气血，镇静止痛。

【注意事项】

1.针灸对戒烟、戒毒有一定疗效，可用于戒烟、戒毒的不同阶段。在治疗的同时，还应进行心理疏导，鼓励患者与家庭和社会配合，以提高疗效。

2.治疗过程中出现惊厥、虚脱等病情较重的患者，应及时医院就诊。

3.对于因病（如肿瘤、呼吸系统、消化系统及各类神经痛）而须用麻醉类药物者，应给予相应治疗，以免出现意外。

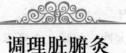

# 调理脏腑灸

【概述】

人体以五脏六腑为中心，经络将人体的四肢百骸与组织器官联系在一起，成为一个有机的整体。若脏腑功能平衡，则人体健康；脏腑功能失调则会产生脏腑病变，甚至引起与脏腑相关的组织器官的病证。

调理脏腑灸是指预防与治疗脏腑病证的一种灸法。

**【适应证】**

预防脏腑病证，治疗因脏腑失调而致的各种疾病，以及与脏腑相关的组织器官病证。

**【取穴】**

主穴：五脏者，取肺俞、心俞、肝俞、胆俞、肾俞；六腑者，取大肠俞、小肠俞、胆俞、胃俞、膀胱俞、三焦俞。

配穴：预防养生与治疗脏腑病证时，根据每个脏腑的生理特点与不同的病证，可辨证或循经配穴。

**【灸法】**

1. 整个脏腑进行调整与保健时，可对五脏六腑的腧穴都进行温和灸，每穴 5 分钟；某个脏腑进行调整与养生时，可单独对某一脏腑的腧穴进行温和灸，用补法，每穴灸 10 ～ 20 分钟。

2. 治疗脏腑病证时，先对所病脏腑的腧穴施灸，每穴 10 分钟；可根据具体病证辨证配穴进行施灸，实证用泻法，虚证用补法，每穴 5 分钟。

3. 对所属脏腑与经络的经脉进行循经灸，每日 1 次。

4. 药物铺灸，整个脏腑保养与养生保健时，取膀胱经的背俞穴进行长蛇灸，药用养生保健散；心肺疾患者加背俞上穴区；肝脾疾患者加背俞中穴区；肾与下焦疾患者加背俞下穴区；根据不同的病证，分别应用不同的铺灸药方进行施灸，方法可参照《何氏药物铺灸疗法》。

**【按语】**

脏腑学说是研究人体各脏腑与组织器官的生理功能、病理变化及其相互关系的学说，是中医理论体系的核心组成部分。脏腑功能正常，则身体健康，脏腑功能失常，则会产生脏腑病证，甚至危及生命，故重视脏腑的保健与治疗非常重要。

脏腑的保健与治疗，取每个脏腑的背俞穴为主穴，常灸之可调整脏腑功能、延缓脏腑衰老、防治疾病、延年益寿；在灸主穴的基础上，根据不同的病证对配穴进行施灸，对脏腑相关病证有很好的治疗作用。

循经灸对预防与治疗脏腑病证效果显著；药物铺灸采用灸药结合的形式，可加强疗效。

在脏腑未病时应用脏腑灸，可调整脏腑功能、保养脏腑、延年益寿；在脏腑有发病先兆时，要尽早进行脏腑灸，有防治脏腑病证的作用；脏腑发病时，应用脏腑灸需加重灸量，以发挥其治疗作用；脏腑病证治愈后，应继续应用脏腑灸，以防复发。

# 平衡阴阳灸

## 【概述】

人体的阴阳始终处于相互对立、相互依存、相互消长、相互转化的动态平衡中。若能维持其相对的平衡，则身体健康，如果这种相对平衡被破坏，就会危及人体健康，产生疾病，故平衡阴阳非常重要。

平衡阴阳灸法是用于养生保健与防治阴阳失衡的一种灸法。

## 【适应证】

预防阴阳失衡及治疗阴阳失衡而致的各种病证。

## 【取穴】

主穴：关元、命门、阴郄、太溪。

配穴：根据脏腑配穴，肺与大肠者加肺俞、大肠俞；心与小肠者加心俞、小肠俞；肝与胆者加肝俞、胆俞；脾与胃者加脾俞、胃俞；肾与膀胱者加肾俞、膀胱俞；三焦者加三焦俞。根据辨证与经络配穴，阴虚者加中府、尺泽、列缺、太渊；肾阳虚者加腰阳关、肾俞、复溜、照海，如此类推。

## 【灸法】

1.预防阴阳失衡者，对关元、命门、阴郄、太溪穴进行温和灸，每穴灸5～10分钟，用平补平泻法，灸至皮肤发红为度。

2. 治疗阴阳失衡者，重灸关元、命门穴，每穴 10 分钟，轻灸阴郄与太溪，每穴 5 ～ 10 分钟；对辨证与循经相应配穴进行温和灸，每穴 5 ～ 10 分钟。

【按语】

《素问·阴阳应象大论》云："阴阳者，天地之道也，万物之纲纪，变化之父母，生杀之本始，神明之府也，治病必求于本。"人体维持阴阳动态平衡的能力，是健康的内在依据。常灸关元、命门、阴郄、太溪穴可调节阴阳，预防疾病的发生。阴阳盛衰者，重灸关元、命门穴以温阳，轻灸阴郄、太溪穴，取"善补阳者，以阴中求阳"之意；重灸阴郄、太溪穴以滋阴，轻灸关元、命门穴，取"善补阴者，以阳中求阴"之意。

阴阳的平衡还包括脏腑与气血功能的平衡，取每个脏腑的背俞穴，可调和脏腑气血，防治脏腑病证；脏腑阴阳气血失调，临床可表现为各种证型与病症，辨证与循经配穴，可有针对性的达到治疗作用。

# 体质灸

中医体质学认为，体质现象是人类生命活动的一种重要表现形式，是指人体生命过程中，在先天禀赋和后天获得的基础上所形成的形态结构、生理功能和心理状态方面综合的、相对稳定的固有特质。《黄帝内经》云："余闻人之生也，有刚有柔，有强有弱，有短有长。"中医将体质分为平和质、气虚质、阳虚质、阴虚质、痰湿质、湿热质、血瘀质、气郁质、特禀质 9 种基本类型，不同类型的体质有不同的病理反应状态和发病趋向，亦有不同的艾灸调理方法。

何教授认为，体质灸在施灸时要"辨体质施灸""辨病施灸""对症施灸"，才能做到未病先防，达到体质的平和状态。

### （一）平和体质灸

**【概述】**

平和体质即健康人的体质状态，体内阴阳气血调和，体型均匀健壮，肤色润泽，头发稠密有光泽，目光有神，唇色红润，精力充沛，胃纳佳，二便正常，舌色淡红，苔薄白，脉和缓有力。阴阳平和体质之人，宜视其寒热虚实，权衡补泻，忌妄攻补。

平和体质灸是以强身健体、防未病为原则，用于保持机体的阴阳平衡、气血调和、表里相合、寒热适宜的一种灸法。

**【适应证】**

平和体质者的保健及防未病。

**【取穴】**

主穴：神阙、关元、足三里、三阴交、肺俞、脾俞、肾俞。

**【灸法】**

用鲜生姜制成直径 2 ～ 3cm、厚 0.2 ～ 0.3cm 的姜泥饼，放置在神阙穴上，上面放置艾炷，点燃艾炷进行施灸，每次灸 5 ～ 8 壮；对余穴进行艾条灸，操作者对准穴位，距皮肤 2 ～ 3cm 处进行施灸，根据患者的热感情况调整合适的距离，当患者感觉温热舒适时固定不动，每穴 10 ～ 15 分钟，以局部皮肤出现潮红为度，操作者可将食指、中指置于施灸部位两侧，通过指感受温热程度，以防烫伤；每周 2 次，连续灸 1 ～ 3 个月。

**【按语】**

取神阙、关元、足三里、三阴交、肺俞、脾俞、肾俞穴为主穴。神阙穴健运脾阳、升清降浊，胎儿出生之前以脐带联系，为其输送营养，因此神阙穴相当于元神的门户；关元穴培补元气，为人体阴阳元气交关之处，为先天之气海，聚气凝神之所，《扁鹊心书》提到"每夏秋之交，即灼关元千壮，久久不畏寒暑"；足三里穴为保健强壮要穴；三阴交穴可疏肝健脾补肾；肺俞穴可调理肺气；脾俞穴可健脾和胃；肾俞穴可补益肾气。

平和体质是正常的体质，重在维护。平时生活应有规律，不宜食后即睡，也不要过度劳累，应劳逸结合，保持充足的睡眠时间。坚持锻炼，重在持之以恒，根据年龄和性别进行适度的运动，如年轻人可适当跑步、打球，老年人可适当散步、打太极拳等。

### （二）气虚体质灸

**【概述】**

气虚体质是指因元气不足，出现疲乏、气短、自汗等气虚表现的一种体质状态，体征见肌软无力，面色苍白，气短声低，困乏无力，易出汗，动则尤甚，舌淡苔白，伴舌边齿痕，脉弱。若患病则诸症加重，或气短懒言、咳喘无力；或食少腹胀、大便溏泄；或脱肛、子宫脱垂；或心悸怔忡、精神疲惫；或腰膝酸软、小便频多，男子滑精早泄，女子白带清稀。气虚体质多因先天不足或后天失养所致，或因孕育时父母体弱，或因早产、人工喂养不当，或因偏食、厌食，或因大病后气血亏虚、产后气虚、年老气弱等原因形成。

气虚体质灸是以补气养气、培元补虚为原则，用于培育元气，激发身体机能，从而促进气机运行通畅的一种灸法。

**【适应证】**

气虚体质者的保健及气虚诸症。

**【取穴】**

主穴：肺俞、脾俞、胃俞、肾俞、气海。

配穴：气短懒言、咳喘无力者加膏肓、膻中；食少腹胀、大便溏泄者加关元、神阙；脱肛、子宫脱垂者加百会、合谷、足三里；男子滑精早泄、女子带下清稀者加中极、三阴交、阴陵泉。

**【灸法】**

患者先采取仰卧位，将生姜制作成大约 8cm×5cm 大小的姜饼，放置于气海穴区，将艾绒制成高、宽各约 5cm 上窄下宽的艾炷，置于姜饼之上，分多点位点燃，令其自然燃烧，待患者有灼热感或不能忍受时，去掉燃烧的艾炷，更换新艾炷，灸 3～5 壮为宜。取俯卧位，用同样的方法灸肺俞、脾俞、胃俞、肾俞穴，灸 3～5 壮，2 天 1 次，连续灸 1～5 个月。

**【按语】**

取肺俞、脾俞、胃俞、肾俞、气海穴为主穴。肺主一身之气，肾藏元气，脾胃为"气血生化之源"，气海穴为元气聚集之地，只可补不可泄，常用艾火灸之以治百病。

气虚体质者宜注重益气健脾，培补真元。起居勿过劳、运动勿过量。多食具有益气健脾作用的食物，如山药、白扁豆、鸡肉、大枣、桂圆、蜂蜜等。平时要注意保暖，避免出汗时受风，不要过于劳作，以免损伤正气。体育锻炼可做一些柔缓的运动，如在空气清新之处散步、打太极拳、做体操等，并持之以恒。平时可自行按摩足三里穴以健脾补气。

## （三）阳虚体质灸

**【概述】**

阳虚体质是因阳气不足，出现畏寒怕冷、手足不温等虚寒表现的一种体质状态。症见肌肉松软不实，平素面色苍白，气息微弱，体倦嗜卧，畏寒肢冷，喜热饮食，全身无力或有肢体浮肿，舌淡胖嫩边有齿痕，苔淡白，脉沉微无力。易患痰饮、肿胀、泄泻等病，感邪易从寒化；耐夏不耐冬；易感风、寒、湿邪。阳虚体质有先天和后天之分，先天因素如遗传、早产、父母老年得子、孕育时营养失衡等，后天因素如久处寒凉环境、长期偏嗜寒凉之品、房劳过度、久病伤阳等。

阳虚体质灸是以益气温阳散寒、温经通脉、补火助阳为原则治疗阳虚诸症的一种灸法。

**【适应证】**

阳虚体质者的保健及阳虚诸症。

**【取穴】**

主穴：大椎、肾俞、命门、关元、中脘、气海、足三里、三阴交。

**【灸法】**

将制作好的附子饼放在患者对应穴位上，滴 2 ~ 3 滴黄酒，上面放置艾炷，点燃施灸，如感觉灼痛可将附子饼用镊子上提，反复进行，每次灸3 ~ 5 壮，直到局部皮肤潮红为止；2 天 1 次，连续灸 1 ~ 3 个月。

## 【按语】

大椎穴通达阳气，肾俞穴培补肾气、强健腰背，命门穴温补肾阳，三穴相配使背部阳气调和顺达；中脘、足三里穴可温胃健脾；三阴交穴可补益肝肾、健运脾土；"气海一穴暖全身"，气海穴可调整全身虚弱状态，增强免疫力。

阳虚体质者耐春夏不耐秋冬，宜注重温阳益气。平时可多食牛肉、羊肉、韭菜、生姜等温阳之品，少食梨、西瓜、荸荠等生冷寒凉食物，少饮绿茶。注意足下、背部及下腹部丹田部位的防寒保暖，防止出汗过多。加强锻炼，动则生阳，可在阳光充足的情况下适当进行户外活动，运动以舒缓柔和为宜，如慢跑、散步、做广播操等。

## （四）阴虚体质灸

### 【概述】

阴虚体质是因阴液亏少，出现口燥咽干、手足心热等虚热表现的一种体质状态。症见体形消瘦，两颧潮红，手足心热，心烦口渴，口燥咽干，鼻微干，喜冷饮，大便秘结，小便短黄，舌红少津，脉细数。若患病则上述诸症更加明显，或伴有干咳少痰、潮热盗汗，或心悸健忘、失眠多梦，或腰酸背痛、眩晕耳鸣、男子遗精、女子月经量少，或胁痛、视物昏花。易患虚劳、失精、不寐等病，感邪易从热化，耐冬不耐夏，不耐受暑、热、燥邪。阴虚体质或因先天遗传，如孕育时父母体弱、年长受孕、早产等，或因后天失养，如经常熬夜、长期处于炎热环境、喜嗜辛辣、纵欲耗精、积劳阴亏等。

阴虚体质灸是以培元补肾、滋阴降火为原则治疗阴虚诸症的一种灸法。

### 【适应证】

阴虚体质者的保健及阴虚诸症。

### 【取穴】

主穴：肺俞、心俞、肾俞、脾俞、太溪、照海、合谷、涌泉、足三里、三阴交。

配穴：肺阴虚者加膻中、列缺；心阴虚者加百会、神门、内关；肾阴虚者加命门、气海、太溪、复溜；肝阴虚者加期门、三阴交。

**【灸法】**

患者先取仰卧位，将生姜制作成直径 2 ~ 3cm 大小的姜饼，放置于背部相应穴位上，将艾绒制成高、宽各约 5cm 上窄下宽的艾炷，再置于姜饼之上，分多点位点燃，令其自然燃烧，待患者有灼热感或不能忍受时，去掉燃烧的艾炷，更换新艾炷，灸 3 ~ 5 壮为宜。然后取适宜体位，用同样的方法灸太溪、照海、合谷、涌泉、足三里、三阴交穴，灸 2 ~ 3 壮，3 天 1 次，连续灸 1 ~ 3 个月。也可用温灸器灸，将艾绒放入温灸器，点燃后盖好温灸器的盖子，放于穴位上施灸，以有温热感而无灼痛感为宜，每穴 10 ~ 20 分钟，至所灸部位皮肤红润为度。每周灸 2 次，连续灸 1 ~ 3 个月。

**【按语】**

肺俞穴可培补肺阴；心俞、肾俞穴可滋补肾阴、交通心肾；脾俞穴可健脾以助津液生化；太溪穴为肾经的原穴，能够激发人体的原动力，滋阴补肾、通调三焦；照海穴为八脉交会穴，配合谷穴可滋阴清热；涌泉穴为肾经井穴，可滋阴降火、宁心安神、引火归原；三阴交、足三里穴可补益脾气，以充气血津液化生之源。

阴虚体质者宜注重滋阴降火。平时多食猪瘦肉、鸭肉、绿豆、冬瓜等甘凉滋润之品，少食羊肉、韭菜、辣椒、葵花子等性温燥烈之品。起居应有规律，居住环境宜安静，避免熬夜、剧烈运动和在高温酷暑下工作，不宜洗桑拿。适合做有氧运动，可选择太极拳、太极剑等动静结合的传统健身项目，锻炼时要控制出汗量，注意及时补充水分。

## （五）痰湿体质灸

**【概述】**

痰湿体质是指因气血津液运化失调，水湿停聚，日久炼湿为痰，出现形体肥胖、腹部肥满、口黏苔腻等表现的一种体质状态。症见体形肥胖，梨形身材居多，腹部肥满，面部皮肤油脂分泌较多，面色暗黄，眼睑浮肿，多汗且质黏，胸闷，痰多，口黏腻或甜，容易困乏，喜食肥甘厚腻之品，大便黏滞，排便完仍有便意，小便短少或微浊，舌体胖大淡嫩，苔滑腻，脉滑。此种体质者易患高血压、糖尿病、肥胖症、高脂血症、哮喘、痛风、冠心病、代谢综合征、胸痹、脑血管疾病等疾病，对梅雨季节及湿重环境适应能力差。痰湿体质多因寒湿侵袭，饮食不节，年老久病，缺乏运动，或嗜食肥甘厚味，或疾病日久而发病。

痰湿体质灸是以燥湿化痰、行气祛湿为治则治疗痰湿诸症的一种灸法。

【适应证】

痰湿体质者的保健及痰湿诸症。

【取穴】

主穴：中院、足三里、丰隆、阴陵泉、三阴交。

【灸法】

1.患者取适宜体位进行悬灸，艾条距皮肤 2～3cm 施灸，根据患者的热感情况调整合适的距离，当患者感觉温热舒适时固定不动，每穴 10～15 分钟，以局部皮肤出现潮红为度。操作者可将食指、中指置于施灸部位两侧，通过操作者的手指感受温热程度，以防止烫伤。每天 1 次，灸 1～3 个月。

2.温灸器灸，点燃艾炷置于温灸器内，放于穴位上施灸，以有温热感而无灼痛感为宜。每穴 15～20 分钟，至所灸部位皮肤红为度，每天 1 次，灸 1～3 个月。

【按语】

中脘、足三里穴可健运脾胃，以绝生痰之源；丰隆穴为治痰要穴，可健脾祛湿化痰；阴陵泉穴善于利湿降浊；三阴交穴可健脾疏肝、行气通络，此三穴配合治疗痰湿诸证。

痰湿体质者宜注重化痰祛湿。平时食宜清淡，少食甜、黏、油腻的食物，可多食海带、冬瓜等。起居忌潮湿，气候条件湿冷时应减少户外活动，避免受寒淋雨，可经常晒太阳或进行日光浴。平时多进行户外活动，坚持运动锻炼，选择适宜的运动，如散步、慢跑、打乒乓球、打羽毛球、打网球、游泳、练武术及适合自己的舞蹈等。

### （六）湿热体质灸

湿热体质是因湿热内蕴，出现面垢油光、口苦、苔黄腻等湿热表现的一种体质状态。症见形体中等或偏瘦，身重困倦，肢体沉重，面垢油光，鼻尖易生痤疮，口干、口苦，男性易阴囊潮湿，女性易带下增多，大便黏滞不爽或燥结，小便短黄，舌质偏红，苔黄腻，脉滑数。湿热体质者容易心烦急躁，易患疮疖、黄疸、热淋等病，对湿重或气温偏高的环境较难适应。脾胃湿热者，可见腹满脘闷，恶心，厌食，尿短赤，脉濡数；肝胆湿热者，可见口苦，纳差，或身目发黄，或发热怕冷交替，脉弦数；膀胱湿热者，见尿频，尿急，尿涩少而痛，色黄浊；大肠湿热者，见腹痛腹泻，甚至里急后重，泻下脓血便，肛门灼热，口渴。

湿热体质由于先天传因素，或后天因素形成，如经常熬夜、饮酒、抽烟，过食辛辣、油炸等湿热食物，长期处于湿热环境。

湿热体质灸是以运脾化湿、清热利湿、调肝温肾为原则治疗湿热诸症的一种灸法。

【适应证】

湿热体质者的保健及湿热诸症。

【取穴】

主穴：中极、膀胱俞、白环俞、足三里、阴陵泉、阳陵泉、三阴交、合谷、曲池。

【灸法】

1.豆豉、花椒、鲜生姜、青盐、葱白各等份，共捣成泥状，制成约1cm厚的药饼，患者取适宜体位，将制成的药饼放在相应的穴位上，上面放置艾炷，点燃施灸，如感觉疼痛可将药饼上提，反复进行；每次灸3～5壮，直到局部皮肤潮红为止，每日1次，灸2～4个月。

2.温灸器灸，点燃艾炷置于温灸器内，放于穴位上施灸，以有温热感而无灼痛感为宜；每穴15～20分钟，至所灸部位皮肤红润为度，每日1次，灸2～4个月。

**【按语】**

中极穴可清理下焦、利湿化浊；膀胱俞、白环俞相配可理湿化浊；足三里穴可健脾运湿；阴陵泉穴可清热利湿；三阴交穴可健脾运湿、调理肝肾；合谷、曲池穴可清热行气。

湿热体质者宜注重清热利湿。平时饮食忌辛温滋腻，以清淡为主，可多食赤小豆、绿豆、芹菜、黄瓜、藕等甘寒、甘平的食物，少食羊肉、韭菜、生姜、辣椒、胡椒、花椒等甘温滋腻之品，以及火锅、烹炸、烧烤等辛温助热的食物。起居避暑湿，环境宜干燥、通风，避免居住在低洼潮湿的地方。平时适合做高强度的锻炼，如中长跑、游泳、爬山、各种球类、武术等。夏天由于气温高、湿度大，最好选择凉爽时锻炼。

### （七）血瘀体质灸

血瘀体质是因气血运行不畅，出现肤色晦暗、舌质紫暗等血瘀表现的一种体质状态。症见面色晦暗，皮肤粗糙呈褐色，皮肤有色素沉着，或有紫斑，口唇暗淡，眩晕，胸闷，心悸，胁痛伴痞块，肢体肿痛，月经不调，痛经，舌暗或有瘀点，舌下络脉紫暗或增粗，脉细涩。血瘀体质者易心烦，健忘，易患癥瘕及痛证、血证等，不耐受冬季及寒邪。血瘀体质由于七情不畅、寒冷侵袭、年老体弱、久病未愈，或久服寒凉药物或食物等因素形成。

血瘀体质灸是以行气活血、化瘀通络为原则治疗血瘀诸症的一种灸法。

**【适应证】**

血瘀体质者的保健及血瘀诸症。

**【取穴】**

主穴：期门、膻中、血海、支沟、合谷、太冲、三阴交、足三里。

**【灸法】**

1.患者取适宜体位，将附子饼放在相应穴位上，上面放置艾炷，点燃施灸，如感觉疼痛可将附子饼上提，反复进行；每次灸3～5壮，直到局部皮肤潮红为止，2日1次，连续灸1～2个月。

2.温灸器灸，点燃艾炷置于温灸器内，放于穴位上施灸，以有温热感而无灼痛感为宜；每穴 15 ～ 20 分钟，至所灸部位皮肤红润为度，每日 1 次，灸 2 ～ 4 个月。

【按语】

期门、膻中穴为局部选穴，期门穴属肝经募穴，又是足厥阴肝经、足太阴脾经、阴维脉之交会穴，两穴相配可疏肝调脾、理气活血；支沟穴属手少阳三焦经，可调理三焦气机、行气活血；足三里穴为人体强壮穴之一，可补益气血；脾统血、摄血，血海、三阴交穴均属脾经，血海穴可祛瘀血、生新血，三阴交穴为肝、脾、督三经交会穴，可调理肝脾、调气和血；合谷、太冲穴为"四关穴"，合谷穴属手阳明经，阳明经多气多血，故针刺合谷穴可调和全身气血；太冲穴为足厥阴肝经原穴，肝藏血，取之可疏肝理气、行气活血。

血瘀体质者宜注重活血化瘀，平时宜多食山楂、陈醋、玫瑰花、金橘等具有活血、散结、行气、疏肝解郁作用的食物，少食肥肉等滋腻之品。宜规律作息，保持足够的睡眠，可早睡早起进行晨练，不可过于慵懒，以免气机郁滞而致血行不畅。可进行一些有助于气血运行的运动项目，如各种舞蹈、步行健身法、徒手健身操等。

## （八）气郁体质灸

气郁体质是因长期情志不畅、气机郁滞，出现神情抑郁、情志忧虑脆弱等气郁表现的一种体质状态。症见形体消瘦或偏胖，郁郁寡欢，敏感多虑，胸闷不舒，或性情急躁易怒、易激动，面色苍黄，口干，口苦，舌淡红，苔薄白，脉弦。气郁体质者若发病则胸胁胀痛或窜痛，或有乳房及小腹胀痛，月经不调，痛经，咽中梗阻如有异物，或颈项瘿瘤，胃脘胀痛，泛吐酸水，呃逆嗳气，腹痛肠鸣，大便泄利不爽，体内之气逆行，头痛眩晕。易患脏躁、梅核气、百合病及郁证等，对精神刺激适应能力较差，不适应阴雨天气。气郁体质由于先天遗传，或后天失养（如经常熬夜，或长期压力过大，思虑过度，或突发的精神刺激）等因素形成。

气郁体质灸是以疏肝解郁，行气通络为原则治疗气郁诸症的一种灸法。

【适应证】

气郁体质者的保健及气郁诸症。

【取穴】

主穴：膻中、期门、人迎、三阴交、合谷、太冲。

【灸法】

1. 把鲜生姜捣汁，然后将厚朴适量研成细末，加入生姜汁调成膏状，捏成厚约3cm的药饼，患者取适宜体位，将药饼放在相应穴位上，上面放置艾炷，点燃施灸，如感觉疼痛可将药饼上提，反复进行，每穴灸3～5壮；患者取适宜体位对胆经进行循经灸（大腿外侧中线），以皮肤潮红为度；每日1日，连续灸1～2个月。

2. 温灸器灸，点燃艾炷置于温灸器内，放于穴位上施灸，以有温热感而无灼痛感为宜；每穴15～20分钟，至所灸部位皮肤红润为度，每日1次，灸1～3个月。

【按语】

肝经络于膻中，膻中穴为气之会穴，期门穴为肝之募穴，根据气街理论，胸中之气结于人迎穴，故三穴合用可疏肝理气、解郁宽胸、调畅情志；三阴交穴可健脾疏肝，行气通络；合谷、太冲穴为"四关穴"，可疏肝解郁、活血行血。

气郁体质者宜注重行气解郁。平素饮食多食黄花菜、海带、山楂、玫瑰花等具有行气、解郁、消食作用的食物。居住环境宜安静，避免嘈杂影响心情，保持规律的睡眠，睡前避免饮茶、咖啡和可可等具有提神醒脑作用的饮品。增加户外活动次数，可循序渐进进行一些强度较高的锻炼，如跑步、登山、游泳、武术等。

## （九）特禀体质灸

特禀体质是因先天失常，出现生理缺陷、过敏反应等表现的一种体质状态。症见先天禀赋异常或有畸形，或有生理缺陷，易患哮喘、风团、鼻炎等疾病。患遗传性疾病者有先天性、垂直性、家族性特征，遗传性疾病如血友病、先天愚型等；胎传性疾病如五迟（立迟、行迟、发迟、齿迟和语迟）、五软（头软、项软、手足软、肌肉软、口软）、解颅、胎惊等。特禀体质者在易致过敏的季节、环境中适应能力差，易引发宿疾，性格随禀质不同而情况各异。特禀体质因先天遗传因素，或环境中存在易过敏物质（如油漆、药物、染料和某些微生物、寄生虫、植物花粉等），或对某些食物、药物过敏等形成。

特禀体质灸是以益气固表、凉血消风为原则治疗过敏诸症的一种灸法。

【适应证】

特禀体质者的保健及过敏诸症。

【取穴】

主穴：风池、曲池、合谷、血海、膈俞、阴陵泉、足三里。

【灸法】

1.患者取适宜体位，将艾条的一端点燃，距皮肤 2～3cm 处施灸，根据患者的热感情况调整合适的距离，当患者感觉温热舒适时固定不动，每穴 10～15 分钟，以局部皮肤出现潮红为度，操作者可将食指、中指置于施灸部位两侧，通过操作者的手指感受温热程度，以防止烫伤；每日 1 次，灸 1～3 个月。

2.温灸器灸，点燃艾炷置于温灸器内，放于穴位上施灸，以有温热感而无灼痛感为宜；每穴 15～20 分钟，至所灸部位皮肤红为度，每日 1 次，灸 1～3 个月。

【按语】

风池穴可祛风散寒；曲池、合谷穴可疏风解表、清泻阳明热邪；血海、膈俞穴可调理营血，以收"治风先治血，血行风自灭"之效；阴陵泉穴可清热利湿；足三里穴可补益脾胃、调和气血。

特禀体质者宜注重调护。平时饮食宜清淡、均衡，粗细搭配适当，荤素配伍合理，多食有益气固表作用的食物，少食荞麦、蚕豆、白扁豆、牛肉、鹅肉、鲤鱼、虾、蟹、茄子、酒、辣椒、浓茶、咖啡等辛辣、腥膻发物及含致敏物质的食物。起居应避免过敏原，保持充足的睡眠时间。居室宜通风良好，保持室内清洁，被褥、床单要经常洗晒，可防止尘螨过敏，不宜养宠物，以免对动物皮毛过敏，春季室外花粉较多时，要减少室外活动时间，防止对花粉过敏。要积极参加各种体育锻炼，增强体质，天气寒冷时锻炼要注意防寒保暖，防止感冒。

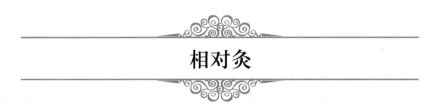

# 相对灸

**【概述】**

相对穴是四肢内外侧或躯干前后方相对位置上的部分腧穴，如内关对外关、曲池对少海、阴陵泉对阳陵泉、悬钟对三阴交、太溪对昆仑等，是一种配穴方式。这些穴一方位于阴经，一方位于阳经，具有阴阳相对或阴阳表里相对的特点。

相对灸是对表里两经相对位置的腧穴进行施灸的灸法，本灸法可沟通表里、平衡阴阳、调理脏腑，治疗阴阳、表里、脏腑失调的病变。

**【适应证】**

阴阳、表里、脏腑失调的病变。

**【取穴】**

主穴：内关对外关、曲池对少海、神阙对命门、昆仑对太溪、申脉对照海、悬钟对三阴交、阴陵泉对阳陵泉。

**【灸法】**

1.在患者相对穴处涂抹"艾灸通络增效膏"，操作者双手持艾条，同时在相对穴处进行悬灸。

2.对表里经进行循经灸。

**【按语】**

相对穴是阴阳相对或阴阳表里相对的腧穴，有调理脏腑、沟通表里、平衡阴阳的作用。《黄帝内经》云："用针之要，在于知调阴与阳，调阴与阳，精气乃光，合形与气，使神内藏。"相对灸的应用具有阴阳同调、气血并治、从阴引阳、从阳引阴的特点。

# 节气灸

"节气灸"是根据中医"天人相应"学说，针对特定时令节气的易发疾病，选择相应的经络、腧穴进行施灸的一种方法，以激发正气，提高机体的抗病与应变能力，从而达到预防疾病和治疗疾病的作用。

时令节气，是指自然界的节气与时序的变化，此时天地阴阳之气有着不同的主气，例如"春夏时节阳气多而阴气少，秋冬阴气盛而阳气衰"，人体的阴阳也随着节气的变化而消长，如果人体的调节功能不能做出适当的调整与反应，人体就会阴阳失衡，影响健康或产生疾病。

"节气灸"首先根据"春生""夏长""秋收""冬藏"的特点，常选用具有补益作用的腧穴，如膻中、中脘、关元、足三里、三阴交等，又依据阴阳五行与脏腑相关的理论与人的发病趋势辨证配穴，可提高人体的适应能力与调节能力，从而达到防病治病与养生保健的目的。

## （一）春季灸

**【概述】**

春季指我国农历的立春到立夏这一段时间，即农历一月、二月、三月，包括立春、雨水、惊蛰、春分、清明、谷雨 6 个节气。

春季灸是在春季施灸，用于春季的养生保健或治疗春季易感疾病的一种灸法。

**【适应证】**

肝胆疾病、感冒、过敏性鼻炎、过敏性哮喘、荨麻疹、风疹、风湿类疾患等。

**【取穴】**

主穴：肝俞、胆俞、百会、风池、三阴交、足三里、太冲、行间。

配穴：立春加膻中、关元、风市；雨水配中脘、阴陵泉、丰隆；惊蛰加肺俞、合谷、迎香、定喘、曲池、风府、命门、关元、阳池、解溪、百虫窝、曲池、外关；春分加关元、命门、阴郄、太溪、心俞、膻中、内关、天枢、三阴交、迎香、曲池；清明加大敦、太冲、行间、肾俞、太溪、期门、肺俞、中府、心俞、神门；谷雨加期门、脾俞、风市、阴陵泉。

**【灸法】**

患者取适宜体位，在主穴区放置姜饼或姜片，并放置塔形艾炷进行施灸；操作者手持艾条，对相应配穴进行悬灸，每穴 5 ～ 10 分钟。

**【按语】**

春季与肝胆相应，是保肝养肝，防治肝胆疾病的重要季节，灸肝俞、胆俞穴可保肝养肝，防治肝胆疾患；春季万物复苏，是阳气生发的季节，灸百会穴可顺应阳气与肝气的升发；春季乍暖乍寒，多风，灸风池穴可祛风散寒，以防风寒入侵；灸三阴交、足三里穴可健脾益胃，以防肝气横犯脾胃，又可提高免疫功能；太冲、行间穴为肝经之要穴，灸之可以疏肝理气，以防肝胆之气升发太过。

**1. 立春灸**

立春是一年中的第一个节气，"立"为开始之意，立春揭开了春天的序幕，表示万物复苏，春季开始，立春灸也是春季灸的第一灸。

（1）春季益养肝，百病从肝治

"立春灸"以养肝为重点，先灸肝俞、胆俞穴，在施灸时可相对延长时间，如有肝胆疾患者，可加灸期门穴。

（2）阳气抑郁易上火，立春养阳助升发

初春时节，气温有了一定的回升，但冬日寒气未完全消散，春寒时常来袭，体内的阳气得不到发散，易出现"阳气郁"。肝俞、胆俞穴可疏肝解郁，百会穴可助阳气升发，加灸膻中穴可开胸理气散郁，加灸关元穴可养阳以防止"倒春寒"对人体的伤害。

（3）立春风起，祛风先行

春季多风，与风邪有关的疾病易发，如风温、风疹等，风市穴可祛风，加灸风市穴可防治风病。

**2. 雨水灸**

雨水不仅表示降雨的开始，也表明雨量开始增多。杜甫云："好雨知时节，当春乃发生。随风潜入夜，润物细无声。"

（1）雨水节气，调养脾胃

《黄帝内经》云："湿气通于脾。"这一时期我们要加强对脾胃的养护，注重健脾祛湿，将多余的水分排出体外。脾胃为"后天之本""气血生化之源"，脾胃的强弱是决定人之寿夭的重要因素。主穴足三里、三阴交穴可健脾益胃，在施灸时可相对延长时间，如患者脾胃不适时，加灸中脘穴以增加疗效。

（2）雨水来临湿气重

脾主运化水湿，"湿土之气同类相召"，内外湿相合，湿困脾土致使脾胃虚弱，无力运化水湿，聚液成痰，造成痰湿阻滞，阻滞任冲二脉，导致气血瘀滞。气血运行不畅，人体则出现月经不调、闭经、不孕等妇科疾病。因此，雨水节气时，在施灸主穴的基础上，加灸阴陵泉、丰隆穴以化痰利湿。

**3. 惊蛰灸**

惊蛰，古称"启蛰"。《月令七十二候集解》云："二月节，万物出乎震，震为雷，故曰惊蛰，是蛰虫惊而出走矣。"这时天气转暖，渐有春雷，入冬藏伏土中的冬眠动物开始苏醒、出土。

（1）惊蛰之时防外感与流感

惊蛰时节，万物复苏，天气变暖，微生物、病毒易繁衍，此时人体容易患外感疾患，在灸主穴的基础上，加灸肺俞、合谷穴可提高免疫功能，抵抗病邪入侵。

（2）春暖花开防过敏

惊蛰时节，春暖花开，空气中微生物、花粉等致敏原开始增多，易使过敏性体质者产生反应，引发过敏性鼻炎、过敏性哮喘、荨麻疹等，在灸主穴的基础上加灸迎香、定喘、曲池、风府穴，可减少变应原的刺激，增强机体的抗过敏能力，起到防病治病的作用。

（3）温补阳气，防背冷、手足冰凉

惊蛰之后，阳气上升，阴寒之气因阳气的补充而趋于外出，此时人们时常感到背冷与手足冰凉，因此，在灸主穴的同时，加灸命门、关元、阳池、解溪穴，可扶阳散寒以防治背凉、手足冰凉。

（4）惊蛰到，防"虫"扰

惊蛰之后，地温回暖，蛰伏在泥土或洞穴中的虫、蛇等渐渐从冬眠中苏醒，蚊虫、苍蝇渐多，亦可为致病因素。此时应多做艾灸，艾叶有杀虫防病的功效，并可预防由此引起的传染病。在灸主穴的同时，加灸百虫窝、曲池、外关穴，有一定的防治作用。

**4. 春分灸**

"春分者，阴阳相半也，故昼夜均而寒暑平。"春分时节，旧病容易复发，因为春分时，人的气血一半在里面，一半在外面，人体随着气温升高，阳气越来越盛，体内大量气血在从里向外走的过程中最容易出现问题，从而引发故疾，如心脏病、关节炎等病证，肾阳不足的人，春分时还易五更泻。

（1）春分阴阳相半，调节阴阳平衡

春分时节，阴阳相半，阴阳处于相对平衡的状态，但此时受气候的影响，相对平衡也比较脆弱，容易产生阴阳偏盛偏衰的现象，而致阴阳平衡失调，进而引发疾病。因此进行春风灸以调节阴阳平衡非常重要，施灸时除灸主穴外，加灸关元、命门穴以扶阳，加灸阴郄、太溪穴以养阴，四穴相配可加强体内的阴阳平衡，达到防病治病的目的。

（2）春分时防旧病复发

春分时节，旧病容易复发，正如《黄帝内经》云："冬伤于寒，春必温病。"春分时进行春分灸可预防旧病复发，一方面对春季灸的主穴进行施灸，使天人相应，调节阴阳平衡；另一方面对旧病复发的病种以扶正祛邪，如心脏病者加灸心俞、膻中、内关穴，春分时节因肾阳虚而致五更泻者，加灸天枢、三阴交穴等，过敏性鼻炎者加灸迎香、曲池穴等。

**5. 清明灸**

清明，乃天清地明之意，清明时节正是桃花初绽，杨柳泛青之时，也是人体阳气生发的高峰时段。此时人的肝脏处于旺盛状态，肝火旺盛会影响到血管、脑、心和肾等器官，易导致高血压、心脏病等疾病。因此，此时节调养以柔肝为主，并注意阴阳平衡。

（1）清明高血压易发，调畅肝脏可减压

高血压的主要病因为肝肾阴虚与肝阳上亢，肝属木，木生火，肝火太旺，需泻其心火，可重点灸大敦、太冲、行间穴，如有阴虚者可加灸肾俞、太溪穴。何天有教授经多年临床经验总结，认为高血压患者中高压高者，以平肝潜阳为主；低压高者以滋阴为主；高低压都高者，则需滋阴潜阳同时进行。

（2）清明祭祖防抑郁，悲哀过度伤心肺

清明时节，中国人都有上坟祭祖的习俗，以寄托对故人的思念，但思念应适度，过度会引起肝郁。中医学认为"悲伤肺"，悲可伤肺气，过度了也可以伤心，从而引起心肺疾患。所以清明时节也是抑郁与心肺疾患多发的季节，及时进行清明灸可防抑郁与心肺疾患。在灸主穴的同时，加灸期门穴以防抑郁，过度悲哀伤心肺者可加灸肺俞、中府、心俞、神门穴。

**6. 谷雨灸**

谷雨是"雨水生百谷"的意思，为春季六节气之尾，随着气温的升高，气候逐渐变暖，人的皮肤松弛，毛孔放大，皮肤末梢血管的供血量增加，导致中枢神经系统发挥一定的镇静、催眠作用，使身体困乏。民间所称的"春困"，就是由于季节变化所引发的一种生理现象。

（1）调好生物钟，自然防"春困"

防治"春困"，一是要调好生物钟，养成早卧早起的习惯，睡眠时间不宜过长，尤其中老年人，宜安排一定的午休，起床后舒展形体，在庭院中散步，使思维迅速活跃起来；二是要调志，以适应自然的升发，在施灸时重点灸肝俞、太冲穴，加灸期门穴；三是注重利湿，加灸脾俞、阴陵泉穴以解困祛湿。

（2）谷雨湿气重，防治风湿类疾病

谷雨风多，湿气重，易引发风湿类疾患，如风湿、类风湿、痛风、风湿类腰腿痛、湿疹等。施灸时灸主穴应重点灸风池、三阴交穴，加灸风市穴以祛风除湿。

## （二）夏季灸

### 【概述】

夏季指阴历四月至六月这一段时间，即从立夏到立秋，包括立夏、小满、芒种、夏至、小暑、大暑 6 个节气。

夏季灸是在夏季施灸，用于夏季的养生保健或治疗夏季易感疾病的一种灸法。

### 【适应证】

心脏疾病、脾胃疾病、风疹、湿疹等。

### 【取穴】

主穴：心俞、神阙、气海、关元、中脘、足三里、三阴交。

配穴：立夏加少府、劳宫；小满加中脘、丰隆、阴陵泉、大椎、合谷；芒种加脾俞、承山、百会、气海、神阙、命门；夏至加内关、中冲、大椎、曲池；小暑加丰隆、承山、肺俞、太渊、肾俞、涌泉、劳宫；大暑加大椎、风池、肺俞、膏肓、膈俞、外关、肺俞、天突、脾俞、胃俞。

### 【灸法】

患者取适宜体位，在主穴放置姜饼或姜片，并放置塔形艾炷进行施灸；操作者手持艾条，对相应配穴进行悬灸，每穴 5 ～ 10 分钟。

### 【按语】

夏季气候炎热，汗液容易外泄，汗液溢出太过则容易耗伤心气，因此夏季要重视养心，灸心俞穴，可养心也可预防心脏疾病；长夏天气多雨，容易积聚湿气，湿在五脏中与脾对应，脾喜燥恶湿，此时易伤脾气，故夏季养生应注重健脾，灸中脘、足三里、神阙穴可调理脾胃，增强脾胃功能。冬病夏治是中医学的特色治疗手段，根据"春夏养阳"的理论，利用夏季气温高，机体阳气充沛的有利时机来调整人体的阴阳平衡，在此季节加灸气海、关元穴可提高自身正气，避免冬季阳气下降之时，外邪入侵而患病。

#### 1. 立夏灸

立夏是夏季的第一个节气，标志着盛夏时节的正式开始。"斗指东南，维为立夏，万物至此皆长大，故名立夏也"，立夏是夏季的开始，立夏灸也是夏季灸的第一灸。

（1）夏季心火旺，养心败火此时行

《素问·五运行大论》中论述暑气"其在天为热，在地为火……其性为暑"，指明暑气是一种极热之气。天热人易出汗，中医学认为"汗为心之液"，汗出过多易耗心液，从而表现出口干舌燥、尿黄、尿少、尿急、尿痛等症状，此时加灸少府穴，以滋阴降火、清心泻火。

（2）立夏湿热起，清热利湿早调养

立夏时节，气温上升，降水增多，环境潮湿闷热，如果饮食不当，贪食寒凉，或过食肥甘厚味就会使湿热堆积于体内，损伤脾胃从而导致疾病的发生。在施灸主穴基础上应加灸劳宫穴，以清心火，除湿热，理气和胃。

**2. 小满灸**

小满是夏天的第二个节气，"斗指甲为小满，万物长于此少得盈满，麦至此方小满而未全熟，故名也"，从这个时节开始，麦类等夏收作物颗粒已经逐渐饱满，但并未完全成熟，所以取名为小满。

（1）小满湿热重，风疹早预防

小满时，环境依然潮湿闷热，《金匮要略·中风历节病脉证并治》云："邪气中经，则身痒而瘾疹。"风疹形成的原因主要是湿邪重，湿邪郁积于皮肤，复感风热、风寒与湿相搏，从而发病。因此，在灸主穴时还要重点加灸丰隆穴以除湿祛痰，加灸阴陵泉穴以健脾益气，促脾运化水湿。

（2）小满内热生，泻热早行动

阳气太过，则易生内热，内热会导致疾病的发生，如咳嗽、咽喉痛、牙龈肿痛、扁桃体发炎等。此时艾灸应注意泻热，灸的时间不宜过长，在灸主穴的基础上加灸大椎、合谷穴以清泻内热，预防疾病的发生。

**3. 芒种灸**

芒种，又名"忙种"，字面的意思是"有芒的麦子快收，有芒的稻子可种"，即在这个节气，麦子可以收了。

（1）"霉雨"时节雨量多，芒种谨防梅雨伤

芒种时节，由于降水量增多，湿度加大，各种物品容易发霉，因此芒

种在东南地区又被称为"霉雨"时节。降雨量增多，则易引发脾湿，中医学认为脾主肌肉，脾湿会使肢体困重，因此人会感觉疲倦，此时应注意健脾祛湿，在施灸时重点灸中脘、足三里以健脾祛湿，加灸脾俞、承山穴以增强脾胃的运化功能，祛除体内湿气。

（2）"百毒之月"蚊虫多，增强正气阻邪气

芒种时节，气温升高，蚊虫猖獗，容易传播传染病，故此时又称"百毒之月"。中医学将传染性疾病称为"戾气""杂气"，是气候因素、时行之气共同作用的结果。因此在施灸时应注意重点加灸气海、神阙穴以增强正气，提高免疫力，加灸百会穴以提升人体阳气，加灸命门穴以培元固本、强健腰膝。

**4. 夏至灸**

夏至，古时又称"夏节""夏至节"，是阳气最旺的时节，此时养生应顺应夏季阳盛的特点以保护阳气。

（1）夏至气温高，预防"热中风"

夏至时期酷热多雨、湿度大，很容易导致疾病的发生，"热中风"就是其中的一种。中风一般发生在气温低的冬季，但夏季也是中风的高发季节，因此，夏至养生一定要警惕夏季的"热中风"。在进行夏季灸时重点灸心俞穴，以加强心脏防御功能，加灸内关穴，以清心泻火、调节心律，加灸中冲穴，以调理气血、醒厥开窍。

（2）夏至痱子出，清暑热除痱毒

痱子是夏季最常见的一种皮肤疾病，夏至节气气温高，湿度大，人体出汗过多而不易蒸发，汗液滞留在体内，湿热蕴肤就产生了痱子。现代药理学研究表明，艾叶具有抗菌、抗病毒、抗过敏、解毒止痒等作用，艾灸可增强人体的抵抗力。在夏至艾灸治疗时加灸大椎、曲池穴以泻暑热，利用艾叶本身的功效预防痱子的发生。

**5. 小暑灸**

暑，表示炎热的意思，小暑为小热，意指天气开始炎热，但还没到最热。

（1）谨防暑湿致水肿，健脾祛湿是关键

小暑时节，气温逐渐升成高温，湿度逐渐增大，此时人体容易受湿邪的侵袭，湿性黏滞阻碍脾气，脾气运化不利易引起水肿，从而出现浑身无力、脾胃不和、头身困重等症状，因此在进行艾灸治疗时加灸丰隆、承山穴以祛湿化痰、调和胃气。

（2）减苦增辛，养肺先行

小暑时节，心火旺盛，元代的《摄生消息论》载："夏三月属火，主于长养心气。火旺，味属苦，火能克金，金属肺，肺主辛。当夏饮食之味，宜减苦增辛以养肺。"心火太旺，火能克金，容易伤肺，而阴阳五行中，辛味是入肺的，因此养肺气需增辛。小暑时节在灸主穴的基础上加灸肺俞、太渊以增强肺部功能，提高机体抵抗病邪的能力。

（3）小暑多汗，益养心肾

小暑时节，气温较高，适当出些汗对身体是有益的，如果出汗过多，则为汗症。汗症在此时节发病率极高，还易引发毛囊炎、疮疖等皮肤病。中医学认为："肾无心之火则水寒，心无肾之水则火炽。心必得肾水以滋润，肾必得心火以温暖。"由此可见，夏季固汗要补心、壮肾同时进行。因此在进行小暑灸时心俞、肾俞穴同时重灸，以增强这两个脏腑的功能，灸涌泉穴、劳宫穴使心肾相交，固汗扶正。

**6. 大暑灸**

大暑正值中伏前后，是中国大部分地区一年最热的时期，也是喜热作物生长速度最快的时期。

（1）冬病夏至好时机

在中医养生保健中有"冬病夏治"的说法，即对于冬季易发作的慢性疾病如慢性支气管炎、肺气肿、支气管、腹泻、风湿痹证等属阳虚证者，夏季是最佳的治疗时机。在盛夏之际，人体阳气最为充足，自然界也是一片火热，借助这种内外夹击的方式，可有效治疗此类冬季疾病。因此，在进行大暑灸时，感冒加灸大椎、风池穴，慢性支气管炎加灸肺俞、膏肓、膈俞穴，过敏性鼻炎加灸大椎、外关、肺俞、天突穴。

（2）大暑来临，开胃先行

大暑天气炎热，人们食欲不振、拉肚子等症状表现尤为突出，《素问·金匮真言论》说"长夏善病洞泄寒中"。"洞泄"指食后即泄，完谷不化，而"寒中"指脾胃受凉了，脾胃属中焦，称为寒中。在暑天人们常常吃冷饮、喝冰水，结果脾胃受凉了，所以在进行大暑灸的时候应在艾炷下放生姜，宣发胃阳，散寒温中。在操作时对主穴中的中脘、气海、关元、足三里等穴灸的时间相对久一些，对脾胃疾病的患者应加灸脾俞、胃俞穴以增强脾胃运化功能，增强食欲。

## （三）秋季灸

【概述】

秋季指我国农历的立秋到立冬这一段时间，即农历七月、八月、九月，包括立秋、处暑、白露、秋分、寒露、霜降6个节气。

秋季灸是在秋季施灸，用于秋季的养生保健或治疗秋季易感疾病的一种灸法。

【适应证】

呼吸系统疾病、脾胃疾病、抑郁症、皮肤皲裂等疾病。

【取穴】

主穴：肺俞、中脘、关元、足三里、丰隆、三阴交。

配穴：立秋加神阙、命门、肺俞、太渊、合谷；处暑加神门、照海、太溪、安眠；白露加迎香、四白、鼻通、血海、内关；秋分加天突、太渊、曲池；寒露加加涌泉、神门、内关；霜降加风门、风池、天枢、大横、下脘。

【灸法】

患者取适宜体位，在主穴区放置姜饼或姜片，并放置塔形艾炷进行施灸；操作者手持艾条，对相应配穴进行悬灸，每穴5～10分钟。

【按语】

《素问·四气调神大论》云："秋三月，此谓容平。天气以急，地气以明，早卧早起，与鸡俱兴，使志安宁，以缓秋刑，收敛神气，使秋气平，无外其志，使肺气清，此秋气之应，养收之道也。逆之则伤肺，冬为飧泄，奉藏者少。"意思是秋天是万物果实饱满、成熟的季节。秋季应收敛此前向外宣散的神气，使人体能适应秋气，与外界环境相平衡。情志不宜向外越泄，使肺气保持清肃。因此秋季灸首要为宣发肺气，灸肺俞穴以保持肺气清肃。秋季暑气仍有余威，地上多水湿，湿热交蒸合而为邪，湿热邪气易阻遏气机，影响脾胃的运化功能，水湿停聚而生痰。因此秋季灸应注意调理脾胃，灸中脘、关元、足三里穴以益胃健脾，灸丰隆穴以化痰祛湿，三阴交穴是足太阴脾经、足厥阴肝经和足少阴肾经的交会穴，艾灸此穴能作用于脾、肾、肝三脏，使脾湿得除，气血转旺，肾气渐充，气机运转则阳气得以温煦全身。

**1. 立秋灸**

立秋，是秋天的第一个节气，标志着秋季的正式开始。暑去凉来，从这一天起，气温由最热逐渐下降，此后秋高气爽，月明风清。

（1）秋来"伏"不去，祛湿先养脾

立秋节气后还有一个伏天，说明即便到了立秋时节，天气仍然炎热，气温依旧很高，降水不减，易湿热交蒸，阻碍脾胃运化，产生疾病。因此立秋灸重点灸中脘、关元、足三里穴以提高脾胃运化功能。

（2）立秋遇到"秋老虎"，增强体质防"阴暑"

农谚说立秋后还有"秋老虎"，天气依旧炎热，天热时腠理是疏松的，如果此时突然受凉，会引起腹痛腹泻、全身酸痛等不适症状，此病称"阴暑"。因此立秋灸时应增强体质，预防阴暑，在秋季灸的基础上，加灸神阙、命门穴以强肾固本、调节阴阳。

（3）立秋应"收养""养肺"首先行

《黄帝内经》云："肺欲收，急食酸以收之，用酸补之，辛泻之。"秋天肺金当令，肺金太旺则克肝木，因此秋季易耗伤津液，引发口干舌燥、咽喉疼痛、肺热咳嗽等症状。所以立秋灸应注意收敛肺气，如有呼吸系统疾病时应着重灸肺俞穴，同时配太渊、合谷穴使肺阴阳平和，保持机体健康。

**2. 处暑灸**

处暑，即"出暑"，是炎热离开的意思，处暑节气意味着即将进入气象意义的秋天，处暑后中国黄河以北地区气温逐渐下降。

（1）处暑防秋困

《黄帝内经》提出了这样一个观点："早卧早起，与鸡俱兴。"即秋季的睡眠规律要与鸡同步。由于现代社会，人们的压力增大，失眠成了影响健康的一个不可忽视的因素，因此在进行处暑灸时，灸主穴的基础上加灸神门、安眠穴以安神助眠，提高睡眠质量。

（2）处暑至秋燥来，滋阴防燥不能少

《素问·四气调神大论》认为"春夏养阳，秋冬养阴"，处暑时由于降水减少，人们容易出现口干舌燥、频频干咳等不适症状，所以在进行处暑灸时加灸照海、太溪穴以滋阴，缓解秋燥诸症。

### 3. 白露灸

白露时节，天气逐渐转凉，清晨时分地面和叶子上会有许多露珠，这是夜晚水汽凝结在上面所致，故此节气名白露。

（1）白露身不露，脾胃不受凉

白露之后昼夜温差加大，如果这时贪食寒凉，容易损伤脾胃，因此艾灸时，注重灸中脘、关元、足三里穴以增强脾胃功能，提高脾胃防御寒凉的能力。

（2）秋天到、鼻炎闹，预防鼻炎早知道

白露以后，气候比较干燥，早晚温差大，刺激鼻黏膜，容易导致鼻炎的发生，因此在进行白露灸的时候应预防鼻炎，在灸主穴的同时加灸迎香、四白、鼻通穴以疏风清热、疏通鼻窍。

（3）白露到寒流至，清瘀防治血管梗

白露的到来，标志着天气愈渐寒凉。由于"寒主凝滞""寒主收引"，所以在人体受寒时，血液易凝涩，流动变慢，此外，由于秋天空气比较干燥，体内容易缺水，使血液更加黏稠，从而导致心梗和脑梗疾病的多发。在进行白露灸时加灸血海，以运化脾血、化瘀通络；如有心血管疾病者加灸内关穴，以稳定心律。

### 4. 秋分灸

秋分是二十四节气中的第十六个节气，秋分有三候："一候雷始收声，二候蛰虫坏户，三候水始涸。"

（1）秋分益润肺

秋分时节，天气干燥，易影响呼吸道，导致咳嗽。因此在秋分时节，各个地方都能听到接连不断的咳嗽声，中医学将这种咳嗽称为燥咳。为防止燥咳，在进行秋风灸时重灸肺俞穴，咳嗽严重者加灸天突、太渊穴以宣肺平喘，化燥止咳。

（2）护肺防治皮肤干

《素问·五脏生成》曰："肺之合皮也，其荣毛也。"治疗皮肤病当从肺论治。秋分在进行灸法治疗时，若有皮肤干裂、瘙痒等不适症状，加灸曲池穴，重灸三阴交穴，以活血滋阴清热，从而改善皮肤症状。

**5. 寒露灸**

寒露的意思是气温比白露时更低，地面的露水更冷，快要凝结成霜了。寒露时节，南岭及以北的广大地区均已进入秋季，东北和西北地区已进入或即将进入冬季。

（1）寒露早防治，寒从脚底生

谚语说："白露身不露，寒露脚不露。"孙思邈在《备急千金要方》中说："每（年）八月一日已（以）后，即微火暖足，勿令下冷无生意，常欲使气在下。"意即每年农历八月初一以后，进入深秋和寒冬季节，应当重视足部保暖，防止下肢受凉。人的足部最易受到寒邪侵袭，尤其体质虚弱者，脚经常是冰凉的，因而有"寒从脚起"之说。所以，在寒露这个阶段，在进行艾灸时，应重灸足三里穴，对下肢或足部冰凉者加灸涌泉穴，以补肾壮阳，提高自身抵御寒邪的能力。

（2）秋天解"悲秋"，防抑郁

寒露节气，万物凋零，容易让人触景生情，忧愁缠心。秋天是肺金主时令，秋天万物肃杀，人的阳气从表皮开始往内收，毛孔逐渐闭合，影响到肺的功能，人容易悲伤，因此预防秋季抑郁，除了多出门活动，在进行灸法治疗时，还应加灸神门、内关穴，以提升精神、放松心情、缓解抑郁。

**6. 霜降灸**

霜降含有天气渐冷、初霜出现的意思，是秋季的最后一个节气，也意昧着冬天即将开始。

（1）霜降"哮喘到"，御寒保健康

霜降时节，气温骤降，自然界"阳气衰减"，此时人体肺气比较弱，肾阳渐衰，因此哮喘容易发作。在进行灸法治疗时，应重点灸主穴中的肺俞穴，对有哮喘病史的患者，应该加灸风门、风池穴，以祛风保暖、抵御外邪。

（2）霜降益进补，调养脾胃正当时

霜降是秋季进入冬季的一个过渡节气，也是我国秋季中最寒凉的一个节气。从中医养生的角度来讲，这时应该适当进补，为迎接寒冷冬季做准备。俗语有"补冬不如补霜降"的说法，因此在霜降灸时，应侧重补益脾胃，对中脘、关元、足三里穴灸的时间相对久一点，平时脾胃不适，容易腹泻者，应加灸天枢、大横、下脘穴以增强脾胃功能，提高脾胃抗寒能力。

## （四）冬季灸

### 【概述】

冬季指我国农历的立冬到立春这一段时间，即农历十月、十一月、十二月。包括立冬、小雪、大雪、冬至、小寒、大寒6个节气。

冬季灸是在冬季施灸，用于冬季的养生保健或治疗冬季易感疾病的一种灸法。

### 【适应证】

呼吸系统疾病、脾胃疾病、痹证等疾病。

### 【取穴】

主穴：大椎、脾俞、肾俞、气海、神阙、关元、命门、涌泉。

配穴：立冬加内关、肺俞、太渊；小雪加长强、太溪、肝俞、太冲；大雪加肺俞、大椎、涌泉、太溪、风池、合谷；冬至加至阳、大椎、肺俞；小寒加足三里、阴陵泉；大寒加肺俞、中府、丰隆、阴陵泉、腰阳关。

### 【灸法】

患者取适宜体位，在主穴区放置姜饼或姜片，并放置塔形艾炷进行施灸；操作者手持艾条，对相应配穴进行悬灸，每穴 5 ～ 10 分钟。

**【按语】**

《素问·四气调神论》云："冬三月，此谓闭藏。水冰地坼，无扰乎阳，早卧晚起，必待日光，使志若伏若匿，若有私意，若已有得，去寒就温，无泄皮肤，使气亟夺，此冬气之应，养藏之道也。逆之则伤肾，春为痿厥，奉生者少。"意思是冬天的三个月，是万物生机闭藏的时期，天寒地冻，所以不能扰动阳气，要早睡晚起，顺应天气变化，使情志闭藏，远离严寒之地，保护阳气。因此在进行冬季灸的时候，主穴选择大椎穴，以顺应自然，保护阳气，古人称大椎为"诸阳之会"，冬季天气寒凉，阴气旺盛，阳气比较衰弱，灸大椎可提升阳气，提高人体免疫力；冬季寒邪较盛易伤脾胃，灸脾俞穴以温中散寒、健脾益气、和胃止痛；冬季益补肾藏精，灸肾俞穴以补益肾气，使精气藏而不泻；气海穴属任脉，位于脐下，为诸气之海，是大补元气、总调下焦气机之穴；灸神阙穴可使真气充盈、腰肌强壮；灸气海穴以培补元气、益肾固精；灸关元穴以培元固本、补益下焦、调节阴阳；灸命门穴可强肾固本、温肾壮阳、强腰膝、固肾气；灸涌泉穴则可温补肾阳、强健筋骨，又可预防下肢的寒邪损伤。

**1. 立冬灸**

立冬是冬季的第一个节气，立，建始也，表示冬季自此开始；冬者，终也，万物收藏也。立冬意味着生气开始闭蓄，万物进入休养、收藏状态。

（1）立冬养阳正当时

立冬时节，是阴气极盛的时刻，人体的阳气也随自然界的转化而潜藏于内，此时应补阳、藏阳。在进行立冬灸的时候，应重灸气海、关元、神阙、命门穴，以补益全身阳气，提高自身抵御寒邪的能力。

（2）立冬寒邪盛，预防突发病

进入冬季后，人体气血开始收敛，如果此时寒邪侵袭血管，则会导致血管不通，从而引发心梗、脑梗等疾病，因此在立冬灸时应重灸气海、关元等温补阳气的穴位，为预防心脑血管的疾病，还应加灸内关穴以防寒邪入侵血管。冬季由于室内热，室外冷，一冷一热，易引起呼吸系统疾病，比如肺炎、慢性支气管炎、哮喘等，故加灸肺俞、太渊穴以增强肺气、预防疾病。

**2. 小雪灸**

进入小雪后，气温逐渐降到零度以下，虽开始降雪，但雪量不大，故称小雪。此时阴气下降，阳气上升，而致天地不通，阴阳不交，万物失去生机，天地闭塞而逐渐转入严冬。

（1）小雪温肾阳，来年阳气长

冬三月，万物闭藏。冬主藏，是为了保护阳气，利于万物春天的生发。人体如果阳气充沛，来年春天就精力充沛；如果藏阳不足，人就会容易受寒。因此在小雪时节，灸疗的重点是温补肾阳，对于主穴中的肾俞、命门、关元穴灸的时间要相对久一点，若出现怕冷、四肢发凉的情况则加灸长强、太溪穴以温肾壮阳、抵御寒邪。

（2）小雪易忧愁，疏肝解郁好心情

小雪节气，天气阴冷晦暗，阳气收敛，阴气旺盛，此时人们心情容易受到影响，肝喜条达，主疏泄，肝气条达可抒发心中的郁气，使气血运行通畅。所以冬天最怕肝气抑郁，心情不畅，从而影响身体，导致抑郁。在进行小雪灸时，要观察施灸对象的心理状况，如果施灸对象心情不畅，应加灸肝俞、太冲穴以疏肝行气解郁，同时建议情绪抑郁者在阳气充足的时候多出门晒太阳，保持心情开朗，预防抑郁症的发生。

**3. 大雪灸**

大雪标志着仲冬的正式开始，《月令七十二候集解》说："大雪，十一月节。大者，盛也。至此而雪盛矣。"大雪的意思是天气更冷，降雪的可能性比小雪时更大了。

（1）大雪风寒盛，保暖要适宜

大雪时节，天气寒冷，人体的头、脚这两个部位容易受寒邪侵袭。"肺为娇脏"，受寒则易出现咳嗽、气喘等症状，在进行大雪灸时，在主穴的基础上加灸肺俞、大椎穴以补益肺气、通督行气、贯通督脉；"寒从脚起"，足部因为离心脏最远，所以容易受寒，加灸涌泉、太溪穴以温补阳气、抵御寒邪。

（2）大寒预防"过敏病"

大雪时节，寒风刺骨，许多过敏性疾病容易乘虚而入，比如荨麻疹多见于此时节，因此在灸主穴的基础上加灸风池、合谷穴以祛风散热，增强免疫力。

### 4. 冬至灸

冬至又称冬节、亚岁、长至节等，兼具自然与人文两大内涵，是中国民间的传统祭祖节日。

（1）暖身迎冬至，冬至补阳气

冬至时阴气已达极盛，阳气开始萌芽，中医学认为"冬至一阳生"，大地的阴气逐渐转为阳生，因此在灸主穴的基础上，加灸至阳穴，可补一身阳气，帮助体内阳气生长。

（2）冬至风寒盛，警惕防感冒

冬至时节，天气阴冷，风寒之邪滋生，易侵体内，阻挡人体与外界的联系，导致人体的气体能量不能通过毛孔宣散出去，从而产生鼻塞、流清涕、发烧等感冒症状，因此在进行冬至灸时，在灸主穴的基础上，加灸大椎、肺俞穴以增强肺气抵御外邪的能力。

### 5. 小寒灸

小寒是冬季的第5个节气，小寒节气的特点就是寒冷，但是还没有冷到极致。

（1）小寒寒气盛，"暖胃"正当时

我们常说"冷在三九"，而"三九天"正是在小寒节气内，冬天是收藏的季节，也是积蓄力量的季节，脾为后天之本，小寒正是保养脾胃的时候，故在进行小寒灸时，重点灸脾俞、神阙、关元穴以温补脾胃，加灸足三里穴以调理脾胃、温阳散寒。

（2）小寒到，风湿来，祛风除湿保关节

《黄帝内经》云："风、寒、湿三气杂至，合而为痹也。"由于冬天又冷又有寒风，所以风湿病在此时多发，因此在进行小寒灸时重点灸神阙、关元穴以温补阳气、散寒除湿，加灸阴陵泉穴以健脾利湿通络。

#### 6. 大寒灸

大寒是二十四节气中最后一个节气，大寒是天气寒冷到极点的意思。

（1）大寒干燥益润肺

在冬天，有不少人经常流鼻血，其实这是天气干燥的原因。天冷时不少人喜欢吃火锅等温燥之品，容易形成肺燥。中医学认为肺开窍于鼻，在冬天，阳气内藏，更需养阴，因此在进行大寒灸的时候，要注重除燥，加灸肺俞、中府穴以润肺除燥。

（2）大寒时"夏病冬治"防百病

"夏病冬治"理论源于中医古籍《黄帝内经》。《黄帝内经》中有"春夏养阳，秋冬养阴""夏病冬治，冬病夏治"等观点，提醒人们要根据四时变化来调整人体的阴阳虚实。"夏病"之所以在夏季容易发作或加剧，除个体差异等因素外，多因夏季气候炎热，易滋生热毒，致瘀毒内阻；夏多夹湿为患，损伤脾胃气机，升降失调而致血瘀；暑性开泄，伤阴耗津，可致肾精亏少，阴虚火旺，痰火上扰。因此在进行大寒灸时，应注意不同人所患的不同疾病来辨证灸疗，比如脾胃湿滞导致的腹泻、胃脘不适者着重灸脾俞、关元穴以健脾，加灸丰隆、阴陵泉穴以化痰祛湿；肾精亏虚导致的腰部酸困、下肢痿痹者，加灸腰阳关穴以通利关节、温肾壮阳、强筋壮骨、止痹祛痛。

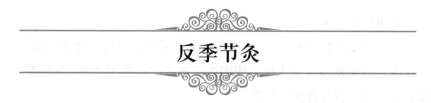

# 反季节灸

【概述】

反季节灸又称冬病夏治灸，是根据《黄帝内经》中"春夏养阳，秋冬养阴"理论，利用夏季人体阳气最旺盛之际，通过艾灸治疗冬季易发疾病的一种灸法。

【适应证】

哮喘、过敏性鼻炎、痹证、强直性脊柱炎、女性宫寒等一系列体弱、虚寒性疾病。

【取穴】

**1. 哮喘**

主穴：定喘、肺俞、天突、中府、膻中、尺泽。

配穴：热证者加曲池、大椎；寒证者配风门、外关；痰多者加脾俞、丰隆；脾肺气虚者加气海、足三里；肺肾阴虚者加肾俞、关元。

**2. 过敏性鼻炎**

主穴：印堂、迎香、列缺、合谷。

配穴：风寒者加风池、攒竹；风热者加曲池；肝胆湿热者加阴陵泉、三阴交、太冲；久病气血亏虚者加关元、足三里。

**3. 痹证**

主穴：阿是穴、风池、风市、八风、八邪、血海、阳陵泉。

配穴：

按部位：肩部者加肩三穴（肩髎、肩前、肩后）；肘臂部者加曲池、天井、尺泽；腕部者加阳池、外关、合谷；背部者加大椎、风门、华佗夹脊；股部者加环跳、承扶、委中；膝部者加鹤顶、内膝眼、外膝眼；踝部者加解溪、照海。

按证型：行痹者加风市、血海；痛痹者加气海、关元；着痹者加阴陵泉、足三里；热痹者加大椎、曲池。

**4. 强直性脊柱炎**

主穴：华佗夹脊、阿是穴、风池、大杼、膈俞、肝俞、肾俞、命门。

配穴：寒湿痹阻者加大椎、腰阳关；瘀血阻络者加环跳、阳陵泉、三阴交；肝肾亏虚者加肾俞、太溪。

**5. 宫寒**

主穴：关元、中极、曲骨、子宫、命门、肾俞。

配穴：气滞瘀血者加三阴交、太冲；寒湿凝滞者加地机；气血两虚者加血海、足三里。

【灸法】

1. 哮喘、过敏性鼻炎者，先取仰卧位，对相关腧穴进行隔姜灸，每穴

3 ～ 5 柱为宜；再根据不同的病变位置选取适宜体位，对配穴进行温和灸，每穴 15 ～ 30 分钟。

2. 痹证、强直性脊柱炎者，参照《何氏铺灸治百病》进行药物铺灸；再根据不同的病变选取适宜体位，对配穴进行雷火灸，每穴 15 ～ 30 分钟。

3. 宫寒者，先取仰卧位，对关元、中极、曲骨、子宫穴进行隔姜灸；再取俯卧位，对肾俞、命门穴进行隔姜灸，每穴 3 ～ 5 柱为宜；根据不同的病变选取适宜体位，对配穴进行温和灸，每穴 15 ～ 30 分钟。

注：以上灸法应按照三伏节气施灸，自头伏开始灸到末伏，每伏 7 天为 1 个疗程，灸完休息 2 ～ 3 天再进行下 1 个疗程。

【按语】

冬病指某些好发于冬季或在冬季易加重的虚寒、阴寒性疾病，由于患者素体阳虚，又值冬季外界气候阴盛阳衰，以致正气不能祛邪于外，或重感阴寒之邪，造成一些慢性寒性疾病反复发作。夏治指在夏季三伏时令，自然界和机体阳气最旺之时，通过温补阳气、散寒祛邪、活血通络等治疗法则，运用艾灸补充机体阳气，提高机体抵抗病邪能力，祛除阴寒之病邪，达到治疗或预防冬季易发疾病的目的。

定喘穴为经外奇穴，是治疗哮喘的特效穴；肺俞、中府穴相配为俞募配穴法，可养肺补肺、宣降肺气；尺泽为手太阴肺经合穴，"合主逆气而泄"，艾灸此穴能降逆平喘；天突穴位于胸骨上窝凹陷处，属局部取穴；膻中穴宽胸理气。诸穴相配具有宣肺理气、祛邪平喘的功效。过敏性鼻炎取印堂穴可祛风通窍、清利头目；迎香穴属手阳明大肠经，属手足阳明之会，位于鼻翼旁，善于宣通鼻窍；合谷穴为手阳明大肠经原穴，上挟鼻孔，属循经远端取穴，可祛风通窍；列缺穴为手太阴肺经络穴，可疏风解表、补肺气。《素问·痹论》曰："风寒湿三气杂至，合而为痹也。"痹证可取阿是穴以疏通局部气血；取风池、风市、八风、八邪穴以祛风散邪、通络止痛；取血海穴以活血化瘀；阳陵泉穴为筋会，取之治疗关节疼痛。强直性脊柱炎多因先天禀赋不足、后天失养，导致肾虚督空、筋脉失养，加之感受外邪而发病。取华佗夹脊穴以通督壮腰；阿是穴可疏通局部气血；风池穴善于疏风散邪；大杼穴为骨会，善于强筋健骨、疏调筋络；膈俞穴可活血化瘀止痛；肝俞、肾俞、命门穴可补益精血。宫寒多因肾阳不足，命门火衰而致阴寒内生，故选取关元、中极、曲骨、子宫、命门、肾俞穴以补阳益气，调理冲任。

【禁忌证】

1. 急性呼吸道感染、发烧期间禁灸。

2. 过饱、过饿、醉酒者慎灸。

3. 穴位局部有皮肤破溃者禁灸。

4. 对艾叶过敏者禁灸。

5. 孕妇及心肺功能衰竭者禁灸。

【注意事项】

1. 慎用辛燥之品，以防伤阴。

2. 忌服寒凉之品。

3. 治疗当天不宜洗澡。

4. 注意保暖，不可过冷，以免寒气入内，影响疗效。